AF403719

CARTOGRAMMES ET DIAGRAMMES

RELATIFS A LA

POPULATION PARISIENNE

ET A LA

FRÉQUENCE DES PRINCIPALES MALADIES

A PARIS

PENDANT LA PÉRIODE 1865-1887

Envoyés à l'Exposition Universelle de 1889 par le Service de Statistique Municipale de la Ville de Paris

RÉPUBLIQUE FRANÇAISE
LIBERTÉ — ÉGALITÉ — FRATERNITÉ

PRÉFECTURE DU DÉPARTEMENT DE LA SEINE

SECRÉTARIAT GÉNÉRAL

SERVICE DE LA STATISTIQUE MUNICIPALE
(M. le Dr Jacques BERTILLON, Chef des Travaux de la Statistique)

CARTOGRAMMES ET DIAGRAMMES

RELATIFS A LA

POPULATION PARISIENNE

ET A LA

FRÉQUENCE DES PRINCIPALES MALADIES

A PARIS

PENDANT LA PÉRIODE 1865-1887

Envoyés à l'Exposition Universelle de 1889 par le Service de Statistique Municipale de la Ville de Paris

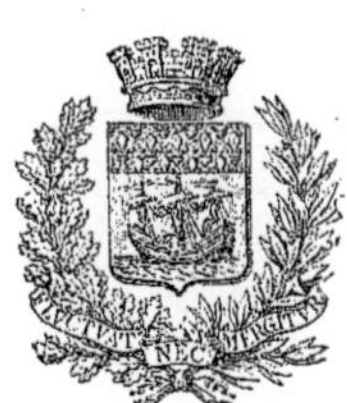

PARIS

G. MASSON, ÉDITEUR

LIBRAIRIE DE L'ACADÉMIE DE MÉDECINE

120, boulevard Saint-Germain, 120

1889

NOTICE

Les Cartogrammes et Diagrammes qui figurent dans ce volume sont la reproduction photogravée d'une partie de ceux que la Ville de Paris a envoyés à l'Exposition Universelle, et qui ont figuré, pour moitié, dans l'un des Pavillons de la Ville de Paris, et pour moitié, dans le Palais de l'Hygiène. Les hautes récompenses (1) dont ils ont été l'objet ont fait penser qu'il y avait quelque intérêt à publier les principaux d'entre eux.

Ces Cartogrammes et Diagrammes ont été dessinés à une échelle très supérieure à celle que nous avons adoptée pour ce volume. Il en a été prêté un certain nombre à la Faculté de Médecine qui les a exposés dans son Musée d'Hygiène.

Les chiffres utilisés pour leur construction ont tous été publiés, soit par les *Bulletins de Statistique*, soit par les *Annuaires statistiques de la Ville de Paris*, soit, enfin, par le volume intitulé : « *Résultats statistiques du dénombrement de 1886, pour la Ville de Paris, et renseignements relatifs aux dénombrements antérieurs* ».

---

(1) Deux grands prix, et une médaille d'or de collaborateur décernée à M. Jacques Bertillon, chef des travaux statistiques de la Ville de Paris.

Le grand prix décerné par la classe 16 (Géographie et Statistique), est ainsi libellé : « Ville de Paris (Statistique Municipale). » Le grand prix décerné par la classe 64 (Hygiène) est ainsi libellé : « Ville de Paris (..... Statistique municipale.....). »

INTRODUCTION

ACCROISSEMENT DE LA POPULATION DE PARIS

et du département de la Seine.

Le document le plus ancien qui existe sur la population de Paris est un recensement par feux exécuté dans toute la France en 1328 et qui trouve « en la ville de Paris et de Saint-Marcel » 35 paroisses et 61,098 feux, ce qui suppose environ 250,000 habitants (1).

On peut dire que ce recensement est resté le seul jusqu'en l'an 1801. Pendant les cinq siècles qui séparent ces deux dates, on ne sait que peu de chose sur la population de Paris. Voltaire dit pourtant : « Paris, qui contient aujourd'hui environ 700,000 habitants, n'en avait pas 180,000 quand Henri IV y entra. » Et dans un autre passage : « Il y avait 220,000 âmes à Paris au temps du siège que fit Henri IV en 1590. Il ne s'en trouva que 180,000 en 1593. » (*Essai sur les mœurs*, ch. CLXXIV). Ces chiffres, très précis, donnés par un historien aussi judicieux que Voltaire, méritent l'attention. Mais il ne dit pas où il les a pris. Ce qui est certain, c'est que la surface occupée par la Ville sous Henri IV ne différait guère de ce qu'elle était sous le règne des premiers Valois.

En 1700, on a *évalué* la population de Paris à 720,000 habitants ; en 1762, on l'a *évaluée* à 600,000, et Necker, en 1784, l'a *évaluée* à 620,000. Mais ces chiffres laissent beaucoup à désirer et sont probablement supérieurs à la vérité, car si on les tenait pour vrais, il faudrait admettre que la population parisienne a diminué de 1784 à 1801, ce qui n'est rien moins qu'établi.

Le tableau suivant indique la population de Paris et celle du département de la Seine au moment de chaque dénombrement. Nous attirons spécialement l'attention sur les chiffres relatifs à l'ensemble du département parce que les limites du département sont restées invariables, et aussi parce que l'accroissement de la population de la banlieue est en relation évi-

---

(1) Le manuscrit original se trouve à la Bibliothèque nationale, fonds français 4,596. Lire sur ce document : Voltaire, *Essai sur les mœurs* (19ᵉ remarque). — Dureau de la Malle (*Mém. de l'Acad. des Inscr.* t. XIV, 2ᵉ p.). — H. Géraud (*Paris sous Philippe le Bel*); rôle de la taille imposée sur les habitants de Paris en 1292 (Paris 1837). — Achille Guillard (*Éléments de statistique humaine ou Démographie comparée*, 1855). — E. Levasseur (*La population française*, 1889).

dente avec celui de la population parisienne, aucune différence essentielle ne les distinguant l'une de l'autre.

POPULATION DE PARIS ET DU DÉPARTEMENT DE LA SEINE DEPUIS 1801
Population dite « de droit » (1)

	PARIS — ANCIENNES LIMITES	DÉPARTEMENT de la SEINE
1801 (2)	547.756	631.585
1817	713.966	807.022
1831	785.862	945.698
1836	899.313	1.096.341
1841	935.261	1.194.603
1846	1.053.897	1.364.933
1851	1.053.262	1.422.065
1856	1.174.346	1.727.419

	PARIS — NOUVELLE ENCEINTE	DÉPARTEMENT de la SEINE
1861	1.696.141	1.953.660
1866	1.825.274	2.150.916
1872	1.851.792	2.220.060
1876	1.988.806	2.410.849
1881	2.269.023	2.799.329
1886	2.344.550	2.961.089

On voit que la population de Paris et de sa banlieue a quintuplé depuis le commencement du siècle. Elle a doublé dans les quarante premières années du siècle (passant successivement de 631,585 à près de 1,200,000 en 1841). Ce dernier chiffre double encore dans le cours des

---

(1) Avant 1846, on n'était pas bien fixé sur la valeur exacte qu'on devait attribuer à la *population d'un pays*. Tantôt on y comprenait la garnison, tantôt on ne la comprenait pas ; tantôt on y comprenait les militaires absents pour cause de service militaire, les enfants absents parce qu'ils étaient en nourrice, etc. ; tantôt on ne les comprenait pas. De là vient qu'on trouvera quelquefois dans les publications officielles des chiffres différents de ceux qui sont marqués sur ce tableau (Exemple : pour 1836, la statistique de France attribue à Paris 909,126 hab., tandis que le VIe volume des *Recherches statistiques sur la ville de Paris* admet le chiffre de 868,438 hab. ; le chiffre ci-dessous défini est 899,313).

Voici les catégories de population que nous avons comprises dans les chiffres du tableau ci-dessus, pour tous les recensements (sauf celui de 1801 pour lequel nous n'avons qu'un chiffre global) :

1. Population fixe recensée dans les maisons particulières ;
2. Garnis ;
3. Prisons ;
4. Hôpitaux ;
5. Établissements d'instruction ;
6. Communautés religieuses ;
7. Garnison.

Quoique le sens de la première de ces catégories ne soit pas suffisamment défini, on peut espérer que la valeur du total ainsi obtenu se rapproche sensiblement de celle des totaux obtenus en vertu des instructions de 1816 qui ont été reproduites pour tous les recensements ultérieurs sans modification fondamentale.

La meilleure définition de la « population » d'un pays est la plus simple : c'est la population *présente* au moment du dénombrement ou population *de fait*. Cette solution, adoptée par tous les congrès de statistique depuis 1853, n'a été admise en France qu'à partir de 1881. Toutefois la population *de droit* a continué à être calculée et elle seule est déclarée authentique par décret. C'est elle que nous avons fait figurer sur le tableau ci-dessus, afin d'avoir des chiffres comparables. Voici la population de fait recensée aux deux derniers dénombrements :

	1881	1886
Ville de Paris	2.239.928	2.260.945
Département de la Seine	2.762.537	2.808.326

(2) Nous reproduisons les deux chiffres relatifs à 1801, tels qu'ils ont été publiés, en remarquant que les militaires originaires de Paris ou du département (mais absents au moment du dénombrement parce qu'ils étaient alors sous les drapeaux), y sont compris. Ils étaient au nombre de 14,301 originaires de Paris, de 9,124 originaires de l'arrondissement de Saint-Denis et de 12,204 originaires de l'arrondissement de Sceaux. On ne dit pas si la garnison était comprise dans le chiffre de la population. On distingue seulement le sexe et l'état civil des habitants.

trente-cinq années qui suivent (2,400,000 en 1876). Enfin, pendant les dix dernières années, le département a gagné une population d'environ 600,000 habitants, c'est-à-dire égale à celle que la succession des siècles lui avait léguée en 1801.

Il est intéressant de voir quelles sont les parties du département qui profitent le plus de cet accroissement si rapide, dû tout entier à l'immigration. Cette étude n'est facile que depuis 1861, à cause des grandes modifications introduites en 1860, dans les limites des divisions intérieures du département. Nous considérerons d'abord les chiffres les plus généraux :

POPULATION DE PARIS (CENTRE), DE SES FAUBOURGS ET DE SA BANLIEUE
depuis 1861. Population dite « de droit ».

ANNÉES de RECENSEMENT	DIX PREMIERS ARRONDISSEMENTS de Paris — Arrondissements du centre de la ville		DIX DERNIERS ARRONDISSEMENTS de Paris — Faubourgs		ARRONDISSEMENT de SAINT-DENIS — Banlieue		ARRONDISSEMENT de SCEAUX — Banlieue	
	Nombres absolus	Différences	Nombres absolus	Différences	Nombres absolus	Différences	Nombres absolus	Différences
1861 (1)...	946.125	—	721.716	—	138.434	—	122.085	—
1866 (2)...	924.436	— 21.689	875.524	+ 153.808	178.359	+ 42.925	147.283	+ 25.198
1872...	913.039	— 11.417	938.753	+ 63.229	206.906	+ 28.547	161.362	+ 14.079
1876...	967.078	+ 54.039	1.021.728	+ 82.961	237.852	+ 30.946	184.191	+ 22.829
1881...	1.029.286	+ 62.208	1.239.737	+ 218.009	307.979	+ 70.127	222.327	+ 38.136
1886...	1.010.970	— 18.316	1.333.580	+ 93.843	351.941	+ 43.962	264.598	+ 42.271
TOTAUX...	—	+ 64.845	—	+ 611.850	—	+ 216.507	—	+ 142.513

(1) Non compris la garnison de 28,300 hommes à Paris.

(2) Non compris la garnison de 23,394 hommes à Paris.

On voit par ce tableau :

1° Que *dans le centre de Paris*, l'accroissement a été faible et irrégulier ; pendant dix ans (période des grandes démolitions du centre de Paris), la population a diminué ; elle a augmenté, il est vrai, de 1872 à 1881, mais pour diminuer encore depuis cette époque.

En somme, l'accroissement total a été de 64,845 habitants, pour 946,125 habitants de population initiale, soit 6,8 0/0 seulement.

2° Que *dans les faubourgs*, la population n'a cessé de s'accroître avec rapidité, notamment pendant la période de 1861-66 et plus encore pendant la période 1876-81.

En somme, cet accroissement a été de 611,850 pour 721,716 habitants de population initiale, soit 84,8 0/0.

3° Que *dans la banlieue*, la population s'accroît avec rapidité. La population s'y portait avant 1881 avec moins d'empressement que dans les faubourgs de Paris, mais dans la période 1881-86, le gain de la banlieue est, en chiffres absolus (43,962 + 42,271 = 86,233 habitants), presque égal au gain des faubourgs intérieurs de Paris (93,843 habitants).

En somme, l'accroissement de la banlieue en 1861-86 a été de 359,020 habitants pour une population initiale de 257,519 habitants, soit 139 0/0.

Ainsi la population tend à s'éloigner du centre, qui reste consacré plus exclusivement aux bureaux de commerce, aux dépôts de marchandises et aux affaires.

Les tableaux suivants sont destinés à poursuivre cette étude, quartier par quartier, de 1801 à 1856, et de 1861 à 1886, en ce qui concerne Paris, et, commune par commune, en ce qui concerne la banlieue. On verra que le mouvement centrifuge de la population domine tous les événements de détail, mais qu'il est facilité et accéléré par les travaux de voirie, les démolitions, les reconstructions, la création de nouveaux moyens de transport, etc.

DÉVELOPPEMENT PROGRESSIF DE LA POPULATION DE PARIS
DE 1801 A 1856

POPULATION DE DROIT

ARRONDISSEMENTS et QUARTIERS ANCIENS	POPULATION. — RECENSEMENT DE								AUGMENTATION de 1801 à 1856	
	1801	1817	1831	1836	1841	1846	1851	1856		
1er Boule	9.362	15.657	23.448	30.422	32.329	39.926	40.742	47.243		37.681
Champs-Elysées	6.747	8.440	13.274	16.763	18.927	22.991	23.856	29.491		22.744
Place-Vendôme	11.321	17.039	20.405	21.695	25.321	30.895	32.435	35.110		23.789
Tuileries	10.510	9.128	9.966	13.494	12.483	14.207	10.533	8.534	Diminution	2.006
2e Palais-Royal	16.098	24.054	19.928	23.171	21.306	23.050	23.804	24.324		8.226
Feydeau	9.928	15.094	15.734	19.320	18.606	21.436	19.735	20.584		10.656
Chaussée-d'Antin	9.997	13.461	17.433	22.162	25.078	30.541	30.498	41.436		31.439
Faub.-Montmartre	9.073	14.971	21.678	25.824	28.008	32.664	34.613	40.736		31.063
3e Mail	8.090	10.763	11.387	12.637	12.769	12.382	12.320	12.892		4.802
Saint-Eustache	9.264	10.746	9.877	11.174	11.072	11.762	9.379	10.055		791
Montmartre	7.941	9.732	10.973	12.551	12.228	12.879	13.557	13.437		6.106
Faub.-Poissonnière	7.698	12.085	17.396	21.874	24.734	26.707	29.056	33.594		25.896
4e Marchés	8.861	11.473	10.766	11.332	11.603	10.936	10.269	5.205	Diminution	3.656
Banque	8.842	11.635	11.747	13.505	12.285	13.255	12.085	12.852		4.010
Louvre	10.310	12.151	11.215	12.268	14.270	11.443	11.902	9.357	Diminution	953
Saint-Honoré	9.764	11.665	11.006	12.931	14.872	12.639	11.640	8.076	—	1.688
5e Faub.-Saint-Denis	9.679	13.068	16.518	21.366	22.450	28.527	25.123	25.955		16.276
Bonne-Nouvelle	10.446	13.501	12.511	15.822	14.034	15.093	15.285	16.333		5.887
Montorgueil	10.894	15.706	15.326	17.864	17.094	17.052	16.905	18.302		7.411
Porte-Saint-Martin	10.473	15.316	23.161	28.316	30.863	38.976	39.072	48.509		38.036
6e Porte-Saint-Denis	12.710	16.011	17.426	19.528	20.178	19.723	19.519	22.390		9.680
Lombards	11.844	15.523	14.974	16.746	16.813	16.884	15.988	11.454	Diminution	390
St-Martin-des-Champs	22.603	25.308	26.169	29.804	29.936	30.984	30.101	33.865		11.262
Temple	9.549	15.223	22.542	28.401	30.604	36.207	38.329	47.056		37.537
7e Mont-de-Piété	7.634	13.470	13.885	17.078	17.306	19.175	20.054	21.328		13.697
Sainte-Avoie	12.623	17.680	18.787	20.847	19.133	21.851	21.390	25.245		12.822
Marché-Saint-Jean	8.865	13.063	13.444	17.473	18.134	18.522	16.475	15.294		6.429
Arcis	8.744	11.166	10.602	12.462	11.974	13.056	11.796	3.764	Diminution	4.977
8e Marais	11.886	18.274	16.667	23.024	24.838	27.409	27.426	30.723		18.837
Popincourt	7.288	11.064	19.123	21.728	26.347	32.587	35.577	51.235		43.947
Faub.-Saint-Antoine	16.640	14.178	18.826	16.772	17.117	19.847	20.077	21.367		13.648
Quinze-Vingts	15.478	18.373	18.752	22.648	25.225	30.202	27.663	35.246		19.768
9e Hôtel de Ville	8.224	12.587	12.598	14.807	13.245	14.405	14.099	12.888		4.667
Arsenal	6.611	14.403	14.060	15.208	15.548	17.462	15.984	19.667		13.056
Cité	10.550	12.574	11.925	12.484	11.028	12.117	11.223	13.411		2.861
Ile-Saint-Louis	4.703	5.778	6.078	6.555	7.141	7.625	8.296	9.739		5.036
10e Invalides	12.525	13.844	20.452	22.971	20.843	22.534	23.786	29.945		17.420
Saint-Germain	13.740	15.862	15.958	18.847	17.558	20.659	19.764	21.300		7.560
Saint-Thomas-d'Aquin	17.034	21.688	24.423	26.930	28.916	31.293	32.529	36.484		19.420
Monnaie	18.206	22.606	22.594	24.083	23.703	24.812	23.938	27.581		9.375
11e Luxembourg	17.021	18.420	19.730	24.599	25.694	29.387	30.267	37.206		20.185
Ecole-de-Médecine	16.553	15.391	15.766	17.202	18.474	18.176	18.688	20.268		3.745
Sorbonne	12.054	13.585	11.688	14.391	14.483	15.294	13.467	16.863		4.809
Palais-de-Justice	5.051	3.575	3.043	3.279	3.034	2.798	2.777	1.621	Diminution	3.430
12e Saint-Jacques	22.944	25.645	23.607	23.578	23.258	24.936	24.340	28.144		6.400
Saint-Marcel	14.569	16.262	18.334	18.085	21.871	28.549	27.302	31.952		17.383
Observatoire	14.758	18.468	19.472	21.000	22.107	23.784	25.743	30.535		18.777
Jardin-des-Plantes	14.796	17.488	16.043	20.380	22.834	23.784	20.894	29.843		18.047
Garnison totale de Paris	9.956	15.549	15.576	— (1)	19.459	19.701	31.732	22.368		12.412
TOTAL GÉNÉRAL	547.756	713.966	785.862	899.313	935.261	1.053.897	1.053.262	1.174.346	Augmentation	643.693
									Diminution	17.183
									Augment. réelle	626.590

(1) La garnison de Paris, qui comptait, en 1836, 17.051 hommes, a été répartie au moment du dénombrement, entre les différents quartiers où elle était domiciliée.

DÉVELOPPEMENT PROGRESSIF DE LA POPULATION DE PARIS

DEPUIS 1861 JUSQU'EN 1886

ARRONDISSEMENTS et QUARTIERS NOUVEAUX	LEUR SUPERFICIE	POPULATION ABSOLUE								POPULATION de fait par hectare
		POPULATION DE DROIT						POPULATION DE FAIT		
	h a	1861	1866	1872	1876	1881	1886	1881	1886	1886
1er — 1 St-Germ.-l'Auxerr.	93 55	10.047	9.705	9.443	9.444	9.696	9.370	9.891	9.289	99
2 Halles	11 00	42.292	36.725	34.313	35.685	35.386	32.976	36.203	31.763	775
3 Palais-Royal	25 45	22.250	24.488	18.769	14.639	14.935	13.884	15.366	14.136	497
4 Place-Vendôme	27 00	11.930	14.085	12.191	12.460	13.366	13.622	13.930	13.344	502
Totaux	190 00	89.519	81.685	74.286	71.898	73.557	69.252	75.390	68.702	362
2e — 5 Gaillon	19 20	11.765	11.525	9.477	9.786	9.385	8.662	9.579	8.890	453
6 Vivienne	23 30	14.639	14.281	12.595	13.746	13.534	12.227	13.479	12.011	549
7 Mail	27 00	22.737	21.847	20.944	21.713	21.238	18.643	20.716	17.748	657
8 Bonne-Nouvelle	28 00	32.468	32.256	30.362	32.523	33.285	39.699	32.620	28.708	1.025
Totaux	97 50	81.609	79.909	73.578	77.768	77.442	81.601	76.394	67.157	689
3e — 9 Arts-et-Métiers	30 5	31.850	25.174	26.278	26.879	27.532	25.475	27.446	24.464	788
10 Enfants-Rouges	27 85	22.155	21.648	20.698	21.025	22.390	20.945	21.938	19.904	745
11 Archives	36 00	21.686	24.890	20.801	21.406	22.411	21.462	21.972	20.120	559
12 Sainte-Avoie	21 30	23.125	23.068	21.918	21.787	23.664	22.058	23.228	20.880	971
Totaux	116 00	99.116	92.680	89.687	90.797	96.006	89.910	94.254	85.062	731
4e — 13 Saint-Merri	32 00	26.747	26.326	23.708	25.617	26.301	25.890	26.613	24.556	767
14 Saint-Gervais	40 85	43.613	42.095	43.199	44.246	44.411	42.662	44.786	40.334	988
15 Arsenal	48 15	16.902	17.367	15.763	16.219	18.460	18.767	18.422	17.886	372
16 Notre-Dame	35 50	21.168	14.966	12.333	13.244	14.388	13.670	14.239	13.188	371
Totaux	156 50	108.520	98.648	95.003	98.293	103.260	100.929	103.760	95.984	643
5e — 17 Saint-Victor	59 70	27.837	22.925	23.034	26.621	27.215	27.346	26.907	25.905	434
18 Jardin-des-Plantes	80 00	19.040	20.177	17.495	19.504	23.482	26.464	23.182	24.926	312
19 Val-de-Grâce	67 00	25.995	25.048	24.939	26.792	34.447	33.434	31.447	34.744	474
20 Sorbonne	42 30	34.875	35.935	31.221	31.549	34.131	32.416	32.208	30.780	728
Totaux	249 00	107.754	104.083	96.689	104.373	115.675	119.060	114.444	113.350	455
6e — 21 Monnaie	28 80	21.498	20.826	20.144	19.645	18.899	18.795	18.723	17.896	624
22 Odéon	76 20	21.595	22.391	49.769	21.826	22.499	24.372	22.174	20.705	293
23 N.-D.-des-Champs	84 40	34.518	37.198	34.811	40.024	40.484	42.325	40.046	40.887	484
24 St-Germ.-des-Prés	27 00	48.020	18.780	15.564	16.156	17.094	16.052	16.792	13.462	364
Totaux	211 00	95.931	99.115	90.288	97.631	98.970	98.543	97.735	94.970	450
7e — 25 St-Thomas-d'Aquin	78 60	26.790	26.225	23.465	25.287	25.744	27.695	24.526	26.490	348
26 Invalides	167 00	18.098	15.124	12.346	13.642	12.647	14.999	12.436	13.989	131
27 Ecole-Militaire	82 00	11.860	12.325	18.606	17.806	17.754	18.293	17.464	17.843	218
28 Gros-Caillou	136 00	19.211	22.760	23.937	27.167	29.264	31.594	29.484	30.440	222
Totaux	463 00	72.965	75.438	78.553	83.672	85.406	92.578	83.327	88.471	220
8e — 29 Champs-Élysées	111 60	7.479	7.132	7.125	8.377	8.074	12.298	8.241	11.994	108
30 Faub.-du-Roule	75 60	16.602	17.707	16.964	18.958	20.198	23.455	18.825	22.441	207
31 Madeleine	79 00	28.253	29.545	23.670	25.459	27.035	26.113	27.448	28.404	323
32 Europe	114 80	17.780	15.875	28.034	31.199	36.654	37.641	34.777	35.603	340
Totaux	381 00	69.814	70.259	75.796	83.993	91.962	99.426	89.004	95.529	251
9e — 33 Saint-Georges	74 20	33.417	34.437	39.714	34.044	37.491	36.327	36.364	34.309	482
34 Chaussée-d'Antin	58 30	28.419	23.884	22.363	24.437	23.884	22.396	24.126	21.361	386
35 Faub.-Montmartre	42 05	23.690	24.244	22.617	23.875	26.422	22.887	26.344	22.221	528
36 Rochechouart	44 45	22.779	24.036	26.076	32.737	36.930	36.403	35.862	34.224	770
Totaux	213 00	107.326	106.221	103.767	115.689	124.337	117.907	122.886	112.202	527
10e — 37 St-Vincent-de-Paul	90 40	22.003	23.227	34.936	34.440	48.404	40.914	39.784	38.340	424
38 Porte-Saint-Denis	47 20	20.935	29.743	29.444	30.364	33.066	29.824	32.275	36.087	595
39 Porte-Saint-Martin	88 20	32.073	28.960	38.276	39.346	44.992	40.386	44.396	38.636	662
40 Hôpital-Saint-Louis	90 20	28.419	32.180	37.426	39.147	44.219	42.919	42.384	41.173	770
Totaux	289 00	113.571	116.438	135.302	142.964	162.071	154.034	159.800	146.136	511
A reporter	2.303 00	946.125	924.456	913.035	967.078	1.029.236	1.010.970	1.017.013	967.559	—

DÉVELOPPEMENT PROGRESSIF DE LA POPULATION DE PARIS

DEPUIS 1861 JUSQU'EN 1886 *(suite et fin.)*

ARRONDISSEMENTS et QUARTIERS NOUVEAUX	LEUR SUPERFICIE	POPULATION ABSOLUE								POPULATION de fait par hectare
		POPULATION DE DROIT						POPULATION DE FAIT		
		1861	1866	1872	1876	1881	1886	1861	1886	1886
Report	2.303 00	946.125	924.456	913.039	967.078	1.029.286	1.010.970	1.017.013	967.559	—
41 Folie-Méricourt	70 15	36.952	40.998	45.992	45.505	56.684	53.825	55.319	54.271	731
42 Saint-Ambroise	81 75	25.584	29.992	36.514	40.466	47.025	44.573	45.797	43.082	527
43 Roquette	117 20	39.677	39.459	34.988	39.125	70.172	68.848	69.502	66.878	568
44 Sainte-Marguerite	94 90	23.418	28.390	29.972	33.109	39.547	42.542	38.748	44.239	449
11e — TOTAUX	361 00	125.718	149.644	167.393	182.287	213.128	209.818	209.216	202.170	560
45 Bel-Air	99 00	4.007	4.678	3.305	6.309	7.812	9.227	7.292	8.961	91
46 Picpus	153 30	19.328	23.962	30.453	30.974	37.448	42.748	36.836	41.005	222
47 Bercy	165 50	12.394	13.845	13.609	12.976	10.657	10.575	10.285	9.974	60
48 Quinze-Vingts	120 00	29.609	36.450	38.611	43.248	48.221	45.306	48.952	45.369	378
12e — TOTAUX	568 00	65.748	78.635	87.678	93.537	103.168	107.686	102.435	106.296	187
49 Salpêtrière	116 90	15.245	16.460	14.045	15.419	18.284	22.754	16.413	22.077	189
50 Gare	262 20	15.542	19.395	22.723	24.704	32.877	35.926	32.788	35.409	434
51 Maison-Blanche	173 80	18.342	23.667	24.412	23.867	29.091	33.296	29.865	32.353	186
52 Croulebarbe	72 40	9.669	10.521	8.284	8.543	10.586	12.996	10.549	12.705	176
13e — TOTAUX	625 00	56.798	70.102	69.431	72.203	91.795	104.930	91.315	102.234	164
53 Montparnasse	109 00	15.368	17.901	19.446	20.423	25.548	26.419	25.353	25.160	230
54 Santé	102 15	4.525	5.669	6.969	7.385	6.975	8.892	6.980	8.055	85
55 Petit-Montrouge	105 40	11.293	13.866	15.034	15.895	20.219	22.826	19.521	21.078	200
56 Plaisance	147 45	21.468	28.070	29.402	32.024	39.584	45.454	39.859	43.507	298
14e — TOTAUX	464 00	52.504	65.506	69.611	75.427	92.323	103.271	91.713	90.730	215
57 Saint-Lambert	239 00	12.807	16.533	16.571	17.476	21.630	26.390	23.618	25.707	108
58 Necker	154 00	20.221	24.438	26.434	27.982	34.404	35.887	34.015	35.385	231
59 Grenelle	150 00	16.004	19.766	23.216	23.350	30.524	32.782	29.613	31.072	211
60 Javel	178 00	6.889	8.563	9.531	9.787	13.232	16.154	13.443	15.754	89
15e — TOTAUX	721 00	56.041	69.316	75.449	78.579	102.187	111.212	100.670	108.718	151
61 Auteuil	249 00	6.545	8.225	7.861	9.730	12.544	16.373	12.406	15.961	65
62 Muette	167 35	12.848	13.716	13.283	16.946	19.226	24.122	18.982	26.492	122
63 Porte-Dauphine	144 45	5.771	4.375	8.084	7.582	10.508	13.771	9.984	15.494	105
64 Bassins	148 20	13.564	13.871	14.274	17.271	20.728	21.558	20.262	23.833	161
16e — TOTAUX	709 00	38.728	42.187	43.402	51.290	62.876	77.824	60.702	75.500	106
65 Ternes	109 65	16.559	20.049	20.614	25.405	29.913	32.843	29.538	32.566	301
66 Plaine-Monceau	121 45	7.751	10.648	12.882	15.708	22.414	28.903	22.925	27.367	225
67 Batignolles	111 00	33.163	38.605	40.113	41.874	54.908	54.363	54.843	49.873	448
68 Épinettes	102 30	17.425	23.802	28.198	30.685	46.065	41.043	39.784	43.349	423
17e — TOTAUX	445 00	75.228	93.103	101.804	116.682	144.350	158.172	143.187	153.519	345
69 Grandes-Carrières	167 35	24.738	30.063	32.223	35.828	43.461	47.035	43.219	48.446	272
70 Clignancourt	148 45	38.846	48.934	52.476	59.484	72.324	86.380	71.070	83.081	550
71 Goutte-d'Or	95 00	30.683	33.957	35.736	37.805	42.028	44.997	41.253	42.949	442
72 La Chapelle	108 20	12.419	15.822	17.674	20.387	23.944	22.699	23.243	22.084	204
18e — TOTAUX	519 00	106.356	130.456	138.109	153.264	181.754	201.131	178.836	198.521	373
73 La Villette	125 30	30.486	36.048	38.502	41.495	50.432	49.514	49.522	48.257	385
74 Pont-de-Flandre	170 60	5.654	6.592	9.712	9.029	11.276	12.503	11.114	12.465	71
75 Amérique	143 70	11.746	13.163	13.268	14.707	18.805	20.498	18.736	19.855	138
76 Combat	126 40	28.580	33.417	31.672	33.136	38.718	39.646	38.511	38.528	305
19e — TOTAUX	566 00	76.445	88.936	93.174	98.367	119.231	122.128	117.885	118.808	210
77 Belleville	82 10	28.044	34.324	35.890	40.106	48.206	48.696	47.639	46.945	572
78 Saint-Fargeau	115 60	3.683	5.385	5.634	6.945	10.472	10.547	9.617	10.224	58
79 Père-Lachaise	162 20	23.545	28.473	20.246	30.812	38.723	42.048	38.676	40.464	249
80 Charonne	161 10	14.218	19.567	22.005	22.250	31.284	36.477	30.085	35.257	219
20e — TOTAUX	521 00	70.060	87.444	92.772	100.083	128.685	137.408	126.917	132.887	255
	—	1.667.841	1.799.920	—	—	—	—	—	—	—
Garnison	—	28.300	25.284	—	—	—	—	—	—	—
TOTAUX GÉNÉRAUX	7.802 00	1.696.141	1.825.274	1.851.792	1.988.806	2.269.023	2.344.550	2.239.928	2.260.945	290

DU DEGRÉ D'AISANCE DE LA POPULATION DE CHAQUE QUARTIER

Le *degré d'aisance* des habitants de Paris peut être évalué par plusieurs méthodes : 1° On peut calculer pour chaque quartier la proportion d'habitants qui ont déclaré, au jour du recensement, appartenir à la classe ouvrière ; 2° On peut calculer, pour chaque quartier également, la proportion des domestiques masculins (de façon à évaluer la proportion des familles qui vivent dans le luxe), et la proportion des domestiques féminins (de façon à évaluer la proportion des familles qui vivent dans l'aisance) ; 3° On peut encore calculer, pour chaque arrondissement, la proportion des contrats de mariage, car un contrat suppose que les futurs époux possèdent quelque chose ; 4° On peut calculer, sur cent enterrements, combien d'enterrements gratuits ; 5° On peut encore calculer le taux moyen des contributions directes payées par les contribuables ; 6° Enfin, on peut calculer la proportion des indigents secourus par les bureaux de bienfaisance.

Nos cartogrammes traduisent graphiquement quatre de ces modes d'évaluation. Tous concordent à donner au lecteur la même impression.

Entre la proportion des patrons et employés par rapport aux ouvriers (1) et la proportion des contrats de mariage, il y a parallélisme. La proportion des domestiques établit entre les différents arrondissements des dissemblances plus tranchées que les deux autres rapports.

On peut résumer les enseignements de ces cartogrammes en distinguant à Paris les 10 premiers arrondissements (du centre), qui sont généralement riches, et les 10 derniers arrondissements (excentriques), qui sont généralement pauvres. Parmi les 10 premiers arrondissements, le 6e (Luxembourg) et surtout le 8e (Élysée) et le 9e (Opéra) sont ceux où la population est la plus aisée ; le 4e (Hôtel de Ville), le 5e (Panthéon) et le 10e (Enclos Saint-Laurent) sont les moins riches. Parmi les arrondissements excentriques, il faut mettre à part

---

(1) Voici quelles proportions nous avons calculées : *Sur 1,000 individus exerçant une profession* (et en excluant par conséquent les femmes et les enfants lorsqu'ils sont sans profession), *combien sont patrons ? combien sont employés ? combien sont ouvriers ?* Pour ce tableau, nous avons considéré le total des patrons et des employés ; la différence de cette somme avec le nombre 1,000 constitue la proportion des ouvriers. Il importe de remarquer que la qualification de *patron* résulte des déclarations faites par les habitants et paraît avoir été prise par eux dans son acception la plus large. Les *instructions*, se conformant d'ailleurs à l'usage, attribuaient la qualité de patron aux chefs d'atelier (marchandeurs, etc.) faisant travailler à leur compte. Les propriétaires, les individus exerçant des professions libérales (y compris tous les employés de l'État, du département ou de la Ville, et y compris les militaires de tous grades) ont été considérés comme patrons en vertu des instructions ministérielles.

Si le sens du mot *patron* a été pris dans son acception la plus large, il faut reconnaître aussi que la proportion des familles appartenant à la classe ouvrière est plutôt exagérée par notre mode de calcul. En effet, une famille de patrons, exerçant par exemple la profession de boulanger, n'est représentée dans notre tableau que par une unité (la femme, même si elle aide son mari dans son commerce, et à plus forte raison si elle est sans profession, devant être comptée comme membre de la famille et n'entrant pas dans nos calculs) ; tandis que, une famille ouvrière, dont le chef sera ouvrier boulanger, sera le plus souvent représentée par deux ou par plusieurs unités dans notre tableau, car le plus souvent, dans les familles ouvrières, les femmes et même les enfants exercent des professions distinctes. Par exemple, si la femme d'un ouvrier boulanger est couturière, cette famille sera représentée par deux unités dans la colonne « ouvriers » une fois à la rubrique « boulanger » et une autre fois à la rubrique « couturière ».

Ainsi, on peut considérer que le nombre des familles de patrons et le nombre des familles d'ouvriers sont, l'un et l'autre, et pour des motifs différents, quelque peu exagérés.

Sur 1,000 ménages composés de deux personnes ou plus, combien de domestiques ? Nous n'avons considéré que les ménages composés d'au moins deux personnes, parce qu'il est rare que les individus vivant seuls aient un domestique, même lorsqu'ils ont quelque aisance.

Il convient de remarquer que, le plus souvent, les familles qui ont un domestique masculin ont aussi une ou plusieurs domestiques femmes à leur service. C'est pourquoi nous avons fait des chiffres des colonnes 8 et 9 l'objet de deux cartogrammes différents.

le 16e (Passy), qui présente des chiffres plutôt supérieurs à la moyenne des 10 arrondissements du centre, et le 17e dont une partie est luxueuse, une autre bourgeoise et une autre encore habitée par des ouvriers. Tous les autres faubourgs de Paris sont pauvres ; le plus aisé est le 14e (Observatoire), les plus pauvres sont le 13e (Gobelins), le 18e (Montmartre), le 19e (Buttes-Chaumont) et le 20e (Ménilmontant).

Ces conclusions concordent avec l'impression que produit l'inspection superficielle de ces différents arrondissements. Il était important de traduire et de fixer ces impressions par des chiffres.

Ce tableau sera très souvent consulté pour comparer statistiquement le sort du pauvre et le sort du riche. A l'exemple de Villermé, beaucoup de statisticiens ont fait des recherches fondées sur la supposition que tel arrondissement de Paris pouvait n'être considéré que comme habité par des riches, tandis que tel autre pouvait être considéré comme réservé aux pauvres. De telles recherches sont assurément permises lorsqu'elles sont conduites avec une prudence suffisante ; toutefois, elles seront plus fécondes si on considère non plus les arrondissements, mais les quartiers, la population d'un même quartier étant plus homogène que celle d'un même arrondissement.

C'est pourquoi le tableau suivant recherche le degré d'aisance de chaque quartier de Paris par deux des méthodes ci-dessus éprouvées. Il confirme la distinction que nous avons établie entre le centre et les faubourgs, les quartiers du centre étant tous riches ou aisés (excepté trois : le *Jardin des Plantes*, la *Sorbonne* dont la partie inférieure est misérable, tandis que le reste est aisé, et l'*Hôpital-Saint-Louis*).

Au contraire, les quartiers des 10 derniers arrondissements sont presque tous pauvres (excepté le Petit-Montrouge, et les huit quartiers du 16e et du 17e arrondissement).

Nous pouvons classer les quartiers en six catégories ainsi définies :

Très pauvres : moins de 50 domestiques féminins par 1,000 ménages de deux personnes au moins.
Pauvres : De 50 à 99 domestiques — — —
Aisés : De 100 à 199 — — — —
Très aisés : De 200 à 299 — — — —
Riches : De 300 à 399 — — — — .
De luxe : Plus de 400 — — — —
et en outre plus de 100 domestiques mâles.

Si l'on suppose, — ce qui est conforme à l'observation courante, — que les familles qui sont servies par un domestique mâle ont aussi un ou plusieurs domestiques féminins, on devra admettre les proportions suivantes :

Sur 1,000 ménages de deux personnes au moins :

> 51 ont un ou plusieurs domestiques masculins et un ou plusieurs domestiques féminins (ce chiffre est supérieur à la vérité).
> 120 ont une ou plusieurs domestiques femmes (ce chiffre est supérieur à la vérité).
> 829 n'ont pas de domestique (en réalité la proportion de ceux qui n'ont pas de domestique est supérieure à ce nombre).

Si l'on remarque d'autre part que sur 1,000 personnes exerçant une profession, il y a 544 ouvriers, et que l'on admette que les familles d'ouvriers n'ont pas de domestique, on sera conduit à admettre que les 829 familles sans domestique se composent de 285 familles d'employés, de fonctionnaires, de petits patrons ou chefs d'atelier sans domestique et de 544 familles d'ouvriers.

ÉVALUATION DU DEGRÉ MOYEN D'AISANCE

DES HABITANTS DE CHAQUE ARRONDISSEMENT ET DE CHAQUE QUARTIER

ARRONDISSEMENTS et QUARTIERS	POUR 1,000 INDIVIDUS exerçant eux-mêmes une profession combien sont			Sur 1,000 HABITANTS combien d'indigents?	POUR 1,000 MÉNAGES composés de deux personnes au moins combien de domestiques			Pour 1,000 HABITANTS en général combien de domestiques?	Sur 1,000 MARIAGES combien avec contrat? 1880—1884
	patrons	employés	ouvriers		masculins	féminins	des deux sexes		
1er 1 St-Germain-l'Auxerrois	311	288	401	—	63	231	294	—	—
2 Halles	360	265	375	—	27	296	323	—	—
3 Palais-Royal	407	274	319	—	104	289	300	—	—
4 Place-Vendôme	435	242	323	—	204	252	466	—	—
TOTAUX	379	265	356	22	74	226	300	75	245
2e 5 Gaillon	506	280	214	—	165	490	655	—	—
6 Vivienne	425	248	328	—	33	342	375	—	—
7 Mail	309	288	403	—	38	195	233	—	—
8 Bonne-Nouvelle	292	224	484	—	15	179	194	—	—
TOTAUX	344	251	405	25	41	245	286	75	231
3e 9 Arts-et-Métiers	295	187	518	—	22	113	137	—	—
10 Enfants-Rouges	298	182	520	—	9	129	138	—	—
11 Archives	319	173	508	—	13	119	132	—	—
12 Sainte-Avoie	280	200	520	—	16	106	122	—	—
TOTAUX	298	186	516	38	15	117	132	37	203
4e 13 Saint-Merri	281	211	508	—	15	150	165	—	—
14 Saint-Gervais	238	267	495	—	16	112	128	—	—
15 Arsenal	342	276	382	—	57	200	257	—	—
16 Notre-Dame	289	275	436	—	56	156	212	—	—
TOTAUX	273	258	469	47	20	144	173	47	183
5e 17 Saint-Victor	268	242	490	—	33	169	202	—	—
18 Jardin-des-Plantes	225	94	681	—	17	78	95	—	—
19 Val-de-Grâce	408	143	449	—	51	156	207	—	—
20 Sorbonne	226	118	656	—	26	96	122	—	—
TOTAUX	290	140	570	67	32	126	158	40	165
6e 21 Monnaie	415	218	367	—	125	355	480	—	—
22 Odéon	546	141	313	—	58	393	451	—	—
23 Notre-Dame-des-Champs	451	192	357	—	36	278	314	—	—
24 Saint-Germain-des-Prés	461	187	452	—	64	430	494	—	—
TOTAUX	458	180	362	31	64	344	408	103	250
7e 25 Saint-Thomas-d'Aquin	541	154	305	—	189	538	748	—	—
26 Invalides	608	91	301	—	490	533	1.032	—	—
27 École-Militaire	621	109	270	—	72	234	306	—	—
28 Gros-Caillou	329	154	517	—	31	151	182	—	—
TOTAUX	497	135	368	38	154	355	509	120	243
8e 29 Champs-Élysées	624	111	268	—	762	878	1.640	—	—
30 Faubourg-du-Roule	516	160	294	—	331	708	1.039	—	—
31 Madeleine	588	137	275	—	446	741	1.187	—	—
32 Europe	640	160	200	—	305	687	992	—	—
TOTAUX	603	148	249	18	399	726	1.125	272	339
9e 33 Saint-Georges	503	203	294	—	115	442	557	—	—
34 Chaussée-d'Antin	497	240	263	—	164	545	709	—	—
35 Faubourg-Montmartre	421	297	282	—	57	387	444	—	—
36 Rochechouart	410	245	345	—	29	253	282	—	—
TOTAUX	457	242	301	20	85	390	475	124	307
10e 37 Saint-Vincent-de-Paul	314	317	369	—	100	251	360	—	—
38 Porte-Saint-Denis	333	334	346	—	47	340	387	—	—
39 Porte-Saint-Martin	238	295	447	—	161	289	450	—	—
40 Hôpital-Saint-Louis	178	198	624	—	13	94	107	—	—
TOTAUX	202	320	418	35	84	233	317	86	194
TOTAL des 10 premiers arrondissem.	367	219	414	35	96	285	381	98	235

ÉVALUATION DU DEGRÉ MOYEN D'AISANCE

DES HABITANTS DE CHAQUE ARRONDISSEMENT ET DE CHAQUE QUARTIER *(Suite et fin.)*

ARRONDISSEMENTS et QUARTIERS	SUR 1,000 INDIVIDUS exerçant eux-mêmes une profession combien sont			Sur 1,000 HABITANTS combien d'indigents?	POUR 1,000 MÉNAGES composés de DEUX PERSONNES AU MOINS combien de domestiques			Pour 1,000 HABITANTS en général combien de domestiques?	Sur 1,000 MARIAGES combien avec contrat? 1880—1884
	patrons	employés	ouvriers		masculins	féminins	des deux sexes		
11e 41 Folie-Méricourt	196	154	650	—	7	62	59	—	—
42 Saint-Ambroise	209	170	621	—	8	74	79	—	—
43 Roquette	283	126	671	—	9	46	55	—	—
44 Sainte-Marguerite	171	140	749	—	2	42	44	—	—
TOTAUX	195	140	685	66	7	55	62	17	116
12e 45 Bel-Air	312	199	598	—	7	89	96	—	—
46 Picpus	248	149	603	—	6	32	48	—	—
47 Bercy	217	253	530	—	2	68	70	—	—
48 Quinze-Vingts	223	202	575	—	4	62	66	—	—
TOTAUX	249	184	575	73	5	37	62	16	118
13e 49 Salpêtrière	175	186	639	—	7	42	49	—	—
50 Gare	195	147	718	—	5	18	23	—	—
51 Maison-Blanche	158	104	738	—	1	11	12	—	—
52 Croulebarbe	224	123	654	—	5	57	62	—	—
TOTAUX	169	138	702	111	4	25	29	7	84
14e 53 Montparnasse	307	158	535	—	40	91	131	—	—
54 Santé	230	92	678	—	9	40	49	—	—
55 Petit-Montrouge	383	174	443	—	30	152	182	—	—
56 Plaisance	249	162	589	—	19	58	77	—	—
TOTAUX	285	159	556	71	25	87	112	29	127
15e 57 Saint-Lambert	255	127	618	—	18	92	110	—	—
58 Necker	241	114	645	—	13	44	57	—	—
59 Grenelle	207	102	691	—	10	45	58	—	—
60 Javel	173	94	763	—	1	29	30	—	—
TOTAUX	223	105	672	72	12	54	66	17	118
16e 61 Auteuil	406	125	469	—	76	282	358	—	—
62 Muette	492	139	369	—	70	371	441	—	—
63 Porte-Dauphine	512	126	362	—	100	414	514	—	—
64 Bassins	410	130	460	—	207	477	684	—	—
TOTAUX	445	130	425	45	122	395	517	142	243
17e 65 Ternes	334	258	408	—	35	346	381	—	—
66 Plaine-Monceau	440	188	372	—	96	349	445	—	—
67 Batignolles	271	344	445	—	54	151	205	—	—
68 Épinettes	308	184	549	—	73	169	242	—	—
TOTAUX	325	235	440	41	62	231	293	80	168
18e 69 Grandes-Carrières	428	142	730	—	9	60	69	—	—
70 Clignancourt	138	147	715	—	2	34	36	—	—
71 Goutte-d'Or	158	162	680	—	2	18	20	—	—
72 La Chapelle	197	151	652	—	3	98	101	—	—
TOTAUX	146	149	705	76	4	43	47	13	85
19e 73 La Villette	133	136	731	—	8	41	44	—	—
74 Pont-de-Flandre	133	140	718	—	7	45	52	—	—
75 Amérique	174	51	748	—	3	46	49	—	—
76 Combat	136	108	756	—	2	32	34	—	—
TOTAUX	140	119	741	109	3	41	44	12	81
20e 77 Belleville	165	73	762	—	—	25	25	—	—
78 Saint-Fargeau	295	72	640	—	—	25	25	—	—
79 Père-Lachaise	162	68	770	—	0.5	26	28	—	—
80 Charonne	188	71	741	—	6	28	34	—	—
TOTAUX	189	71	749	130	2	26	28	7	68
Total des 10 derniers arrondissem.	214	143	613	79	20	87	107	29	87
Paris	289	178	514	60	51	171	222	69	171
Arrondissement de Saint-Denis	275	192	533	—	39	122	161	42	—
— Sceaux	425	112	463	—	62	177	239	57	—
Total de la Banlieue	335	159	506	—	48	145	193	48	—
Total du Département	290	173	537	—	51	165	216	56	—

Classification des quartiers de Paris d'après la proportion des domestiques féminins et d'après la proportion d'ouvriers.

POUR 1,000 MÉNAGES DE 2 PERSONNES AU MOINS, COMBIEN DE DOMESTIQUES FÉMININS ?
POUR 1,000 INDIVIDUS EXERÇANT UNE PROFESSION DISTINCTE, COMBIEN D'OUVRIERS ?

QUARTIERS AYANT APPROXIMATIVEMENT :

ARRONDISSEMENTS	Moins de 50 domestiques et plus de 650 ouvriers. Quartiers TRÈS PAUVRES	De 50 à 99 domestiques et de 500 à 650 ouvriers. Quartiers PAUVRES	De 100 à 199 domestiques et de 400 à 500 ouvriers. Quartiers AISÉS	De 200 à 299 domestiques et de 350 à 400 ouvriers. Quartiers TRÈS AISÉS	De 300 à 399 domestiques et de 300 à 350 ouvriers. Quartiers RICHES	400 domestiques et au delà et moins de 300 ouvriers. Quartiers TRÈS RICHES	ARRONDISSEMENTS
1er. Louvre	—	—	—	St-Germ.-l'Aux. Halles.	Palais-Royal. Place-Vendôme.	—	1er.
2e. Bourse	—	—	Mail. Bonne-Nouvelle.	—	Vivienne.	Gaillon.	2e.
3e. Temple	—	—	Arts-et-Métiers. Enfants-Rouges. Archives. Sainte-Avoie.	—	—	—	3e.
4e. Hôtel de Ville	—	—	Saint-Merri. Saint-Gervais. Notre-Dame.	Arsenal.	—	—	4e.
5e. Panthéon	—	Jardin-d.-Plantes Sorbonne.	Saint-Victor. Val-de-Grâce.	—	—	—	5e.
6e. Luxembourg	—	—	—	N.-D.-d.-Champs.	Monnaie. Odéon. St-Germ.-d.-Prés.	—	6e.
7e. Palais-Bourbon	—	—	Gros-Caillou.	École-Militaire.	—	St-Thomas-d'Aq. Invalides.	7e.
8e. Élysée	—	—	—	—	—	Champs-Élysées. Faub.-du-Roule. Madeleine. Europe.	8e.
9e. Opéra	—	—	—	Rochechouart.	Ft-Montmartre.	Saint-Georges. Chaussée-d'Antin.	9e.
10e. Enclos-St-Laurent	—	Hôpital-St-Louis.	—	St-Vinc.-de-Paul. Porte-St-Martin.	Porte-St-Denis.	—	10e.
11e. Popincourt	La Roquette. Sainte-Marguerite.	Folie-Méricourt. Saint-Ambroise.	—	—	—	—	11e.
12e. Reuilly	Picpus.	Bel-Air. Bercy. Quinze-Vingts.	—	—	—	—	12e.
13e. Gobelins	Salpêtrière. Gare. Maison-Blanche.	Croulebarbe.	—	—	—	—	13e.
14e. Observatoire	Santé.	Montparnasse. Plaisance.	Petit-Montrouge.	—	—	—	14e.
15e. Vaugirard	Necker. Grenelle. Javel.	Saint-Lambert.	—	—	—	—	15e.
16e. Passy	—	—	—	Auteuil.	Muette.	Porte-Dauphine. Bassins.	16e.
17e. Batignolles-Monc.	—	—	Batignolles. Épinettes.	—	Ternes. Plaine-Monceau.	—	17e.
18e. Montmartre	Grandes Carrières Clignancourt. Goutte-d'Or.	La Chapelle.	—	—	—	—	18e.
19e. Buttes-Chaumont	La Villette. Pont-de-Flandre. Amérique. Combat.	—	—	—	—	—	19e.
20e. Ménilmontant	Belleville. Saint-Fargeau. Père-Lachaise. Charonne.	—	—	—	—	—	20e.
Population	21 quartiers. 754,142 hab.	13 quartiers. 385,120 hab.	15 quartiers. 412,572 hab.	9 quartiers. 244,146 hab.	11 quartiers. 224,904 hab.	11 quartiers. 239,494 hab.	

CLASSIFICATION DES ARRONDISSEMENTS DE PARIS
D'APRÈS LEUR DEGRÉ D'AISANCE

POUR 1,000 MÉNAGES DE 2 PERSONNES AU MOINS, COMBIEN DE DOMESTIQUES FÉMININS ?
SUR 1,000 MARIAGES, COMBIEN AVEC CONTRAT ?
SUR 1,000 INDIVIDUS EXERÇANT EUX-MÊMES UNE PROFESSION, COMBIEN SONT OUVRIERS ?
SUR 1,000 HABITANTS, COMBIEN SONT INDIGENTS ?

ARRONDISSEMENTS AYANT APPROXIMATIVEMENT :

Moins de 50 domestiques. Moins de 100 contrats. Plus de 650 ouvriers. Plus de 80 indigents.	De 50 à 95 domestiques. De 100 à 150 contrats. De 500 à 650 ouvriers. De 65 à 80 indigents.	De 100 à 195 domestiques. De 150 à 200 contrats. De 500 à 500 ouvriers. De 49 à 65 indigents.	De 200 à 250 domestiques. De 200 à 250 contrats. De 300 à 400 ouvriers. De 21 à 40 indigents.	De 300 à 350 domestiques. De 250 à 300 contrats. De 200 à 300 ouvriers. De 20 à 40 indigents.	Plus de 300 domestiques. Plus de 331 contrats. Moins de 300 ouvriers. Moins de 20 indigents.
TRÈS PAUVRES	PAUVRES	AISÉS	TRÈS AISÉS	RICHES	TRÈS RICHES
—	—	—	1er. Louvre.	—	—
—	—	—	2e. Bourse.	—	—
—	—	3e. Temple.	—	—	—
—	—	4e. Hôtel de Ville.	—	—	—
—	—	5e. Panthéon.	—	—	—
—	—	—	—	6e. Luxembourg.	—
—	—	—	—	7e. Palais-Bourbon.	—
—	—	—	—	—	8e. Élysée.
—	—	—	—	9e. Opéra.	—
—	—	—	10e. Enclos-St-Laurent	—	—
—	11e. Popincourt.	—	—	—	—
—	12e. Reuilly.	—	—	—	—
13e. Gobelins.	—	—	—	—	—
—	14e. Observatoire.	—	—	—	—
—	15e. Vaugirard.	—	—	—	—
—	—	—	—	16e. Passy.	—
—	—	17e. Batignolles.	—	—	—
18e. Montmartre.	—	—	—	—	—
19e. Buttes-Chaumont	—	—	—	—	—
20e. Ménilmontant.	—	—	—	—	—
4 arrondissements 847,453 hab.	4 arrondissements 546,014 hab.	4 arrondissements 447,011 hab.	3 arrondissements 284,995 hab.	4 arrondissements 374,443 hab.	1 arrondissement 95,528 hab.

MAISONS, LOCATIONS ET MÉNAGES

Maisons. — Le tableau suivant indique le nombre des maisons dans le département de la Seine et dans la Ville de Paris depuis 1817. On sait que les limites de la Ville de Paris ont été élargies en 1860, mais celles du département ont toujours été les mêmes. Les chiffres ci-dessous ne sont pourtant pas parfaitement comparables, parce que ceux de 1822, 1831, 1835 ont été relevés par l'Administration des contributions directes qui compte toujours plus de maisons que le recensement général de la population. Les maisons *habitées* sont les seules qui doivent figurer dans ces chiffres.

— 17 —

NOMBRE DE MAISONS D'HABITATION DE PARIS ET DU DÉPARTEMENT DE LA SEINE

	PARIS — ANCIENNE ENCEINTE	DÉPARTEMENT de la SEINE		PARIS — NOUVELLE ENCEINTE	DÉPARTEMENT de la SEINE
1817	26.801	—	1861	55.169	81.540
1822 (1)	—	40.180	1866	57.686	90.639
1831 (1)	—	47.668	1872 (2)	64.203	104.324
1835 (1)	—	50.467	1876	66.863	108.959
1841	28.699	—	1881	68.126	119.191
1846	30.221	62.400	1886	73.342	137.130
1851	30.770	—			
1856	30.175	70.779			

On voit par ce tableau que le nombre total des maisons a plus que triplé depuis soixante ans dans l'ensemble du département de la Seine. Leur nombre augmentait assez régulièrement d'un millier par an pendant la période 1822-1856. Ensuite, l'accroissement du nombre des maisons est assez régulièrement de deux mille par an pendant la période 1861-1881. Enfin, ce taux d'accroissement a été notablement dépassé dans l'intervalle des deux derniers dénombrements (du 18 décembre 1881 au 30 mai 1886, soit environ quatre ans et six mois, l'accroissement du nombre des maisons a été de 17,939, soit environ, 4,000 par an.)

L'accroissement du nombre des maisons a été nécessairement beaucoup plus faible au centre de Paris que dans ses faubourgs ou que dans sa banlieue.

Le recensement de Paris, de 1817, qui fut fait avec beaucoup de soin par les ordres de M. de Chabrol, préfet de la Seine, nous apprend que l'on comptait 26,801 maisons dans le Paris de cette époque, composé des onze premiers arrondissements d'aujourd'hui, plus une partie des XIIᵉ, XIIIᵉ, XIVᵉ, XVᵉ et XVIᵉ arrondissements actuels (le quartier actuel des Quinze-Vingts tout entier plus une partie de Bercy et de Picpus, jusqu'aux boulevards de Reuilly et de Bercy — les quartiers de la Salpêtrière et de Croulebarbe tout entiers et Montparnasse presque tout entier; une petite partie de Necker, de Grenelle et du quartier des Bassins). Aux 31,395 maisons édifiées aujourd'hui dans les onze premiers arrondissements, si l'on ajoute celles des quartiers des Quinze-Vingts, de Picpus, de la Salpêtrière, de Croulebarbe et de Montparnasse, on obtient un chiffre total de 35,332 maisons édifiées sur un territoire à peu près identique à celui qui constituait Paris avant 1860.

En 1866 (limites actuelles de Paris), on comptait 57,686 maisons et l'on en compte 73,342 aujourd'hui. Ainsi le nombre des maisons a augmenté de 15,656 dans ces vingt dernières années.

La banlieue de Paris, quoique beaucoup moins peuplée que Paris lui-même, compte presque autant de maisons (63,788 maisons dans la banlieue du département de la Seine et 73,342 à Paris même).

---

(1) D'après l'Administration des contributions directes, non compris les propriétés bâties non imposables (au nombre de 542 en 1836), ni quelques propriétés de l'État.

(2) Y compris les maisons en construction (au nombre de 744 pour l'ensemble du département).

3

ARRONDISSEMENTS ET NOMS DES QUARTIERS	SUR 100 MAISONS COMBIEN ONT				
	1 REZ-DE-CHAUSSÉE seulement	1 ÉTAGE seulement	2 ÉTAGES seulement	3 ÉTAGES seulement	4 ÉTAGES et au-dessus
1er 1 Saint-Germain-l'Auxerrois	—	—	1	2	97
2 Halles	—	2	1	2	95
3 Palais-Royal	3	1	3	—	94
4 Place-Vendôme	2	0.5	0.5	2	95
2e 5 Gaillon	—	—	1	17	82
6 Vivienne	—	10	1	3	86
7 Mail	—	—	2	4	94
8 Bonne-Nouvelle	—	1	7	3	89
3e 9 Arts-et-Métiers	0.5	0.5	2	4	93
10 Enfants-Rouges	1	4	3	9	86
11 Archives	—	2	3	13	77
12 Sainte-Avoie	2	1	1	8	88
4e 13 Saint-Merri	1	1	1	3	93
14 Saint-Gervais	—	1	1	5	93
15 Arsenal	9	3	7	10	71
16 Notre-Dame	7	—	4	9	87
5e 17 Saint-Victor	2	1	4	5	85
18 Jardin-des-Plantes	3	13	9	16	59
19 Val-de-Grâce	4	6	8	13	70
20 Sorbonne	3	2	3	6	86
6e 21 Monnaie	—	2	5	11	82
22 Odéon	—	4	6	8	82
23 Notre-Dame-des-Champs	4	8	3	12	70
24 Saint-Germain-des-Prés	4	1	5	11	82
7e 25 Saint-Thomas-d'Aquin	—	2	7	11	77
26 Invalides	—	4	15	24	57
27 École-Militaire	6	13	19	19	44
28 Gros-Caillou	2	13	14	15	56
8e 29 Champs-Élysées	1	7	11	23	58
30 Faubourg-du-Roule	2	6	10	15	67
31 Madeleine	2	3	5	12	78
32 Europe	1	2	6	17	74
9e 33 Saint-Georges	—	4	9	11	76
34 Chaussée-d'Antin	1	1	3	6	89
35 Faubourg-Montmartre	3	1	10	4	82
36 Rochechouart	2	4	5	6	83
10e 37 Saint-Vincent-de-Paul	3	3	7	8	79
38 Porte-Saint-Denis	3	4	4	7	82
39 Porte-Saint-Martin	2	6	7	10	75
40 Hôpital-Saint-Louis	4	11	10	15	60
11e 41 Folie-Méricourt	2	9	9	13	67
42 Saint-Ambroise	4	19	13	10	32
43 Roquette	6	22	10	12	50
44 Sainte-Marguerite	3	18	12	16	51
12e 45 Bel-Air	10	33	20	12	15
46 Picpus	10	26	19	12	33
47 Bercy	10	25	20	11	34
48 Quinze-Vingts	7	21	15	14	43
13e 49 Salpêtrière	12	31	11	12	34
50 Gare	20	41	15	10	14
51 Maison-Blanche	16	36	21	13	12
52 Croulebarbe	14	26	18	14	34
14e 53 Montparnasse	10	24	17	14	35
54 Santé	16	35	18	15	10
55 Petit-Montrouge	10	28	23	15	24
56 Plaisance	16	31	19	14	20
15e 57 Saint-Lambert	22	46	15	9	8
58 Necker	22	30	19	12	17
59 Grenelle	14	35	18	12	21
60 Javel	20	43	18	8	9
16e 61 Auteuil	9	22	25	15	19
62 Muette	5	16	23	16	19
63 Porte-Dauphine	6	12	31	26	25
64 Bassins	6	12	19	21	42
17e 65 Ternes	5	20	15	12	48
66 Plaine-Monceau	4	9	27	16	44
67 Batignolles	3	13	11	13	60
68 Épinettes	9	27	14	9	41
18e 69 Grandes-Carrières	14	30	15	10	31
70 Clignancourt	6	16	15	11	52
71 Goutte-d'Or	4	14	15	17	58
72 La Chapelle	4	27	14	15	41
19e 73 La Villette	5	30	19	13	33
74 Pont-de-Flandre	9	25	22	19	25
75 Amérique	7	36	20	17	14
76 Combat	8	23	23	14	32
20e 77 Belleville	11	20	17	18	28
78 Saint-Fargeau	20	41	15	8	4
79 Père-Lachaise	10	36	20	13	13
80 Charonne	18	28	23	13	10
Ville de Paris	8	18	14	12	48
Arrondissement de Saint-Denis	18	44	25	8	5
Arrondissement de Sceaux	21	47	22	7	3

Naturellement les maisons de la banlieue sont beaucoup plus petites que celles de Paris, ce qu'on remarque d'ailleurs en voyant le nombre des étages de chaque catégorie de maisons; la moitié des maisons de Paris (48 0/0) ont plus de quatre étages, et plus de la moitié des maisons de la banlieue (65 0/0) n'ont qu'un rez-de-chaussée ou un étage au plus.

L'élévation des maisons, jointe à la largeur des rues, est le caractère qui donne à une ville l'aspect monumental. Une ville, dont les maisons sont basses, a l'air d'un grand village; une ville, dont les maisons sont hautes et les rues étroites, a un aspect triste et malpropre; si ses rues sont trop larges, l'aspect de la ville devient morne et désert. Paris doit une partie de son élégance à ce que la plupart de ses rues sont suffisamment larges, et ses maisons élevées.

Mais à cet égard, il existe entre les différents quartiers de grandes différences, il existe dans le département de la Seine deux types de maisons : la maison à 1 ou 2 étages, et la grande maison à 6 ou 7 étages; les types intermédiaires, tels que la maison à 3 étages, sont relativement rares. Le premier type est très rare dans les dix premiers arrondissements. Il constitue, au contraire, la majorité dans les neuf arrondissements excentriques. Dans la banlieue, les maisons élevées constituent des exceptions rares. Il suffit de se promener successivement dans les quartiers du centre de Paris et dans les quartiers excentriques pour reconnaître que ces différences de chiffres traduisent très exactement les différences d'aspect. Elles sont fixées par nos cartogrammes. Il est facile d'y voir que les quartiers les plus pauvres

t ceux où domine le type de la maison basse, à 1 ou 2 étages. Ce type est, au contraire,
s rare ou même presque introuvable dans les quartiers riches (excepté Passy).

Il est facile de comprendre pourquoi il en est ainsi. Dans les quartiers où le terrain est
t marché (ou du moins était bon marché à l'époque où les constructions ont été faites),
propriétaire avait avantage à ne construire qu'avec de mauvais matériaux ne pouvant
)porter qu'un étage, et lorsque plus tard le terrain a enchéri, il n'a pas été possible de
·élever ces constructions légères; il a fallu ou les laisser telles quelles, ou les démolir
nplètement. Au contraire, dans les quartiers où le terrain est depuis longtemps d'un prix
vé, on a eu avantage à prendre des matériaux capables de supporter des constructions
isidérables. On a fait peu de maisons à trois étages, parce que les matériaux susceptibles
les supporter peuvent aussi bien en supporter quatre et davantage encore.

POPULATION PAR PROFESSIONS

Degré d'exactitude du recensement des professions. — L'exactitude — d'ailleurs relative —
 notre relevé des professions peut être contrôlée pour un certain nombre de professions, au
oyen d'autres documents. Ces comparaisons, toujours délicates à faire, exigent que le lecteur
enne un grand compte du sens précis des rubriques et de l'origine des chiffres.

L'*état C* (tableau 2) fixe le chiffre de la garnison de Paris vivant dans les casernes et
ablissements militaires (pompiers et gardes républicains non compris) à 13,938. Notre relevé
es professions, qui range sous la rubrique : *Armée de terre* (rubrique 187) non seulement les
ilitaires casernés, mais les officiers demeurant chez eux, les officiers sans troupes très nombreux
Paris, les officiers en voyage à Paris, etc., fixe le nombre des militaires à 16,121. Entre les deux
iffres, il existe donc une différence, mais cette différence s'explique facilement par la dis-
mblance des définitions. Les officiers sans troupes vivant surtout dans le centre de Paris,
'est là qu'on trouvera la plus grande différence entre le nombre des militaires casernés *(état C)*
 le nombre total des militaires.

Les membres des communautés religieuses *(état C)* sont au nombre de 3,682, tandis que
 relevé des professions attribue à la rubrique 196 (clergé régulier, religieux et religieuses
ppartenant à des congrégations ou ordres religieux) un chiffre supérieur (5,591). Ce dernier
hiffre s'explique facilement, parce que, dans l'*état C*, les établissements religieux d'enseigne-
ent ont été comptés sous la rubrique « Maisons d'éducation », tandis que le *relevé des
rofessions*, qui était fait par personne et non par établissement, rangeait le personnel
nseignant de ces établissements d'enseignement sous la rubrique *religieux, religieuses*, désignée
ar les bulletins individuels.

On voit que, en général, les chiffres du *relevé spécial des professions*, dont les rubriques
nt un sens toujours très large, sont plus élevés que ceux de l'*état C*, dont les définitions
ont plus tranchées, puisqu'elles sont déterminées par l'endroit même qu'habitent les
idividus recensés. Toutefois, les prisonniers, qui sont au nombre de 5,252 d'après l'*état C*
dont 491 enfants en correction), ne seraient qu'au nombre de 4,457 d'après le relevé des
professions. Cela tient à ce qu'un certain nombre de prisonniers ont préféré inscrire leur
profession ordinaire que de se déclarer *prisonniers* sur le bulletin de recensement.

Le nombre des médecins et chirurgiens peut être contrôlé au moyen des états nominatifs
publiés par les différents *Annuaires* de médecine; malheureusement ces ouvrages sont presque
tous incomplets, et lorsque l'on compte les noms qui y sont inscrits, on arrive à des résultats peu
concordants; on trouve en chiffres ronds 2,000 médecins et officiers de santé; un relevé fait

par les ordres du Ministre du Commerce fixe le nombre des médecins et officiers de santé *exerçant* à Paris à 2,401 ; le recensement a compté 2,498 « médecins et chirurgiens », chiffre qui paraît assez voisin de la vérité, car il comprend un certain nombre de médecins qui tiennent à leur titre de docteur, mais qui n'exercent pas. Le relevé du Ministère du Commerce compte à Paris 1,310 pharmaciens et herboristes ; le recensement en trouve 1,681, mais il comprend un certain nombre de pharmaciens qui n'exercent pas. Au contraire, le recensement trouve un peu moins de sages-femmes (1,224) que le relevé du Ministère du Commerce (1,523), différence assez faible et qui d'ailleurs ne saurait surprendre.

On voit, par les observations qui précèdent, que l'exactitude du relevé des professions, sans être absolue, laisse moins à désirer qu'aucun autre moyen d'information. Malgré les réserves que nous avons dû faire, nous n'avons pas trouvé nos chiffres en défaut lorsque nous avons pu les contrôler par d'autres.

La vue de nos cartogrammes indique à première lecture comment les individus qui les exercent se répartissent entre les différents quartiers. On devra, en les examinant, se rappeler que ces tableaux n'indiquent pas le siège des ateliers, chantiers et usines où se pratiquent les professions, mais le domicile de ceux qui les exercent. On devra se rappeler aussi que ces cartogrammes représentent non pas des chiffres absolus, mais des chiffres relatifs répondant à la question suivante : « Sur 10,000 individus exerçant une profession et domiciliés dans le quartier, combien exercent la profession considérée ? »

Enfin, un petit diagramme, placé à côté de chaque cartogramme, indique si la profession considérée est exercée par plus de personnes en 1886 que vingt ans auparavant.

DES ÉTRANGERS

Il y a 180,253 étrangers à Paris (soit 8 p. 100 hab.), et 214,360 dans l'ensemble du département de la Seine (soit 9 p. 100 hab.).

Parmi les étrangers habitant Paris, 45,520 (c'est-à-dire 25 p. 100) sont nés en France et 30,230 sont nés à Paris même.

Il faut rapprocher de ce chiffre des étrangers nés en France, le nombre (22,793) des étrangers naturalisés Français qui, naturellement, ne sont pas compris dans les chiffres précédents.

Aucune ville européenne ne contient une aussi forte proportion d'étrangers que Paris.

POPULATION PAR NATIONALITÉS DEPUIS 1851

En-têtes de groupe : colonnes 2 à 8 = **NOMBRES ABSOLUS** ; colonnes 9 à 15 = **POUR 1,000 HABITANTS (combien de chaque nationalité)**.

NATIONALITÉS	1851 (anciennes limites)	1861	(a) 1866	1872	1876	1881 (population de fait)	1886 (population de fait)	1851	1861	1866	1872	1876	1881	1886
Anglais, Écossais, Irlandais	5.055	7.028	8.015	7.490	9.268	10.789	12.804	5	4	4	4	5	5	6
Américains du Nord et du Sud	—	—	4.023	4.120	5.777	5.927	6.414	—	—	2	2	3	3	3
Allemands	12.245	27.097	30.456	15.739	19.021	31.400	39.229	12	16	17	8	10	14	13.4
Austro-Hongrois	—	—	—	4.803	2.424	4.082	5.205	—	—	—	1	2	2	2.3
Belges	9.711	22.782	28.430	32.912	34.192	45.284	45.649	9	13	16	17	17	20	20
Hollandais, Luxembourgeois	—	—	3.509	7.752	8.439	9.250	16.341	—	—	3	4	4	5	7
Italiens	3.342	6.767	7.308	8.089	14.530	21.577	22.549	3	4	4	4	6	11	10
Espagnols	4.178	4.830	2.339	2.733	3.238	3.646	3.832	4	4	1	1	2	2	2
Portugais	—	—	—	—	615	247	317	—	—	—	—	—	—	1
Suisses	5.144	8.622	9.939	12.400	13.771	20.810	23.781	5	5	6	7	7	9	10.5
Polonais	2.021	2.630	4.160	2.484	4.800	5.786	7.062	2	2	2	1	2	3	3.4
Russes	—	—	4.267	1.091				—	—	1	1			
Suédois, Norvégiens, Danois	—	—	501	472	770	1.034	1.179	—	—	1	1	1	1	0.5
Grecs	—	—	284	—	309	379	508	—	—	—	—	—	—	0.2
Roumains, Serbes, Bulgares	—	—	(b) 304	709	554	771	858	—	—	—	1	1	—	0.4
Turcs et Africains	—	—	(c) 367		673	640	939	—	—	—	—	—	—	0.4
Chinois, Japonais et Asiatiques	—	—	—	167	191	214	430	—	—	—	—	—	—	0.1
Autres nationalités	9.147	10.570	1.225	1.520	1.464	785	576	9	6	1	1	1	—	0.2
Nationalités inconnues	—	—	4.773	5.102	1.554	760	1.229	—	—	1	3	1	—	0.5
TOTAL DES ÉTRANGERS	53.016	87.266	105.887	104.586	119.349	164.038	180.253	51	51	59	56	60	73	80
Naturalisés français	4.184		2.512	4.032	11.701	17.961	22.793	1	—	1	2	6	8	10
Nés de parents français	996.062	1.608.875	1.694.581	1.743.174	1.857.756	2.057.929	2.057.899	948	949	950	942	934	919	910
TOTAL DE LA POPULATION	1.053.262	1.696.141	1.799.980 (d)	1.851.792	1.988.806	2.239.928	2.260.945	1.000	1.000	1.000	1.000	1.000	1.000	1.000

(a) En 1866, la femme mariée était recensée d'après sa nationalité d'origine. Une Française mariée à un étranger était comptée comme Française, et une étrangère mariée à un Français était comptée comme étrangère.
(b) Roumains seuls.
(c) Turcs seuls.
(d) Non compris 25,294 hommes de garnison.

Il est intéressant de ne faire porter la comparaison que sur la période 1866-86, ce qui nous permet de la circonscrire à la seule ville de Paris ; pendant cet espace de vingt ans et en dépit de l'émigration qui a suivi la guerre, le nombre des étrangers domiciliés à Paris a presque doublé, passant de 105,887 à 180,253, tandis que la population française de Paris augmentait dans une bien moindre proportion (1). Presque toutes les nationalités ont pris part à ce mouvement d'accroissement. Seul, le nombre des Allemands semble avoir peu augmenté, mais il faut remarquer qu'un certain nombre d'entre eux dissimulent peut-être aujourd'hui leur nationalité sous l'influence de craintes d'ailleurs chimériques. Les Italiens ont triplé de nombre depuis 1866, le nombre des Suisses (parmi lesquels on a peut-être compté un certain nombre d'Allemands) a augmenté presque dans la même proportion.

On en peut dire autant des Hollandais ; la Belgique est de toutes les nations étrangères celle dont la colonie est la plus nombreuse à Paris ; le nombre des Hollandais, des Espagnols, des Anglais, et même des Scandinaves, des Grecs, des Américains, etc., s'est considérablement accru.

On remarquera combien les étrangers naturalisés ont augmenté de nombre. Ils n'étaient que 2,512 en 1866 et ils sont 22,793 en 1886 (2).

---

(1) Il convient de remarquer toutefois qu'en 1866 la population des garnis a été omise, tandis qu'elle a été comptée en 1881 et en 1886. Cette population contient un certain nombre (assez peu élevé d'ailleurs) d'étrangers.
Cette circonstance a pu diminuer de quelques milliers le nombre des étrangers recensés en 1866 ; mais, d'autre part, les femmes naturalisées françaises par leur mariage ont été comptées en 1866 comme étrangères, tandis qu'elles ont été comptées en 1886 comme *naturalisées françaises*.
(2) Voir dans la note précédente l'observation importante concernant les femmes mariées avec des Français.

— 22 —

L'accroissement (d'ailleurs faible) de la ville de Paris pendant la période 1881-86 est dû tout entier à l'immigration étrangère, le nombre des Français n'ayant augmenté que d'une quantité presque insignifiante. (On ne trouve même aucun accroissement entre 1881 et 1886, si l'on ne tient compte que des Français nés de parents français).

Lieu de naissance des étrangers. — Paris est véritablement *colonisé* par les étrangers. Le recensement de 1886 distingue simultanément le lieu de la naissance et la nationalité. Il révèle ainsi que un quart des étrangers habitant Paris sont nés sur le sol français.

On remarquera que la proportion de ces étrangers nés en France est généralement plus élevée dans les quartiers pauvres (le 11e, le 14e, le 18e, le 19e arrondissements). Elle est encore plus élevée dans le 10e arrondissement, quartier très commerçant, et dans l'arrondissement de l'Opéra.

ARRONDISSEMENTS	Sur 1,000 étrangers combien sont nés		ARRONDISSEMENTS	Sur 1,000 étrangers combien sont nés		ARRONDISSEMENTS	Sur 1,000 étrangers combien sont nés	
	en France	à l'étranger		en France	à l'étranger		en France	à l'étranger
1er arrondissement	142	858	9e arrondissement	452	548	17e arrondissement	188	812
2e —	140	860	10e —	408	592	18e —	274	726
3e —	364	636	11e —	376	624	19e —	284	716
4e —	99	901	12e —	263	737	20e —	212	788
5e —	188	812	13e —	272	728	Paris	253	747
6e —	182	818	14e —	340	660	Arrond. de Saint-Denis	321	679
7e —	80	920	15e —	242	758	Arrond. de Sceaux	276	724
8e —	110	890	16e —	414	586	Département de la Seine	261	739

Au contraire, dans les arrondissements élégants de l'Élysée et de Passy, où les étrangers sont pourtant si nombreux, la proportion de ceux qui sont nés en France est faible. Les étrangers qui y demeurent sont riches, ne travaillent pas et sont nomades.

POPULATION PAR AGE

Omissions nombreuses d'enfants du premier âge. — Comme à tous les recensements, beaucoup d'enfants n'ont pas été déclarés aux recenseurs. En effet, le recensement a compté à Paris 27,438 enfants de moins d'un an; or, il y a eu, depuis le 1er juin 1885 jusqu'au 30 mai 1886, un total de 61,968 naissances, dont 1,365 étaient des enfants appartenant à la banlieue et qui ont quitté Paris aussitôt après leur naissance. En outre, 16,338 enfants ont été mis en nourrice *hors Paris* d'après les déclarations faites aux mairies conformément à la loi du 24 décembre 1874. Sur les enfants restés à Paris, un certain nombre (environ 6,800) sont morts avant le jour du recensement. Le recensement devrait donc en trouver environ 38,000, il n'en trouve que 27,438. Il y a donc eu environ 10,800 enfants de 0 à 1 an qui n'ont pas été déclarés aux recenseurs (1).

---

(1) Il est vrai qu'il est possible qu'un certain nombre d'enfants aient été envoyés en nourrice sans que la déclaration (exigée par la loi dans l'intérêt même des enfants et de leur famille) ait été faite. Mais ces omissions ne sont certainement pas nombreuses et, en tous cas, ne sauraient expliquer la différence signalée.

Il n'est pas douteux qu'un nombre à peu près semblable d'enfants de 1 à 2 ans ont également échappé au recensement, mais nous ne pouvons évaluer leur nombre avec quelque ctitude, parce que nous ne connaissons pas le nombre de ceux qui sont à cet âge revenus de irrice, ni ceux qui sont partis de Paris pour une raison quelconque.

L'omission d'un certain nombre d'enfants est un défaut commun à tous les recensements nçais et à un certain nombre de recensements étrangers.

En 1881, le recensement aurait dû compter à Paris environ 37,000 enfants de 0 à 1 an ; r'en a trouvé que 25,637, soit une différence d'environ 11,500.

On peut donc conclure de ce qui précède que la population de Paris est supérieure d'au ins 20.000 habitants au chiffre dénoncé par le recensement. Ces omissions si nombreuses, nt on s'aperçoit depuis que le recensement distingue l'âge et l'état civil, se sont produites iisemblablement à tous les recensements. On ne peut préciser, en ce qui concerne Paris, la andeur de l'erreur que depuis que la loi exige des parents qu'ils déclarent la mise en irrice de leurs enfants.

Composition par âge de la population. — L'usage est de fixer la composition par âge de la pulation au moyen du calcul suivant : *Pour 1,000 habitants, combien de chaque âge?*

Quoique ce mode de calcul nous semble sujet à quelques critiques que nous formulerons is loin, nous devons, pour nous conformer à l'usage, commencer par l'employer. Le tableau ivant compare la composition par âge de la population parisienne et de la population franise en général. Ainsi que la remarque en a été faite dans le premier *Annuaire statistique de ville de Paris*, la ville de Paris contient beaucoup moins d'enfants que la France. Mais les ultes, appelés dans la grande ville par la recherche du travail, y sont nombreux. C'est vers vingtième année de la vie que l'on voit à Paris les chiffres dépasser la moyenne française inérale. Au contraire, à partir de soixante ans, les chiffres s'affaiblissent plus vite à Paris que ins la France en général. Cela tient à une mortalité un peu plus rapide, et surtout à ce que eaucoup de vieillards quittent Paris pour vivre plus économiquement et plus tranquillement ins quelque province. Cette remarque ayant déjà été faite au sujet des précédents recenseents, nous n'y insisterons pas. Il convient pourtant de rappeler combien il serait inexact de omparer la mortalité générale (sans distinction d'âges) de la population de Paris avec celle de ute autre population. Une telle comparaison ne peut être faite qu'en considérant séparément a mortalité propre à chaque groupe d'âges.

Le mode de calcul que nous venons d'employer, et qui consiste à dire : *Pour 1,000 habiints, combien de chaque âge*, laisse à désirer, parce que si les enfants omis sont nombreux (ce ui est le cas le plus général), les résultats de ce calcul sont tous inexacts, parce que la proortion des enfants est trop faible et, par conséquent, celle des adultes est trop forte.

On peut admettre un autre mode de calcul qui échappe en partie au reproche que nous enons de formuler. On peut distinguer dans la population trois parties principales : celle que on âge destine au travail et à la reproduction, et qui est la partie active de la population de 20 à 60 ans, par exemple), celle qui n'a pas encore atteint cet âge et celle qui l'a dépassé ; es deux dernières catégories de la population constituent en quelque sorte le *poids mort* de la ociété humaine. Ces considérations nous autorisent sans doute à faire le calcul qui répond à la uestion suivante : *Pour 1,000 individus en âge d'activité* (de 20 à 60 ans), *combien d'individus n'ayant as atteint l'âge d'activité? combien d'individus ayant dépassé l'âge d'activité?* Parmi les indi dus de noins de 20 ans, on peut séparer ceux de moins de 5 ans. La proportion qui les concernera era inférieure à la vérité, mais les autres proportions seront exactes.

COMPOSITION DE LA POPULATION PAR AGE COMPARÉE A PARIS

ET DANS LA FRANCE EN GÉNÉRAL (1886)

POUR 10,000 HABITANTS RECENSÉS, COMBIEN DE CHAQUE AGE?					
	PARIS	FRANCE		PARIS	FRANCE
			Report...	2.897	3.722
Au-dessous de 1 an (0 à 11 mois)......	127	184	21 ans accomplis...................	182	174
1 an accompli	118	174	22 —	194	169
2 ans accomplis....................	135	189	23 —	205	198
3 —	138	189	24 —	217	204
4 —	138	183	25 à 29 ans accomplis...............	1.113	714
5 —	126	181	30 à 34 —	1.014	682
6 —	128	179	35 à 39 —	907	674
7 —	128	179	40 à 44 —	787	624
8 —	129	179	45 à 49 —	678	589
9 —	127	178	50 à 54 —	350	336
10 —	134	181	55 à 59 —	439	376
11 —	130	174	60 à 64 —	325	345
12 —	134	177	65 à 69 —	223	328
13 —	140	174	70 à 74 —	159	238
14 —	138	172	75 à 79 —	73	144
15 —	126	165	80 à 84 —	30	66
16 —	133	170	85 à 89 —	11	25
17 —	140	169	90 à 94 —	2.5	6
18 —	164	174	95 à 99 —	0.5	4
19 —	172	169	100 ans et au-dessus...............	—	0.5
20 —	188	182	Age inconnu......................	4	2.5
A reporter............	2.897	3.722	TOTAUX............	10.000	10.000

Si l'on adopte la méthode que nous proposons pour calculer la composition par âge de la population, on obtient les résultats suivants :

POUR 1.000 ADULTES DE 20 A 60 ANS COMBIEN D'INDIVIDUS AU-DESSOUS OU AU-DESSUS DE CET AGE?		
	PARIS	FRANCE
0- 4 ans	100	176
5- 9 ans	98	171
10-14 ans	104	168
15-19 ans	116	162
	418	677
0-59 ans	1.000	1.000
ω	124	232

La première ligne est fautive, pour Paris comme pour la France, mais les autres peuvent être considérées comme exactes, ce qui n'arrive pas pour le tableau précédent.

Ainsi 1,000 adultes en âge de travail doivent nourrir (dans la France considérée en général) 677 individus de moins de 20 ans et 232 vieillards, soit en tout environ 900 personnes que leur âge rend à différents degrés impropres au travail. Tel est le poids mort dont la population doit se charger, soit pour assurer l'existence de la génération nouvelle, soit par reconnaissance pour la génération précédente. A Paris, ce *poids mort* est moitié moindre,

1 moins semble tel, car les enfants en nourrice et les vieillards en retraite en province
ituent pour beaucoup de Parisiens des charges de famille dont le recensement ne peut
e compte.

Le tableau suivant permet d'étudier la composition par âge de la population, arrondisse-
, par arrondissement et quartier par quartier.

Pour faciliter la lecture de ce tableau, nous nous sommes borné à considérer des groupes
s très larges. Il convient de comparer tout d'abord les chiffres relatifs à l'ensemble de
ue arrondissement.

On est frappé, à la lecture de la colonne 1, de voir combien les enfants de moins de
s sont plus nombreux dans les faubourgs que dans les dix premiers arrondissements. En
enue, il y en a le double. Cela explique en partie (sans pourtant suffire à l'expliquer
èrement) pourquoi les maladies épidémiques de l'enfance (rougeole, diphtérie, etc.) sont
jurs beaucoup plus fréquentes dans les faubourgs que dans le centre.

Parmi les arrondissements du centre, ceux où il y a le moins d'enfants sont les trois
ndissements de luxe : le 8ᵉ (Élysée), le 9ᵉ (Opéra) et le 1ᵉʳ (Louvre). Le 6ᵉ, quoique très
, compte une assez forte proportion d'enfants, supériorité due principalement au quartier
à Monnaie.

Parmi les arrondissements excentriques, ceux où il y a le plus d'enfants sont les trois
s misérables : le 20ᵉ (Ménilmontant), le 19ᵉ (Buttes-Chaumont) et le 13ᵉ (Gobelins). Ceux
comptent le moins d'enfants sont les deux arrondissements les plus riches : le 16ᵉ (Passy)
e 17ᵉ (Batignolles-Monceau). Mais il convient de remarquer que les quartiers de la Porte-
phine, des Bassins, des Ternes, de la Plaine-Monceau, quoique presque aussi riches que les
rtiers du 8ᵉ arrondissement, comptent beaucoup plus d'enfants, ce qui tient à ce que les
illes riches, lorsqu'elles comptent beaucoup d'enfants, viennent de préférence se fixer dans
quartiers.

Si l'on entre avec plus de soin dans l'examen de chaque quartier, on verra que presque
jours le nombre des enfants est en raison directe du degré de pauvreté du quartier; on
convaincra en comparant ces chiffres au tableau des pages 13 et 14.

Dans le 1ᵉʳ arrondissement (Louvre), généralement riche, le quartier le moins aisé est
nt-Germain-l'Auxerrrois. C'est aussi celui qui contient le plus d'enfants. Dans le 2ᵉ, les
rtiers du Mail et de Bonne-Nouvelle sont les moins riches; ils contiennent plus d'enfants
e les deux autres; de semblables comparaisons peuvent être faites pour tous les quartiers;
tableau où l'on distribuerait les quartiers suivant le nombre d'enfants qui y ont été recensés
semblerait remarquablement à celui que nous établissons (page 13) pour indiquer le degré
isance de chaque quartier.

Les différences qui les séparent au point de vue du nombre des enfants sont considérables,
isque le quartier de la Madeleine ne compte que 39 enfants de moins de 5 ans pour
100 adultes de 20 à 60 ans, tandis que le quartier de Charonne en compte 178, soit quatre
s et demie autant.

Nous n'insisterons pas sur la fréquence des individus de 5 à 19 ans par arrondissement;
e subit des variations exactement parallèles à celle des enfants du premier âge.

Quant à la fréquence des vieillards, elle varie assez peu lorsqu'on a mis à part les arron-
sements qui contiennent de grandes maisons de retraite, telles que les Invalides (7ᵉ arrondis-
ment), la Salpêtrière (13ᵉ arrondissement), Sainte-Périne et Chardon-Lagache (16ᵉ arrondisse-
ent). Les arrondissements du Luxembourg, de Vaugirard, des Batignolles et de Ménilmon-
t contiennent un grand nombre de vieillards. Ils sont, en général, un peu moins nombreux
ns les arrondissements du centre que dans les faubourgs.

POPULATION PAR GRANDS GROUPES D'AGES DANS CHAQUE QUARTIER

ARRONDISSEMENTS ET QUARTIERS	POUR 1,000 HABITANTS des deux sexes de 20 à 60 ans combien de		
	0 à 4 ans	5 à 19 ans	60 ans à ω
1er 1 St-Germain-l'Auxerrois	62	274	118
2 Halles	61	256	92
3 Palais-Royal	47	229	108
4 Place-Vendôme	42	208	111
TOTAUX	54	236	103
2e 5 Gaillon	40	244	87
6 Vivienne	55	232	97
7 Mail	58	234	95
8 Bonne-Nouvelle	65	260	93
TOTAUX	58	250	93
3e 9 Arts-et-Métiers	72	277	107
10 Enfants-Rouges	85	290	119
11 Archives	86	308	133
12 Sainte-Avoie	80	293	93
TOTAUX	80	290	113
4e 13 Saint-Merri	75	282	102
14 Saint-Gervais	68	265	103
15 Arsenal	77	280	114
16 Notre-Dame	73	364	105
TOTAUX	79	275	110
5e 17 Saint-Victor	87	269	66
18 Jardin-des-Plantes	103	310	127
19 Val-de-Grâce	81	263	123
20 Sorbonne	76	348	93
TOTAUX	86	306	105
6e 21 Monnaie	107	504	129
22 Odéon	75	311	120
23 Notre-Dame-des-Champs	78	356	161
24 Saint-Germain-des-Prés	72	309	125
TOTAUX	96	359	144
7e 25 Saint-Thomas-d'Aquin	79	328	175
26 Invalides	66	245	185
27 École-Militaire	60	222	164
28 Gros-Caillou	81	252	97
TOTAUX	75	298	157
8e 29 Champs-Élysées	48	222	78
30 Faubourg-du-Roule	56	250	148
31 Madeleine	30	210	123
32 Europe	47	232	105
TOTAUX	47	229	109
9e 33 Saint-Georges	46	260	135
34 Chaussée-d'Antin	45	260	118
35 Faubourg-Montmartre	46	202	106
36 Rochechouart	60	242	111
TOTAUX	50	243	119
10e 37 Saint-Vincent-de-Paul	50	267	160
38 Porte-Saint-Denis	55	249	92
39 Porte-Saint-Martin	49	259	120
40 Hôpital-Saint-Louis	55	280	124
TOTAUX	52	265	126

ARRONDISSEMENTS ET QUARTIERS	POUR 1,000 HABITANTS des deux sexes de 20 à 60 ans combien de		
	0 à 4 ans	5 à 19 ans	60 ans à ω
11e 41 Folie-Méricourt	94	287	119
42 Saint-Ambroise	107	396	116
43 Roquette	125	283	119
44 Sainte-Marguerite	108	394	117
TOTAUX	116	330	116
12e 45 Bel-Air	111	369	151
46 Picpus	133	405	132
47 Bercy	144	317	53
48 Quinze-Vingts	113	312	107
TOTAUX	126	351	117
13e 49 Salpêtrière	127	338	271
50 Gare	70	451	146
51 Maison-Blanche	163	424	149
52 Croulebarbe	128	367	116
TOTAUX	154	407	156
14e 53 Montparnasse	113	249	113
54 Santé	134	354	121
55 Petit-Montrouge	123	383	187
56 Plaisance	145	352	135
TOTAUX	130	342	138
15e 57 Saint-Lambert	155	483	102
58 Necker	130	554	128
59 Grenelle	123	346	124
60 Javel	176	440	148
TOTAUX	140	390	135
16e 61 Auteuil	116	390	174
62 Muette	90	451	209
63 Porte-Dauphine	145	449	123
64 Bassins	77	268	126
TOTAUX	101	374	156
17e 65 Ternes	89	294	146
66 Plaine-Monceau	89	303	106
67 Batignolles	88	284	149
68 Épinettes	125	333	130
TOTAUX	99	302	135
18e 69 Grandes-Carrières	119	342	138
70 Clignancourt	120	327	115
71 Goutte-d'Or	119	305	102
72 La Chapelle	133	347	96
TOTAUX	121	325	116
19e 73 La Villette	115	380	106
74 Pont-de-Flandre	162	410	106
75 Amérique	173	479	172
76 Combat	152	431	131
TOTAUX	153	415	124
20e 77 Belleville	162	482	146
78 Saint-Fargeau	130	442	140
79 Père-Lachaise	156	412	134
80 Charonne	178	478	136
TOTAUX	164	455	138
VILLE DE PARIS	108	318	124

POPULATION PAR ETAT CIVIL

Il n'est pas correct, à notre avis, de considérer, au point de vue de l'état civil, l'ensemble [de] la population, car il est manifeste que les enfants ne peuvent être que célibataires, et que [si l']on calcule *combien, sur 1,000 habitants de tout âge, sont célibataires, mariés, veufs, divorcés,* proportions obtenues résulteront principalement du nombre d'enfants que contiendra la [pop]ulation considérée. De même, le nombre des veufs et veuves dépendra principalement du [nom]bre des vieillards.

C'est pourquoi nous ne comprendrons dans les calculs qui suivent que la population adulte [de] 20 à 60 ans.

POUR 1,000 INDIVIDUS DE CHAQUE AGE ET DE CHAQUE SEXE, COMBIEN DE CHAQUE ÉTAT CIVIL?
(1886)

AGES	VILLE DE PARIS — SEXE MASCULIN					ENSEMBLE DE LA FRANCE — SEXE MASCULIN				
	Garçons	Mariés	Veufs	Divorcés	TOTAL	Garçons	Mariés	Veufs	Divorcés	TOTAL
20 – 24	920	78	2	—	1.000	867	129	4	—	1.000
25 – 29	584	406	10	—	1.000	502	486	12	—	1.000
30 – 34	329	647	23	1	1.000	295,5	684	23	0,5	1.000
35 – 39	245	714	38	3	1.000	210	757	32	1	1.000
40 – 44	207	736	54	3	1.000	168	784	47	1	1.000
45 – 49	182	741	74	3	1.000	147	787	65	1	1.000
50 – 54	163	733	101	3	1.000	123	784,5	90	0,5	1.000
55 – 59	146	721	130	3	1.000	112,5	770	117	0,5	1.000
20 – 60	385	570	43	2	1.000	348	609,5	42	0,5	1.000

AGES	VILLE DE PARIS — SEXE FÉMININ					ENSEMBLE DE LA FRANCE — SEXE FÉMININ				
	Filles	Mariées	Veuves	Divorcées	TOTAL	Filles	Mariées	Veuves	Divorcées	TOTAL
15 – 19	951	48	1	—	1.000	943,4	56	0,6	—	1.000
20 – 24	651	336	12	1	1.000	610	376	14	—	1.000
25 – 29	399	564	35	2	1.000	327	642	30,5	0,5	1.000
30 – 34	283	649	65	3	1.000	230	720	49	1	1.000
35 – 39	227	666	103	4	1.000	185	747	67	1	1.000
40 – 44	188	663	145	4	1.000	159	742	96	1	1.000
45 – 49	172	621	204	3	1.000	145,3	716	133	0,5	1.000
50 – 54	160	568	269	3	1.000	133	684	182,5	0,5	1.000
55 – 59	151	498	349	2	1.009	130	629	241	—	1.000
15 – 60	314	566	117	3	1.000	270	640	88,5	0,5	1.000

En général, les individus mariés sont moins nombreux à Paris que dans la France [(5]70 hommes à Paris et 609 en France). Les veufs, et surtout les divorcés, sont, au contraire, [un] peu plus nombreux à Paris qu'en France.

Les différences apparaissent bien plus visibles et plus démonstratives si on les examine âge [pa]r âge comme on le fait dans le tableau ci-dessus; on voit alors que les mariés sont, à tous [le]s âges, plus nombreux en province qu'à Paris, mais que la différence est grande, surtout [po]ur le jeune âge. A Paris, un homme marié de 20 à 24 ans est une rareté (8 pour 1,000); en [Fr]ance, en général, l'état de mariage à cet âge est fréquent (129 pour 1,000). A l'âge de 30 [à 3]4 ans, les chiffres parisiens ressemblent à ceux de la province, mais leur sont inférieurs; [ma]is les deux chiffres restent parallèles jusqu'à la fin de la vie. A partir de 35 à 39 ans, les [ve]ufs deviennent nombreux à Paris. L'étude de l'état civil des femmes donnerait lieu à des [co]nsidérations analogues à celles que nous avons formulées pour les hommes.

Le tableau suivant indique la composition par état civil de la population adulte de chaque [ar]rondissement. On y remarque tout d'abord que les dix arrondissements du centre présentent [pl]us de célibataires que les arrondissements excentriques. Les veufs sont également plus nom-[br]eux dans les faubourgs.

POPULATION DE 20 A 60 ANS, PAR ÉTAT CIVIL

ARRONDISSEMENTS	SUR 1,000 HOMMES DE 20 A 60 ANS COMBIEN DE				SUR 1,000 FEMMES DE 20 A 60 ANS COMBIEN DE			
	GARÇONS	MARIÉS	VEUFS	DIVORCÉS	FILLES	MARIÉES	VEUVES	DIVORCÉES
1er (Louvre)	429	324	34	3	353	530	114	3
2e (Bourse)	411	550	37	2	349	532	116	3
3e (Temple)	361	593	44	2	294	587	116	3
4e (Hôtel de Ville)	441	519	38	2	278	592	127	3
5e (Panthéon)	449	512	38	1	335	528	135	2
6e (Luxembourg)	428	526	44	2	352	497	149	2
7e (Palais-Bourbon)	507	450	42	1	337	561	100	2
8e (Élysée)	444	520	34	2	441	440	113	3
9e (Opéra)	447	515	34	4	439	443	114	4
10e (Saint-Laurent)	380	504	56	3	423	467	107	3
11e (Popincourt)	447	506	45	2	363	525	110	2
12e (Reuilly)	388	587	43	2	220	659	110	2
13e (Gobelins)	334	614	50	2	249	635	114	2
14e (Observatoire)	358	595	45	2	279	600	119	2
15e (Vaugirard)	363	585	50	2	249	630	119	2
16e (Passy)	376	572	50	2	369	532	96	3
17e (Batignolles-Monceau)	351	607	40	2	326	557	121	2
18e (Montmartre)	347	613	40	2	246	644	108	2
19e (Buttes-Chaumont)	337	614	47	2	222	664	112	1
20e (Ménilmontant)	371	574	53	2	288	608	132	2
Paris	385	570	43	2	314	566	117	3
Arrondissement de Saint-Denis	321	638	40	1	231	650	108	5
— de Sceaux	346	612	41	1	239	650	110	1
France	348	609.5	42	0.5	270	640	89.5	0.5

Le 4e (Hôtel de Ville), le 5e (Panthéon), le 7e (Palais-Bourbon) et le 9e (Opéra) se font remarquer par la grande proportion des célibataires.

MARIAGES

La nuptialité (1) parisienne est faible.

On croirait le contraire si l'on se bornait à un examen superficiel des chiffres. En effet, pendant la période décennale 1876-85, il y a eu en moyenne, à Paris, 19,723 mariages annuels, soit 8,8 par 1,000 habitants. Or, cette proportion est communément de 7,5 pour l'ensemble de la France.

Mais il faut se souvenir que sur 1,000 Parisiens, il y a peu d'enfants et peu de vieillards, et que, par conséquent, la proportion des gens en âge de se marier est élevée dans cette ville. Si l'on élimine du calcul toutes les personnes pour lesquelles il est absurde de supposer la possibilité du mariage (à savoir : les enfants, les vieillards et les gens déjà mariés), on trouvera que la nuptialité parisienne est faible.

Sur 1,000 mariables parisiens (hommes non mariés de 20 à 60 ans, femmes non mariées de 15 à 60 ans), il n'y a que 30 mariages annuels, tandis que cette proportion s'élève à 33,4 pour la France entière.

---

(1) Nous appelons *nuptialité* le rapport du nombre des mariages annuels au nombre des habitants. La *nuptialité* est donc le chiffre qui répond à la question suivante : « Sur 1,000 habitants, combien de mariages en un an. »

— 29 —

Considérée en elle-même, la nuptialité française, comparée à celle des autres pays, est à
u près moyenne : un peu moindre que celle de l'Angleterre et des pays slaves, un peu supé-
eure à celle des pays scandinaves et de l'Allemagne du Sud. La nuptialité parisienne est faible,
el que soit le pays auquel on la compare.

Il existe entre la nuptialité des divers arrondissements de très grandes différences. Les
rondissements du centre de la ville ont tous une nuptialité environ moitié moindre que la
uptialité française ordinaire. Celle des arrondissements de la périphérie est un peu plus élevée,
ut en restant au-dessous de la moyenne française.

Cette différence entre les divers arrondissements est due en partie, mais en partie seule-
ent, aux mariages avec légitimation d'enfants, beaucoup plus fréquents dans ces quartiers
vriers que dans ceux du centre de la ville.

L'usage de Paris est que le mariage soit célébré dans l'arrondissement habité par la fiancée
utôt que dans celui de son futur époux ; on arrive donc à des chiffres plus exacts en calcu-
nt, par arrondissement, la nuptialité des femmes qu'en confondant les deux sexes dans les
êmes chiffres. Toutefois, le cartogramme construit d'après la nuptialité des femmes, ne dif-
re pas sensiblement de celui dont nous venons de parler.

Mariages avec légitimation d'enfants. — Environ 10 0/0 des mariages parisiens sont accom-
agnés de légitimation d'enfants. Cette proportion s'abaisse à 5 0/0 dans les arrondissements
u centre ; elle s'élève à 15 0/0 et davantage encore dans les quartiers périphériques (Passy
xcepté).

NUPTIALITÉ PARISIENNE

ARRONDISSEMENTS	MARIABLES — Hommes non mariés de 20 à 60 ans ; Femmes non mariées de 45 à 60 ans. (Moyenne de 1876 et 1881).	MARIAGES — 1876-1885. Le 1/10 est de	Pour 1.000 mariables, combien de mariages par arrondissement ?	Pour 1.000 femmes maria- bles de 15 à 50 ans, com- bien de mariages annuels ? (1881 - 1885)	MARIAGES LÉGITIMATEURS — Sur 1.000 mariages, combien avec légitimation d'enfants ?	
					1885	1886
1er Louvre	25.815	733	28	57.5	52	82
2e Bourse	27.580	751	27	55.7	69	87
3e Temple	28.867	908	32	63.5	89	121
4e Hôtel de Ville	32.494	936	29	68.1	106	113
5e Panthéon	38.011	936	25	55.6	84	116
6e Luxembourg	33.673	856	25	53.0	55	47
7e Palais-Bourbon. . . .	31.955	719	23	51.8	59	69
8e Élysée.	32.317	925	20	46.5	50	23
9e Opéra	46.954	1.194	25	43.9	68	66
10e Saint-Laurent	50.005	1.447	29	47.8	91	94
11e Popincourt	56.021	1.835	33	68.9	91	89
12e Reuilly	28.382	847	30	68.0	136	122
13e Gobelins.	21.307	734	35	67.2	157	188
14e Observatoire	22.243	750	34	62.2	102	144
15e Vaugirard	24.501	818	33	71.2	118	124
16e Passy	17.888	525	29	48.5	72	104
17e Batignolles-Monceau. .	32.418	1.244	38	63.8	133	118
18e Montmartre	45.784	1.563	34	71.0	122	148
19e Buttes-Chaumont. . .	27.275	997	37	81.6	157	104
20e Ménilmontant	28.256	1.005	36	66.4	168	194
TOTAL	651.646	19.723	30	59.6	102	109

Voir, page 13, la fréquence des mariages avec contrat.

NATALITÉ

De même que la nuptialité, la natalité parisienne est des plus faibles : elle est inférieure même à l'ensemble de la natalité de la France qui pourtant est très peu élevée.

On croirait le contraire, si on se bornait à un examen rapide des chiffres. Comparé au nombre total des habitants, le nombre total des naissances est élevé à Paris. Mais il ne faut pas oublier que Paris contient proportionnellement plus d'adultes que l'ensemble de la France; si les naissances y paraissent nombreuses, c'est que beaucoup d'habitants sont en âge d'avoir des enfants.

Éliminons de la comparaison tous les individus évidemment incapables de concevoir (les hommes de plus de 60 ans, les enfants et les femmes de plus de 50 ans) et calculons le rapport suivant : *Sur 1,000 femmes de 15 à 50 ans, combien de naissances?* Nous trouverons alors que la natalité est de 86 à Paris, tandis qu'elle est de 98 en France.

Si nous étudions la natalité dans chaque quartier de Paris, nous trouvons entre eux des différences considérables. Si l'on compare notre carte de la natalité à celles qui représentent le degré d'aisance, on aboutira à cette règle : plus un quartier contient de pauvres et plus sa natalité est élevée, et réciproquement. Cette règle ne souffre guère d'exceptions (voir pourtant Piepus et Bel-Air, qui, quoique pauvres, ont très peu de naissances, et la Monnaie, qui, quoique aisée, en présente un peu plus que la moyenne).

Cette règle se vérifiera (mieux encore peut-être) si l'on examine le cartogramme spécialement consacré à la natalité légitime.

La natalité illégitime à Paris n'est pas plus élevée que celle des autres grandes capitales, mais elle est nécessairement beaucoup plus forte que celle de la France.

En général, le cartogramme relatif à la natalité illégitime à Paris ressemble à celui de la natalité légitime, c'est-à-dire que les quartiers les plus pauvres qui sont ceux où la natalité légitime est la plus forte, sont aussi ceux qui présentent la natalité illégitime la plus élevée. Mais en ce qui concerne les illégitimes, les différences entre quartiers sont bien plus grandes. Dans le riche VIIIme arrondissement (Élysée), il n'y a que 14 naissances illégitimes pour 1,000 femmes non mariées de 15 à 50 ans, tandis qu'il y en a 73, soit cinq fois plus, dans l'arrondissement de Ménilmontant.

NATALITÉ (1881-1885)

Quartiers et arrondissements	Femmes de 15 à 50 ans (chiffres moyens des recensements de 1881-1886)	Naissances de 1881-1885	Pour 1,000 femmes de 15 à 50 ans, combien de naissances vivantes en un an?	Femmes mariées de 15 à 50 ans (chiffres moyens des recensements de 1881-1886)	Naissances légitimes de 1881 à 1885	Pour 1,000 femmes mariées de 15 à 50 ans, combien de naissances vivantes légitimes en un an?	Femmes non mariées de 15 à 50 ans (chiffres moyens des recensements de 1881 à 1886)	Naissances illégitimes de 1881 à 1885	Pour 1,000 femmes non mariées de 15 à 50 ans, combien de naissances illégitimes en un an?
St-Germ.-l'Auxerrois	3.485	4.085	99	1.480	781	105	1.675	304	36
Halles	10.677	4.353	82	5.412	3.009	141	5.265	1.344	54
Palais-Royal	3.570	1.342	47	2.392	907	83	3.178	345	28
Place-Vendôme	4.855	1.902	44	2.203	776	70	2.652	232	17
1er LOUVRE	21.257	7.752	61	11.487	5.557	97	12.770	2.195	34
Gaillon	3.515	834	47	1.540	618	80	1.975	26	22
Vivienne	4.616	1.289	54	2.417	934	88	2.499	323	26
Mail	6.764	2.267	67	3.294	1.543	94	3.470	718	41
Bonne-Nouvelle	10.563	4.176	79	5.415	2.926	108	5.148	1.250	40
2e BOURSE	25.458	8.536	67	12.366	6.027	97	13.092	2.560	38
Arts-et-Métiers	8.596	3.232	75	4.470	2.319	110	4.126	913	41
Enfants-Rouges	6.997	2.759	79	3.561	2.013	113	3.436	715	42
Archives	6.824	2.580	76	3.634	2.089	115	3.187	491	31
Saint-Avoie	7.324	3.151	86	4.033	2.322	115	3.290	829	50
3e TEMPLE	29.738	11.722	79	15.399	8.774	114	14.339	2.948	51
Saint-Merri	8.213	3.452	84	4.403	2.460	112	3.810	992	52
Saint-Gervais	12.226	5.790	95	6.647	4.298	129	5.579	1.492	84
Arsenal	5.135	2.048	80	2.583	1.590	123	2.552	452	35
Notre-Dame	4.315	1.589	73	2.295	1.236	108	2.029	353	35
4e HÔTEL DE VILLE	29.889	12.879	80	15.928	9.590	120	13.961	3.289	47
Saint-Victor	8.206	3.361	52	4.436	2.376	113	4.070	988	48
Jardin-des-Plantes	7.389	3.495	95	4.215	2.558	121	5.474	937	50
Val-de-Grâce	10.042	3.295	84	4.282	2.591	122	5.780	1.044	56
Sorbonne	8.734	4.008	91	4.058	2.680	135	4.680	1.318	56
5e PANTHÉON	34.361	15.072	87	16.641	10.218	123	17.720	4.854	55
Monnaie	4.550	2.613	105	2.430	1.719	121	2.528	894	74
Odéon	6.652	2.204	66	3.717	1.561	84	2.935	643	44
N.-D.-des-Champs	13.570	4.384	65	5.509	2.923	106	8.070	1.461	36
Saint-Germ.-des-Prés	5.932	1.727	58	2.802	1.296	86	3.430	521	33
6e LUXEMBOURG	31.113	10.928	70	14.458	7.499	102	16.655	3.519	42
St-Thomas-d'Aquin	8.677	2.309	52	3.775	1.796	95	4.899	513	21
Invalides	4.039	1.017	51	1.805	568	96	2.234	149	13
École-Militaire	4.325	1.693	79	2.444	1.250	117	2.381	364	30
Gros-Caillou	10.909	3.847	75	5.248	2.951	117	4.794	866	36
7e PALAIS-BOURBON	27.250	8.866	65	12.945	6.974	108	14.395	1.892	26
Champs-Élysées	3.748	692	37	1.507	695	89	2.211	87	8
Faubourg-du-Roule	8.137	1.756	43	3.268	1.336	81	4.869	426	17
Madeleine	9.858	1.830	37	3.723	1.413	60	5.435	447	16
Europe	13.575	2.489	37	5.496	1.931	71	8.470	558	14
8e ÉLYSÉE	35.309	6.767	38	14.924	5.279	71	20.385	1.488	14
Saint-Georges	14.564	3.222	45	5.263	2.464	82	9.041	1.088	23
Chaussée-d'Antin	8.961	1.870	42	3.632	1.431	79	5.329	439	16
Faub.-Montmartre	9.464	2.346	50	3.776	1.647	85	5.388	699	26
Rochechouart	13.418	5.073	75	5.595	3.049	109	7.823	2.024	52
9e OPÉRA	45.849	12.461	54	18.208	8.261	91	27.581	4.220	31
St-Vincent-de-Paul	13.318	4.869	69	5.279	3.338	126	8.039	1.231	30
Porte-Saint-Denis	10.989	3.235	89	4.878	2.302	93	6.144	933	30
Porte-Saint-Martin	14.652	5.254	75	5.810	3.865	126	8.252	1.566	38
Hôpital-Saint-Louis	14.924	6.034	84	6.012	4.592	153	8.912	1.412	32
10e SAINT-LAURENT	53.258	19.085	71	21.979	13.897	126	31.304	5.192	33
A reporter	356.507	114.092		154.395	81.986		182.112	32.106	

Quartiers et arrondissements	Femmes de 15 à 50 ans (chiffres moyens des recensements de 1881-1886)	Naissances de 1881-1885	Pour 1,000 femmes de 15 à 50 ans, combien de naissances vivantes en un an?	Femmes mariées de 15 à 50 ans (chiffres moyens des recensements de 1881-1886)	Naissances légitimes de 1881 à 1885	Pour 1,000 femmes mariées de 15 à 50 ans, combien de naissances vivantes légitimes en un an?	Femmes non mariées de 15 à 50 ans (chiffres moyens des recensements de 1881 à 1886)	Naissances illégitimes de 1881 à 1885	Pour 1,000 femmes non mariées de 15 à 50 ans, combien de naissances illégitimes en un an?
Report	356.507	114.092		154.395	81.986		182.112	32.106	
41 Folie-Méricourt	17.214	8.307	99	8.855	5.857	132	8.359	2.050	63
42 Saint-Ambroise	13.962	6.808	98	7.444	5.046	136	6.548	1.822	50
43 Roquette	20.394	11.020	108	11.350	8.342	147	9.044	2.687	59
44 Sainte-Marguerite	11.262	6.617	118	6.213	4.909	138	5.049	1.738	69
11e POPINCOURT	62.829	33.051	105	33.862	24.154	143	28.967	8.807	61
45 Bel-Air	2.353	873	74	1.297	709	109	1.056	164	31
46 Picpus	10.905	5.029	92	5.612	4.151	143	5.093	878	34
47 Bercy	2.855	1.905	133	1.822	1.429	178	1.033	276	53
48 Quinze-Vingts	14.433	7.311	104	8.262	5.685	138	6.191	1.628	52
12e REUILLY	30.566	15.118	99	17.193	12.172	141	13.373	2.946	44
49 Salpêtrière	6.429	2.727	89	3.021	2.404	144	3.199	624	46
50 Gare	8.674	4.009	136	5.209	4.767	163	3.652	1.242	85
51 Maison-Blanche	8.557	5.356	125	4.844	4.074	168	3.696	1.282	69
52 Croulebarbe	3.698	1.970	108	1.912	1.442	151	1.754	528	86
13e GOBELINS	27.194	16.062	118	14.884	12.389	166	12.311	3.676	60
53 Montparnasse	7.720	3.707	96	3.740	2.491	133	3.989	1.216	61
54 Santé	2.160	1.261	117	1.493	946	154	976	345	71
55 Petit-Montrouge	6.410	3.262	102	4.104	2.348	112	2.216	944	83
56 Plaisance	12.053	6.994	132	6.024	3.048	167	6.029	1.940	64
14e OBSERVATOIRE	28.361	15.224	107	15.151	10.803	143	13.210	4.421	67
57 Saint-Lambert	6.812	3.400	99	4.192	2.798	136	2.740	682	44
58 Necker	9.805	5.274	100	5.498	3.995	154	4.698	1.279	54
59 Grenelle	8.846	4.434	100	5.398	3.505	131	3.508	926	53
60 Javel	3.950	2.473	125	2.345	2.005	164	1.505	468	62
15e VAUGIRARD	29.534	15.578	105	17.083	12.303	144	12.451	3.275	52
61 Auteuil	4.588	1.629	71	1.942	1.197	123	2.640	432	33
62 Muette	5.613	1.982	71	2.350	1.027	138	3.263	353	22
63 Porte-Dauphine	3.818	840	44	1.952	678	70	1.866	162	17
64 Bassins	7.712	2.806	67	3.568	2.080	117	4.444	526	25
16e PASSY	21.725	7.057	65	9.812	5.582	114	11.913	1.475	25
65 Ternes	10.344	4.622	90	5.409	3.077	144	4.932	1.545	62
66 Plaine-Monceau	8.464	2.783	65	4.224	2.231	106	4.237	524	25
67 Batignolles	10.342	6.848	83	8.896	4.998	112	7.446	1.820	49
68 Épinettes	12.843	6.337	99	7.553	4.943	131	5.269	1.394	52
17e BATIGN.-MONC.	47.957	20.582	86	26.082	15.240	147	21.875	5.283	48
69 Grandes-Carrières	13.196	6.958	93	8.887	4.466	130	6.369	1.790	57
70 Clignancourt	23.924	13.446	112	13.534	9.298	137	10.390	4.148	80
71 Goutte-d'Or	12.716	6.473	97	7.734	4.654	120	4.962	1.522	64
72 La Chapelle	6.510	3.825	117	4.204	3.107	148	2.249	748	64
18e MONTMARTRE	56.346	29.700	100	32.436	21.522	138	23.910	8.178	68
73 La Villette	13.387	8.283	124	8.033	6.428	160	5.384	1.855	69
74 Pont-de-Flandre	3.008	1.823	118	1.966	1.435	148	1.132	368	65
75 Amérique	5.115	3.060	120	2.877	2.394	167	2.238	669	60
76 Combat	10.574	6.023	114	6.031	4.584	152	4.543	1.439	63
19e BUTTES-CHAUMONT	32.174	19.189	119	18.907	14.858	157	13.297	4.331	65
77 Belleville	13.431	7.863	118	7.007	5.440	155	6.424	2.123	69
78 Saint-Fargeau	2.458	1.398	113	1.408	1.042	148	1.050	351	67
79 Père-Lachaise	11.021	7.223	124	6.202	4.086	151	3.419	2.236	83
80 Charonne	9.349	5.809	124	5.410	4.454	165	3.930	1.355	69
20e MÉNILMONTANT	36.550	21.987	120	20.027	15.022	150	16.532	6.065	73
TOTAUX POUR PARIS	709.752	307.590	86	359.831	226.937	126	349.921	80.653	46

Reconnaissances d'enfants illégitimes. — Les cartogrammes suivants nous montrent quel est le sort d'une partie des enfants illégitimes. En général, sur 1,000 enfants illégitimes nés vivants, il y en a 253 qui sont reconnus au moins par leur père (1). Mais cette proportion est assez différente selon les quartiers. Dans les arrondissements pauvres, il est vrai qu'il y a beaucoup d'illégitimes, mais au moins ceux qui naissent ont-ils chance d'être reconnus par leur père, près d'un tiers d'entre eux le sont; tandis que, dans les arrondissements du centre, les enfants naturels ne sont pas aussi nombreux, mais un cinquième seulement d'entre eux jouissent de la protection d'un père.

Nous avons voulu étudier la fréquence des reconnaissances, non seulement par arrondissement comme nous venons de le faire, mais aussi par quartier ; les documents ne permettent cette dernière recherche que pour les enfants reconnus au moment de leur inscription sur le registre des naissances (c'est ainsi que se font le plus grand nombre des reconnaissances). Cette recherche ne fait guère que confirmer la précédente; toutefois on remarquera que — contrairement à la règle générale — les quartiers de Clignancourt et du Père-Lachaise, qui se distinguent par une forte natalité illégitime, se distinguent aussi par une proportion moindre de reconnaissances.

La proportion des enfants légitimés (dont un certain nombre avaient été préalablement reconnus par leur père) s'élève à 183 pour 1,000 nés illégitimes. De même que les reconnaissances, les légitimations sont sensiblement plus nombreuses dans les arrondissements pauvres que dans les arrondissements aisés.

RECONNAISSANCES ET LÉGITIMATIONS D'ENFANTS ILLÉGITIMES

ARRONDISSEMENTS	Sur 1,000 illégitimes, nés vivants, combien sont reconnus par leur père au moins ?			Sur 1,000 illégitimes, nés vivants, combien sont légitimés par le mariage de leurs parents, y compris ceux qui avaient été reconnus ?		
	1880	1881-85	1886	1880	1881-85	1886
1ᵉ Louvre	319	191	172	145	112	191
2ᵉ Bourse	179	205	209	205	111	164
3ᵉ Temple	141	209	207	181	168	270
4ᵉ Hôtel de Ville	213	232	224	185	190	201
5ᵉ Panthéon	182	181	175	163	139	161
6ᵉ Luxembourg	122	136	164	158	107	72
7ᵉ Palais-Bourbon.	124	228	206	188	175	156
8ᵉ Élysée.	99	178	166	157	158	85
9ᵉ Opéra	139	181	190	102	111	141
10ᵉ Saint-Laurent	239	278	241	197	186	189
11ᵉ Popincourt.	315	289	265	175	167	155
12ᵉ Reuilly	399	350	293	261	244	244
13ᵉ Gobelins	305	272	241	201	221	348
14ᵉ Observatoire	253	172	291	175	155	242
15ᵉ Vaugirard	418	295	265	255	252	237
16ᵉ Passy	231	222	164	218	199	255
17ᵉ Batignolles-Monceau . .	311	262	254	207	204	193
18ᵉ Montmartre	253	290	265	253	179	237
19ᵉ Buttes-Chaumont. . . .	322	335	304	275	279	196
20ᵉ Ménilmontant	349	325	294	301	220	260
VILLE DE PARIS. . .	256	253	243	203	183	203

(1) Nous n'avons pas de terme de comparaison avec la France, puisque la statistique générale ne distingue pas les enfants reconnus par le père de ceux qui ne sont reconnus que par la mère seulement. Le sort de ces deux catégories d'enfants est pourtant bien différent.

Enfants mis en nourrice. — Paris envoie en nourrice un très grand nombre d'enfants (en moyenne 16,660 enfants mis en nourrice hors du domicile de leurs parents), qui presque tous sont placés en nourrice hors de Paris. Ce chiffre constitue 273 pour 1,000 enfants nés vivants. Cette proportion est un peu moins élevée pour les enfants légitimes (233), notablement plus forte pour les illégitimes (381).

Dans les cartogrammes destinés à représenter la fréquence des mises en nourrice, il faut d'abord s'attacher à la teinte du fond (la signification des cartouches sera indiquée plus loin). On voit ainsi très nettement que les quartiers du centre envoient en nourrice beaucoup plus d'enfants que les quartiers pauvres. Dans l'arrondissement très aisé de Vaugirard (c'est celui qui envoie le plus d'enfants en nourrice), la moitié des enfants (exactement 500 sur 1,000 nés vivants) sont envoyés en nourrice, tandis que, dans les arrondissements pauvres, la proportion est faible : elle s'abaisse à 130 dans le XIIIe, 138 dans le XIXe, 140 dans le XXe arrondissement (ces trois arrondissements sont les plus pauvres de Paris).

Des différences plus grandes encore apparaîtront si nous ne considérons que les enfants légitimes. En général, nous l'avons dit, on les envoie plus souvent en nourrice que les légitimes. Mais cela est vrai surtout dans les dix arrondissements du centre, où plus de la moitié des enfants illégitimes nés vivants sont expédiés chez une nourrice (729 pour 1,000 naissances dans l'arrondissement de l'Hôtel de Ville, 708 dans celui du Panthéon, 864 dans celui du Luxembourg). Dans les faubourgs, les filles mères n'ont sans doute pas les ressources nécessaires pour payer les mois de nourrice, car la proportion précédente s'abaisse à 145 dans l'arrondissement des Gobelins, 154 dans celui des Buttes-Chaumont, 150 dans celui de Ménilmontant.

Quoique aisé, le spacieux arrondissement de Passy envoie relativement peu d'enfants en nourrice.

Les cartouches que nous avons figurés dans chaque arrondissement représentent la proportion des enfants destinés à recevoir en nourrice l'alimentation au sein ou la funeste alimentation au biberon. En général, moins de la moitié des enfants (exactement 427 pour 1,000 mis en nourrice) sont nourris au sein. Cette proportion est notablement plus faible pour les illégitimes (367) que pour les légitimes (462).

En ce qui concerne les légitimes, on remarque que les enfants nés dans les arrondissements du centre et mis en nourrice sont, dans plus de la moitié des cas, destinés à être nourris au sein, tandis que la majorité des enfants placés par les arrondissements excentriques ne doivent recevoir que le biberon.

Dans presque tous les arrondissements, les deux tiers des illégitimes mis en nourrice sont destinés à l'alimentation au biberon.

ENFANTS MIS EN NOURRICE (HORS DU DOMICILE DES PARENTS) EN 1884-86
(Déclarations prescrites par la loi du 24 décembre 1874.)

ARRONDISSEMENTS	LÉGITIMES			ILLÉGITIMES			TOTAL		
	Sur 1,000 nés vivants combien sont envoyés en nourrice?	Sur 1,000 mis en nourrice combien seront nourris		Sur 1,000 nés vivants combien sont envoyés en nourrice?	Sur 1,000 mis en nourrice combien seront nourris		Sur 1,000 nés vivants combien sont envoyés en nourrice?	Sur 1,000 mis en nourrice combien seront nourris	
		au sein?	au biberon?		au sein?	au biberon?		au sein?	au biberon?
1er. Louvre	305	512	488	399	408	592	398	482	518
2e. Bourse	382	507	493	460	415	585	412	477	523
3e. Temple	307	467	533	408	389	611	378	445	555
4e. Hôtel de Ville	339	488	512	729	338	662	439	425	575
5e. Panthéon	276	423	577	708	325	675	416	369	631
6e. Luxembourg	345	475	525	864	301	699	500	378	622
7e. Palais-Bourbon	278	390	610	360	338	662	295	375	625
8e. Elysée	299	471	529	636	365	635	375	430	570
9e. Opéra	330	514	486	531	440	560	397	480	520
10e. Enclos-Saint-Laurent	309	516	484	631	452	548	398	488	512
11e. Popincourt	215	464	536	226	386	614	208	442	558
12e. Reuilly	184	463	537	269	340	660	201	431	569
13e. Gobelins	126	418	582	145	337	663	130	397	603
14e. Observatoire	224	439	561	405	321	679	278	390	610
15e. Vaugirard	178	375	625	190	274	726	183	352	648
16e. Passy	200	540	460	325	524	476	226	535	465
17e. Batignolles-Monceau	230	437	563	350	366	634	261	411	589
18e. Montmartre	185	422	578	224	369	631	195	404	596
19e. Buttes-Chaumont	130	470	530	154	367	633	138	444	556
20e. Ménilmontant	136	448	552	150	341	659	140	416	584
VILLE DE PARIS	273	427	573	233	462	538	381	367	633

MORT-NÉS

La mortinatalité (1) est extrêmement élevée à Paris, car elle atteint 74 mort-nés pour 1,000 accouchements, tandis qu'en France elle n'atteint pas 45 pour 1,000.

Cette forte mortinatalité atteint tous les quartiers de la ville sans exception, et le plus favorisé de tous (qui est la Maison-Blanche, un des plus misérables) atteint 49 et dépasse par conséquent la moyenne française.

Il n'existe, au point de vue de la mortinatalité, que de faibles différences entre les quartiers. Le degré d'aisance ne paraît influer en rien sur le nombre des mort-nés. Les plus frappés

(1) Nous appelons *mortinatalité* le rapport des mort-nés à l'ensemble des naissances (mort-nés compris). Autrement dit la mortinatalité est le chiffre qui répond à la question suivante : « Sur 1,000 naissances (mort-nés compris), combien de mort-nés? »

La définition du mot *mort-né* doit aussi être donnée : nous prenons ce mot non pas au sens médico-légal (enfant viable ayant respiré), mais au sens prescrit par le Code civil (enfant mort avant l'inscription sur le registre des naissances). Les documents publiés par l'*Annuaire statistique* distinguent d'ailleurs l'âge des fœtus mort-nés, et comptent à part ceux qui ont respiré avant de mourir.

nt Montparnasse, Saint-Vincent-de-Paul et le Roule, l'un des plus riches quartiers de Paris (1).
armi les quartiers frappés, il faut encore citer la Porte-Dauphine, le quartier Vivienne, le fau-
ourg Montmartre, l'arrondissement de l'Hôtel de Ville, tous habités par une population assez
sée. Les mort-nés légitimes sont spécialement frappés à Auteuil et dans le reste de l'arron-
ssement de Passy où la population est non seulement aisée, mais confortablement logée.

Les quartiers pauvres ont presque tous une mortinatalité moindre.

La mortinatalité illégitime l'emporte à Paris comme partout sur la mortinatalité légitime.
lle se répartit entre les différents quartiers à peu près de la même manière que la mortina-
alité légitime.

(1) Tous trois contiennent des hôpitaux (Maternité, Lariboisière et Beaujon). Il est vrai que les naissances et les mort-nés
sont (comme les décès) rapportés au quartier du domicile de la mère. Cependant lorsque celle-ci n'a pas de domicile connu, on
est bien obligé de rapporter la naissance au quartier où est situé l'hôpital. Ces cas ne sont pas assez nombreux pour influer sur
la natalité de ces quartiers; peut-être peuvent-ils influer sur leur mortinatalité apparente.

MORTINATALITÉ (1881-1885)

QUARTIERS et ARRONDISSEMENTS	Mort-nés	Naissances (Mort-nés compris)	Pour 1.000 naissances vivantes (Mort-nés compris) Combien de mort-nés?	Mort-nés légitimes	Naissances légitimes (Mort-nés compris)	Pour 1.000 naissances vivantes (Mort-nés compris) Combien de mort-nés?	Mort-nés illégitimes	Naissances illégitimes (Mort-nés compris)	Pour 1.000 naissances vivantes (Mort-nés compris) Combien de mort-nés?
1 Saint-Germain-l'Aux.	94	1.179	79	67	858	78	27	331	84
2 Halles	306	4.733	84	272	3.284	83	108	1.452	74
3 Palais-Royal	118	1.440	82	95	1.092	88	23	348	68
4 Place Vendôme	99	1.101	90	83	853	97	16	248	64
1er LOUVRE	621	8.438	82	517	6.074	85	174	2.300	73
5 Gaillon	60	894	67	40	638	81	20	290	84
6 Vivienne	125	1.305	96	73	1.005	73	54	380	158
7 Mail	191	2.458	78	135	1.684	86	56	774	72
8 Bonne-Nouvelle	327	5.503	73	232	3.458	71	95	1.315	71
2e BOURSE	712	9.218	77	480	6.507	74	232	2.741	81
9 Arts-et-Métiers	225	3.495	68	113	2.592	60	61	974	63
10 Enfants-Rouges	152	2.051	65	119	2.163	55	73	788	92
11 Archives	167	2.747	61	133	2.222	59	34	525	65
12 Sainte-Avoie	228	3.380	68	460	2.482	65	69	808	76
3e TEMPLE	822	12.511	65	586	9.390	62	237	3.185	74
13 Saint-Merri	335	3.780	88	188	2.618	74	146	1.478	148
14 Saint-Gervais	375	6.303	90	37	4.876	81	107	4.688	147
15 Arsenal	196	2.245	88	130	1.726	74	68	520	130
16 Notre-Dame	156	1.739	86	94	1.329	76	57	410	130
4e HÔTEL-DE-VILLE	1.257	14.436	89	789	10.379	76	468	3.757	124
17 Saint-Victor	247	3.644	68	155	2.634	61	92	1.050	84
18 Jardin-des-Plantes	301	3.890	102	208	2.827	95	133	1.070	124
19 Val-de-Grâce	298	4.599	65	179	2.753	63	113	1.726	66
20 Sorbonne	298	4.306	59	200	2.896	59	98	1.416	60
5e PANTHÉON	1.240	16.312	76	802	11.020	73	438	5.292	83
21 Monnaie	273	2.846	94	134	1.860	75	132	1.026	129
22 Odéon	199	2.465	82	122	1.683	72	77	730	107
23 Notre-Dame-des-Champs	540	4.925	109	319	3.242	98	221	1.682	134
24 Saint-Germ.-des-Prés	219	4.946	112	100	4.306	79	116	640	180
6e LUXEMBOURG	1.231	12.159	101	682	8.091	84	549	4.068	135
25 St-Thomas-d'Aquin	183	2.462	75	146	1.942	75	37	860	67
26 Invalides	67	1.084	69	58	929	62	9	155	57
27 École-Militaire	131	1.561	78	95	1.354	70	42	407	106
28 Gros-Caillou	305	4.225	73	234	3.295	71	74	940	78
7e PALAIS-BOURBON	686	9.502	72	533	7.507	71	162	2.055	79
29 Champs-Élysées	96	792	79	46	654	79	43	101	138
30 Faubourg-du-Roule	286	2.042	140	161	1.491	107	125	551	226
31 Madeleine	135	1.085	78	121	1.534	79	34	451	75
32 Europe	199	2.988	74	145	2.079	71	54	606	83
8e ÉLYSÉE	700	7.407	95	470	5.755	83	224	1.712	131
33 Saint-Georges	247	3.469	71	169	2.333	72	78	1.136	68
34 Chaussée-d'Antin	105	1.975	53	85	1.516	56	20	439	43
35 Faub.-Montmartre	194	2.510	77	154	1.751	76	40	759	79
36 Rochechouart	415	5.488	75	249	3.298	75	166	2.190	73
9e OPÉRA	961	13.442	71	657	8.898	71	324	4.544	71
37 Saint-Vincent-de-Paul	682	5.264	131	342	3.690	95	340	1.574	246
38 Porte-Saint-Denis	343	3.578	96	196	2.498	78	147	1.080	136
39 Porte-Saint-Martin	494	3.742	82	283	3.948	71	206	1.794	116
40 Hôpital-Saint-Louis	503	6.557	77	351	4.943	71	152	1.594	95
10e SAINT-LAURENT	2.020	21.118	95	1.182	15.079	78	847	6.039	140
A reporter	10.339	124.431		6.683	88.609		3.656	35.762	

QUARTIERS et ARRONDISSEMENTS	Mort-nés	Naissances (Mort-nés compris)	Pour 1.000 naissances vivantes (Mort-nés compris) Combien de mort-nés?	Mort-nés légitimes	Naissances légitimes (Mort-nés compris)	Pour 1.000 naissances vivantes (Mort-nés compris) Combien de mort-nés?	Mort-nés illégitimes	Naissances illégitimes (Mort-nés compris)	Pour 1.000 naissances vivantes (Mort-nés compris) Combien de mort-nés?
Report	10.339	124.431		6.683	88.609		3.656	35.762	
41 Folie-Méricourt	611	9.448	66	433	6.290	68	178	2.828	63
42 Saint-Ambroise	549	7.387	70	387	5.433	71	132	1.954	67
43 Roquette	762	11.791	64	533	8.895	62	209	2.896	72
44 Sainte-Marguerite	413	7.062	58	296	5.205	56	149	1.857	64
11e POPINCOURT	2.307	35.358	65	1.809	25.823	64	638	9.535	67
45 Bel-Air	71	944	75	57	766	66	14	178	78
46 Picpus	422	5.434	77	343	4.464	70	109	987	110
47 Bercy	437	2.062	73	124	1.733	70	33	309	106
48 Quinze-Vingts	729	8.040	90	400	6.179	80	238	1.861	123
12e REUILLY	1.339	16.497	83	900	13.102	75	389	3.335	116
49 Salpêtrière	299	2.936	71	134	2.237	60	75	690	107
50 Gare	382	6.364	53	275	5.042	54	77	1.319	58
51 Maison-Blanche	279	5.535	49	485	4.254	43	95	1.376	68
52 Croulebarbe	482	2.152	84	97	1.339	63	85	613	138
13e GOBELINS	1.022	17.087	60	691	13.677	51	331	4.007	82
53 Montparnasse	643	4.351	158	283	2.774	102	361	1.577	229
54 Santé	86	1.347	64	64	980	65	22	367	60
55 Petit-Montrouge	522	3.494	68	136	2.504	62	76	990	78
56 Plaisance	427	7.421	57	314	5.362	58	113	2.050	65
14e OBSERVATOIRE	1.389	16.613	83	817	11.620	70	572	4.998	115
57 Saint-Lambert	233	3.633	64	185	2.683	62	48	950	73
58 Necker	378	5.562	68	263	4.258	64	125	1.404	69
59 Grenelle	344	4.775	72	252	3.757	67	92	1.018	91
60 Javel	158	2.634	60	120	2.428	56	38	806	73
15e VAUGIRARD	1.123	16.701	67	820	13.123	62	303	3.578	85
61 Auteuil	146	1.775	82	115	1.312	87	31	463	63
62 Muette	162	2.145	75	134	1.764	76	28	380	73
63 Porte-Dauphine	92	932	98	76	754	100	16	178	66
64 Bassins	218	2.824	77	177	2.257	78	41	567	72
16e PASSY	618	7.675	80	502	6.081	82	116	1.591	73
65 Ternes	353	4.975	71	220	3.297	66	133	1.676	79
66 Plaine-Monceau	162	2.947	55	128	2.359	54	34	588	61
67 Batignolles	490	7.368	67	352	5.356	68	138	1.656	70
68 Épinettes	456	6.793	67	323	5.296	64	133	1.527	81
17e BATIGN.-MONCEAU	1.461	21.083	66	1.023	16.272	63	438	5.721	76
69 Grandes-Carrières	420	6.676	64	276	4.742	58	143	1.934	74
70 Clignancourt	902	14.358	63	605	9.603	64	297	4.445	66
71 Goutte-d'Or	504	6.567	60	285	4.936	57	109	1.631	66
72 La Chapelle	292	4.047	58	166	3.273	50	56	774	72
18e MONTMARTRE	1.938	31.638	61	1.332	22.854	58	606	8.784	69
73 La Villette	605	8.888	68	468	6.896	68	137	1.892	68
74 Pont-de-Flandre	133	1.956	68	102	1.557	65	31	399	77
75 Amérique	205	3.264	62	161	2.552	63	43	712	60
76 Combat	413	6.436	64	305	4.889	62	108	1.547	70
19e BUTTES-CHAUMONT	1.355	20.544	66	1.036	15.894	65	319	4.050	69
77 Belleville	513	8.076	63	352	5.792	60	161	2.284	70
78 Saint-Fargeau	105	1.498	70	63	1.195	57	42	303	100
79 Père-Lachaise	602	7.884	84	402	5.388	74	200	2.400	104
80 Charonne	374	6.180	60	272	4.726	57	99	1.454	99
20e MÉNILMONTANT	1.654	23.638	70	1.089	17.011	63	562	6.627	85
TOTAUX POUR PARIS	24.582	332.172	74	16.052	243.580	68	7.930	88.588	88

MORTALITÉ

La mortalité, considérée âge par âge, est plus élevée à Paris qu'elle ne l'est dans le reste de la France.

Mortalité des enfants de 0 à 1 an. — Ce qui rend le calcul de la mortalité des enfants très difficile pour Paris, c'est qu'il est très malaisé de connaître le chiffre de leur population ; autrement dit, dans la fraction $\frac{D}{P}$ qui s'appelle la mortalité, le numérateur D (nombre des décès) est connu, mais le dénominateur P (nombre des vivants) ne l'est pas. En effet, il n'est pas fourni par le recensement qui (voir page 22) omet malheureusement un très grand nombre d'enfants en bas âge. Il ne l'est pas davantage par le nombre des naissances, puisqu'un très grand nombre d'enfants sont mis en nourrice hors Paris. Mais ce dernier nombre nous est connu par arrondissement. Pour obtenir la population des enfants de 0 à 1 an, nous avons donc déduit du nombre des naissances le nombre d'enfants envoyés en nourrice hors Paris. Cette manière de calculer peut être regardée comme assez exacte, mais elle ne nous permet de calculer la mortalité que pour chaque arrondissement, sans que nous puissions descendre dans le détail de chaque quartier.

Notre carte permet de voir au premier coup d'œil la grande différence qui sépare les quartiers riches des quartiers pauvres ; la mortalité des Ier, IIe, VIIIe, IXe, XVIe arrondissements est moitié moindre que celle de la plupart des faubourgs. Pourtant, parmi eux, le populeux arrondissement de Popincourt se distingue par une mortalité assez faible. D'autre part, l'arrondissement du Luxembourg, quoique habité par une population aisée, présente une mortalité assez forte. Enfin, l'arrondissement de l'Observatoire doit sa très forte mortalité moins à la pauvreté de ses habitants qu'à la présence de l'hospice des Enfants assistés qui grossit artificiellement (1) le nombre des décès de cet arrondissement.

L'aspect général de ce cartogramme est d'ailleurs caractéristique : la mortalité dessine en quelque sorte tout autour de l'ancien Paris un cercle funèbre, et cet anneau n'est ouvert que du côté de Passy et des quartiers riches de la plaine Monceau. Nous retrouverons souvent dans nos cartogrammes nosologiques cet anneau caractéristique.

Mortalité des enfants de 1 à 4 ans. — Nous avons accepté comme exacts les chiffres du dénombrement en ce qui concerne la population de cet âge. Cependant il est certain que, même à cet âge, quelques omissions ont été commises. Elles ont eu pour effet d'augmenter la valeur de la fraction $\frac{D}{P}$, c'est-à-dire d'exagérer la mortalité.

Elle n'en est pas moins sûrement très élevée à cet âge à Paris. La moyenne générale de la ville est de 57 décès pour 1,000 vivants, chiffre qui n'est atteint que dans peu de pays. De très grandes différences séparent d'ailleurs les quartiers riches et les pauvres ; la mortalité, qui n'est que de 22 dans les Champs-Élysées, s'élève à 100 à La Chapelle. En résumé, on retrouve dans le cartogramme le demi-anneau ouvert à l'ouest, dont nous parlions à propos des enfants de 0 à 1 an.

Mortalité des enfants de 5 à 14 ans. — C'est l'âge où la mortalité atteint, dans tout pays, son minimum. Les différences entre quartiers sont généralement peu importantes.

Mortalité des adultes. — Nous voyons reparaître sur les cartogrammes qui leur sont consacrés l'anneau noir qui montre les effets de la misère des quartiers excentriques. La mortalité des adultes dans les faubourgs est à peu près double de celle des quartiers du centre.

Mortalité des vieillards (60 ans et au delà). — On ne remarque pas pour eux de différence nettement tranchée entre les quartiers riches et les quartiers pauvres.

---

(1) La mortalité des enfants malingres et syphilitiques que reçoit cet hospice est assurément très élevée, mais elle est moindre que ne semble l'indiquer notre cartogramme. En effet, cet hospice est surtout un dépôt d'enfants : ceux qui sont bien portants y passent peu de temps, et sont promptement envoyés en province ; les malades, au contraire, restent à l'hospice, et beaucoup parmi eux viennent grossir le nombre des décès de l'arrondissement.

MORTALITÉ PAR GRANDS GROUPES D'AGES ET PAR QUARTIER (1884-1885)

QUARTIERS et ARRONDISSEMENTS	0 à 1 AN			2 à 4 ANS			5 à 14 ANS			15 à 34 ANS			35 à 60 ANS			60 ANS à ...			TOTAL		
	1	2	3	4	5	6	7	8	9	10	11	12	13	14	15	16	17	18	19	20	21
1 Saint-Germain-l'Aux..				281	45	53	970	5	5	3.995	37	9	3.374	62	48	797	54	64	9.575	187	29
2 Halles				1.242	66	53	3.779	26	6	15.050	1.9	10	10.267	227	22	2.759	147	52	33.983	697	20
3 Palais-Royal				339	47	50	1.254	8	6	7.076	54	7	5.760	74	13	1.244	63	50	14.751	232	16
4 Place-Vendôme				438	8	47	1.338	7	4	5.635	59	6	4.581	63	13	1.314	65	48	13.737	196	15
1er LOUVRE	1.694	611	130	2.320	106	45	7.121	16	6	31.756	286	9	22.924	426	18	6.141	326	53	72.016	1.308	18
5 Gaillon				262	7	34	745	3	4	4.450	28	6	3.485	35	10	599	32	33	9.435	145	12
6 Vivienne				383	14	39	1.085	7	6	3.671	44	7	3.695	69	13	897	46	51	12.745	185	14
7 Mail				525	34	64	1.957	13	6	8.241	73	8	7.030	111	16	1.229	77	63	19.232	383	18
8 Bonne-Nouvelle				928	64	65	3.293	23	7	13.283	118	11	10.893	213	20	1.950	122	62	30.664	654	21
2e BOURSE	5.052	725	113	2.608	116	58	7.080	46	6	31.335	263	9	25.713	422	16	5.686	277	59	71.776	1.298	18
9 Arts-et-Métiers				826	54	65	2.906	19	6	10.555	128	12	8.994	186	20	1.893	103	55	25.659	518	24
10 Enfants-Rouges				720	48	66	2.445	18	7	8.305	86	10	7.152	128	18	1.695	102	60	26.919	452	22
11 Archives				776	41	53	2.728	18	6	8.036	85	10	7.241	110	16	1.503	105	58	21.036	423	20
12 Sainte-Avoie				769	58	75	2.661	16	6	9.058	100	11	7.754	149	19	1.412	86	60	22.654	482	22
3e TEMPLE	7.253	1.307	179	3.093	201	65	10.739	72	6	36.162	399	11	31.128	573	18	6.817	398	58	85.668	1.905	21
13 Saint-Merri				907	64	70	2.924	23	7	10.508	158	14	8.955	210	23	1.819	114	62	25.399	652	25
14 Saint-Gervais				1.503	117	78	5.067	36	7	16.710	214	12	15.920	286	18	3.538	183	54	42.553	908	23
15 Arsenal				643	38	56	2.602	13	6	6.223	66	10	7.000	107	13	1.802	92	51	48.004	361	20
16 Notre-Dame				561	32	64	1.772	8	4	5.634	78	14	4.457	120	27	1.049	80	76	43.712	364	27
4e HÔTEL DE VILLE	7.463	1.716	230	3.644	249	68	11.762	80	6	39.065	506	12	35.341	736	20	8.023	469	58	99.870	2.872	23
17 Saint-Victor				933	67	71	2.759	23	8	11.405	118	10	9.063	161	17	1.581	126	79	26.406	582	22
18 Jardin-des-Plantes				1.024	70	77	2.939	27	9	9.586	112	11	7.945	136	19	1.950	124	63	24.054	618	26
19 Val-de-Grâce				1.102	84	76	3.624	38	8	13.030	127	5	10.207	191	43	2.726	187	68	31.456	750	24
20 Sorbonne				926	84	91	3.634	29	7	13.663	109	12	10.812	259	24	2.983	141	62	34.594	801	26
5e PANTHÉON	8.864	2.242	253	3.976	314	79	12.958	146	8	47.714	526	11	37.971	790	20	8.532	578	67	118.897	2.744	24
21 Monnaie				1.274	37	29	3.396	12	3	6.164	58	15	5.481	120	21	1.295	99	76	18.240	421	23
22 Odéon				843	29	33	3.494	17	5	9.447	84	8	5.607	119	21	1.596	130	68	21.439	436	24
23 Notre-Dame-d-Champs				1.421	68	47	4.900	33	6	16.316	143	8	12.561	190	13	4.376	257	58	40.467	759	19
24 Saint-Germ.-des-Prés				504	23	45	1.594	10	6	7.929	59	7	4.698	92	19	1.119	81	75	16.437	310	19
6e LUXEMBOURG	5.729	1.256	219	4.012	157	39	13.049	72	5	39.863	385	9	28.350	522	18	8.688	570	65	96.353	1.656	20
25 St-Thomas-d'Aquin				743	34	41	2.732	16	5	10.171	90	8	8.788	128	14	2.697	435	50	25.513	446	18
26 Invalides				349	19	54	1.232	6	4	5.008	36	7	4.653	67	13	1.661	123	75	43.073	269	24
27 École-Militaire				517	38	94	4.566	13	8	9.569	135	13	5.524	108	28	1.804	407	92	17.654	496	25
28 Gros-Caillou				4.053	90	85	5.549	26	7	12.597	128	10	9.893	191	19	2.206	411	65	23.684	594	22
7e PALAIS-BOURBON	6.246	1.068	170	2.562	178	69	8.909	61	6	37.372	388	10	27.156	404	18	8.368	571	68	85.901	1.305	23
29 Champs-Élysées				305	7	22	1.250	4	3	4.542	27	5	3.297	30	11	596	33	35	10.438	121	19
30 Faubourg-du-Roule				356	22	39	2.409	13	5	9.057	62	4	6.985	104	14	1.345	102	75	20.635	354	[illegible]
31 Madeleine				569	13	26	2.164	14	5	11.602	78	7	9.417	118	12	2.825	124	53	26.304	387	14
32 Europe				882	24	27	3.689	14	3	14.438	95	6	12.460	142	14	3.251	132	49	35.400	442	14
8e ÉLYSÉE	4.275	536	125	2.302	68	29	9.501	42	4	39.109	262	6	32.168	503	12	8.020	389	48	92.297	1.275	14
33 Saint-Georges				789	30	38	2.936	14	4	14.047	104	6	12.969	162	12	3.394	189	36	35.481	552	[illegible]
34 Chaussée-d'Antin				488	18	26	1.718	12	7	9.878	50	6	8.436	107	12	1.931	101	52	22.744	229	[illegible]
35 Faub.-Montmartre				596	27	45	1.972	12	6	10.854	75	6	8.704	121	13	1.830	104	56	24.285	372	[illegible]
36 Rochechouart				4.021	52	51	3.662	19	3	14.860	424	8	12.216	209	46	2.761	185	57	35.042	636	[illegible]
9e OPÉRA	7.582	936	125	2.894	127	44	10.226	57	5	50.545	362	7	42.315	590	13	9.924	554	55	117.550	1.880	[illegible]
37 Saint-Vincent-de-Paul				1.469	65	55	4.845	26	5	13.746	159	14	13.313	235	17	3.338	229	68	39.047	851	[illegible]
38 Porte-Saint-Denis				945	54	55	2.874	16	5	13.141	129	9	11.646	429	[illegible]	1.764	133	73	37.181	574	[illegible]
39 Porte-Saint-Martin				4.147	69	66	4.592	27	5	18.060	214	11	13.686	267	49	3.285	169	51	41.460	860	[illegible]
40 Hôpital-Saint-Louis				1.250	139	118	5.047	38	7	17.574	346	12	14.052	320	21	3.005	179	59	42.270	1.410	[illegible]
10e SAINT-LAURENT	11.942	2.679	224	4.491	324	72	17.358	107	6	64.461	718	11	52.711	1.000	19	11.389	710	62	152.973	3.395	[illegible]

MORTALITÉ PAR GRANDS GROUPES D'AGES ET PAR QUARTIER (1881-1885) (Suite)

QUARTIERS et ARRONDISSEMENTS	0 à 1 ANS			2 à 4 ANS			5 à 14 ANS			15 à 34 ANS			35 à 60 ANS			60 ANS à »			TOTAL		
	1	2	3	4	5	6	7	8	9	10	11	12	13	14	15	16	17	18	19	20	21
Folie-Méricourt				2.192	468	76	6.436	43	6	20.947	233	12	18.382	373	20	4.022	249	62	83.205	1.359	25
Saint-Ambroise				2.860	461	78	5.934	40	6	17.074	205	12	13.174	309	20	3.154	197	62	44.395	1.422	25
Roquette				3.472	280	80	9.880	73	7	25.645	329	13	22.698	409	21	4.523	286	63	68.040	1.824	27
Sainte-Marguerite				2.206	175	79	6.394	64	7	14.391	182	12	13.478	299	23	2.746	170	65	39.970	1.126	28
11e POPINCOURT	26.006	5.522	212	9.930	781	79	28.644	204	7	78.057	969	12	69.629	1.450	20	11.145	911	63	205.700	5.182	26
Bel-Air				404	23	61	4.290	8	4	2.736	28	10	2.649	45	17	747	50	67	8.412	484	23
Picpus				1.877	143	76	6.171	41	6	11.570	171	11	12.146	249	20	3.238	254	77	39.416	1.044	26
Bercy				303	42	85	1.460	9	6	4.434	57	13	3.056	73	23	618	44	71	10.428	277	27
Quinze-Vingts				1.988	290	101	6.088	52	8	19.338	269	13	14.922	350	23	3.094	218	70	46.740	1.352	29
12e REUILLY	12.051	2.081	222	4.773	410	86	15.318	108	7	40.815	525	12	32.773	717	21	7.697	563	73	104.360	2.859	27
Salpêtrière				805	65	80	2.456	21	8	6.786	97	14	6.339	214	33	3.262	544	157	20.110	1.015	50
Gare				1.920	190	99	6.258	42	6	12.093	149	12	10.166	224	22	2.453	135	55	33.449	1.007	30
Maison-Blanche				1.842	160	88	5.268	30	5	10.023	140	14	10.258	200	20	2.704	170	63	31.404	966	31
Croulebarbe				544	52	96	1.782	10	5	4.448	58	13	2.700	96	24	837	58	69	14.612	357	31
13e GOBELINS	13.945	3.538	253	5.080	467	92	15.781	103	6	33.322	541	13	30.463	737	24	9.256	883	95	96.775	3.345	34
Montparnasse				1.655	212	231	2.934	41	14	9.746	173	17	8.633	204	33	2.274	124	54	28.327	1.430	48
Santé				413	34	82	1.213	7	5	2.812	33	18	2.540	109	42	613	59	96	7.817	315	40
Petit-Montrouge				861	64	74	2.511	20	7	7.058	85	12	7.525	450	20	2.098	180	86	29.750	593	29
Plaisance				2.296	183	79	6.759	45	6	15.647	184	11	12.598	305	25	3.428	253	81	41.828	1.210	29
14e OBSERVATOIRE	11.150	3.459	327	1.615	523	113	13.008	113	8	35.263	495	14	31.296	768	25	8.113	616	76	95.722	3.218	34
Saint-Lambert				1.346	89	73	4.578	37	8	8.451	95	11	7.674	167	24	4.705	442	79	24.678	663	27
Necker				1.691	169	93	5.226	43	8	12.644	162	12	11.703	251	24	2.583	173	67	34.845	964	28
Grenelle				4.347	115	92	4.439	32	7	11.322	171	13	10.518	237	22	2.054	164	76	30.768	925	30
Javel				867	81	97	2.403	17	7	5.068	53	10	4.693	97	24	945	66	70	14.548	421	30
15e VAUGIRARD	12.783	2.922	229	5.447	454	89	16.619	129	7	37.185	453	12	31.590	752	21	7.379	542	73	105.690	2.978	28
Auteuil				485	23	49	1.808	13	6	3.876	80	8	4.443	84	19	1.504	105	66	14.194	313	22
Muette				655	33	34	3.125	13	6	6.904	67	9	6.130	411	18	2.578	145	56	19.737	411	21
Porte-Dauphine				624	20	32	1.966	8	7	4.510	33	7	2.818	56	43	906	47	54	12.423	183	15
Bassins				730	34	46	2.545	15	5	8.789	77	8	7.530	125	16	2.093	104	49	22.048	403	19
16e PASSY	5.476	765	139	2.493	114	45	9.534	49	5	26.043	227	8	21.627	307	17	7.168	401	56	68.102	1.310	19
Ternes				1.480	64	43	4.355	20	5	11.495	133	11	10.783	186	17	2.546	187	73	31.240	698	23
Plaine-Monceau				1.213	41	35	3.626	13	4	9.282	78	7	8.291	119	14	1.690	62	54	24.796	396	16
Batignolles				2.500	117	46	6.928	39	5	17.097	205	11	17.740	323	18	4.324	305	70	56.758	1.483	23
Épinettes				2.254	157	68	5.258	39	6	14.728	174	11	13.970	203	21	3.093	194	64	44.550	1.086	26
17e BATIGN.-MONCEAU	15.356	2.781	181	7.458	379	51	21.167	113	5	53.200	586	10	50.754	921	18	11.592	778	67	148.353	3.334	22
Grandes-Carrières				2.004	163	81	6.427	44	6	16.167	184	11	15.130	349	21	3.321	229	09	44.330	1.186	27
Clignancourt				3.552	250	73	10.728	75	7	28.741	540	11	26.227	522	19	5.684	356	62	77.065	1.905	26
Goutte-d'Or				1.944	140	72	5.924	32	5	16.054	190	11	14.601	208	21	2.982	183	64	42.402	1.007	26
Chapelle				1.420	142	100	3.290	32	9	8.372	143	16	7.839	187	23	1.402	100	74	22.684	704	31
18e MONTMARTRE	23.905	5.128	214	8.920	674	78	26.369	180	6	69.334	847	12	63.203	1.326	20	13.389	808	65	186.181	4.922	26
Villette				2.559	229	89	7.372	56	7	18.502	247	13	15.696	341	21	2.998	188	62	48.890	1.374	28
Pont-de-Flandre				661	57	86	1.855	12	6	4.176	68	16	3.783	87	23	742	54	72	11.641	350	31
Amérique				1.450	88	76	3.653	23	6	6.177	78	12	5.924	128	21	1.668	110	71	19.297	569	29
Combat				2.088	197	94	6.494	46	7	13.135	188	14	12.375	280	22	2.839	182	64	38.549	1.463	40
19e BUTTES-CHAUMONT	16.561	3.992	235	6.458	571	88	19.371	187	7	42.680	581	13	37.978	836	22	8.242	543	66	118.347	3.446	29
Belleville				2.376	206	84	8.060	48	5	13.996	233	14	15.344	377	24	4.414	254	61	47.292	1.485	31
Saint-Fargeau				579	45	77	1.927	14	5	3.440	46	13	2.790	73	26	853	65	76	9.921	327	33
Père-Lachaise				2.454	162	75	6.551	33	5	13.468	176	13	12.885	300	23	3.336	206	63	30.509	1.229	31
Charonne				2.029	129	63	6.098	36	8	11.977	134	11	9.689	217	22	2.203	160	72	23.421	966	26
20e MÉNILMONTANT	18.848	5.463	290	7.185	586	75	22.636	428	5	44.892	591	13	46.684	967	23	10.406	685	66	129.963	4.000	31
TOTAUX POUR PARIS	224.821	49.417	220	93.312	6.785	72	298.051	1.958	7	878.023	9.869	11	748.725	14.769	20	178.248	11.630	66	2.250.437	54.901	24

DE LA FRÉQUENCE DES PRINCIPALES MALADIES A PARIS
PENDANT LA PÉRIODE 1865-1887

FIÈVRE TYPHOÏDE.

Il est indispensable, pour faire des comparaisons exactes, de se rendre compte soigneusement des différences existant entre les nomenclatures employées aux diverses époques.

En 1865, date de la création de la Statistique parisienne, une nomenclature des causes de décès fut rédigée très soigneusement par une commission composée de médecins distingués. Les principes de cette nomenclature sont toujours en vigueur ; toutefois, elle a dû être remaniée trois fois : en 1874, en 1880 et enfin en 1886. Nous insisterons sur les différences pourtant légères qui séparent ces quatre nomenclatures (1).

Le tableau suivant montre la marche suivie à Paris par la fréquence de la fièvre typhoïde.

Pour 100,000 habitants, combien de décès par fièvre typhoïde ?

ANNÉES	NOMBRE	ANNÉES	NOMBRE	ANNÉES	NOMBRE
1865	64	1873	56	1881	87
1866	53	1874	43	1882	143
1867	48	1875	53	1883	88
1868	51	1876	102	1884	67
1869	54	1877	63	1885	58
1870 (1)	132	1878	40	1886	42
1871 (1)	243	1879	53	1887	61
1872	54	1880 (2)	92		

(1) Il n'est guère possible d'évaluer la population moyenne des années 1870 et 1871, à cause des grandes variations qu'elle a présentées pendant cette période agitée. Au commencement de l'année 1870, la population était à peu près aussi nombreuse qu'en 1869. Pendant le siège, l'affluence des populations suburbaines a dépassé le nombre des femmes, des enfants, des vieillards, des étrangers, etc. qui ont quitté la ville. En effet, un recensement sommaire, et sans doute imparfait, exécuté pendant le siège en vue du rationnement, a compté au mois de décembre 1870, un total de 2,020,047 habitants (voir *Bull. statistique* de janvier 1871).

Après le siège, et surtout pendant le gouvernement insurrectionnel de la Commune, la population parisienne a beaucoup diminué. Elle a augmenté un peu à la fin de 1871, sans revenir au chiffre antérieur, ce que montre le recensement de 1872. Ces considérations nous ont conduit à accepter pour 1870 le chiffre de population que nous attribuons à 1869, et pour 1871 celui de 1872. Il résulte de cette incertitude que les rapports cités plus loin pour 1870 et 1871 ne sont qu'approximatifs.

La période du siège mérite d'être considérée à part. Pendant les cinq mois d'investissement (septembre 1870-janvier 1871), auxquels il convient de joindre février, le nombre des décès par fièvre typhoïde a été, en six mois, de 3,470, ce qui porte (en admettant le résultat de 2,020,047 habitants, du recensement sommaire fait pendant le siège) le taux de mortalité pendant cette période à 443 décès par an et pour 100,000 habitants.

(2) Les chiffres des années qui suivent diffèrent légèrement de ceux qui ont été publiés, notamment par les *Annuaires*. Ces différences, d'ailleurs très peu importantes, sont dues à deux motifs : en premier lieu, à ce qu'on a comparé ici le nombre des décès non pas au nombre des habitants comptés par le dernier recensement, mais à la population calculée selon la méthode indiquée ci-dessus. En second lieu, on a défalqué ici, du nombre total des décès survenus à Paris, ceux qui, étant domiciliés hors Paris, ne sont venus à Paris qu'en raison de leur maladie pour la faire soigner dans les hôpitaux. Ces décès de « domiciliés hors Paris » ne sont pas compris dans notre tableau.

Cette note est applicable à tous les tableaux de notre travail : aussi bien à celui de la variole, de la scarlatine, de la coqueluche ou de la diphtérie, qu'à celui de la fièvre typhoïde.

La fièvre typhoïde a donc eu, à Paris, une fréquence à peu près constante de 50 décès par 100,000 habitants (en mettant à part l'épidémie du siège et l'épidémie de 1876) depuis 1865 jusqu'en 1879.

En 1880, cette mortalité a doublé brusquement, et l'on peut dire que, pendant plusieurs années, l'état épidémique est devenu l'état normal. Heureusement, depuis 1885, la fréquence de la fièvre typhoïde n'a pas cessé de diminuer et elle est revenue progressivement à ce qu'elle était autrefois.

Fréquence par âge. — La fréquence de la fièvre typhoïde est considérable dès la seconde ou la troisième année de la vie (119 décès pour 100,000 vivants) ; elle reste à peu près la même jusque vers 15 ans, et atteint son maximum entre 15 et 25 ans (224 et 210). Puis elle diminue lentement d'âge en âge. Contrairement à ce que l'on croit généralement, la réceptivité de la

---

(1) En ce qui concerne la fièvre typhoïde, la nomenclature de 1865 distinguait les fièvres *continue inflammatoire — catarrhale — bilieuse — muqueuse — ataxique — adynamique — typhoïde (typhus)*. Nous avons totalisé pour les années 1865-1873 les chiffres inscrits sous ces sept rubriques. Depuis cette époque, il n'y a jamais eu qu'une seule rubrique : *Fièvre typhoïde.*

fièvre typhoïde est encore notable après 60 ans. Mais, les vieillards de cet âge étant peu nombreux, le nombre absolu de ceux qui sont atteints de fièvre typhoïde est peu élevé et disparaît pour ainsi dire au milieu des causes de mort si nombreuses dont ces âges avancés sont menacés.

Pour 100,000 habitants de chaque âge, combien de décès par fièvre typhoïde ?

AGES	1876-1880	1881-1885	AGES	1876-1880	1881-1885
De 0 à 1 an	20	11	De 40 à 45 ans	24	33
1 2	47	60	45 50	20	32
2 3	82	119	50 55	18	22
3 4	113	131	55 60	15	19
4 5	103	108	60 65	11	18
4 5	88	109	65 70	12	17
5 10	84	111	70 75	8	10
10 15	102	120	75 80	14	6
15 20	152	224	80 85	16	15
20 25	153	210	85 90	9	15
25 30	80	118	90 95	37	»
30 35	48	74	95 100	»	»
35 40	35	50	100 »	»	»

Fréquence par arrondissement. — Le tableau suivant indique la fréquence de la fièvre typhoïde dans chacun des arrondissements pour les diverses périodes de 1865 à 1887.

Pour 100.000 vivants en chaque arrondissement, combien de décès par fièvre typhoïde en un an? (1).

ARRONDISSEMENTS	1865-69	1872-75	1876	1877-79	1880	1881	1882	1883	1884	1885	1886	1887
1er. Louvre	46	61	153	56	87	88	122	58	53	72	45	70
2e. Bourse	46	57	143	44	65	79	128	59	54	47	63	42
3e. Temple	35	45	110	41	76	68	125	80	71	86	35	67
4e. Hôtel de Ville	62	51	131	42	111	76	160	72	66	88	47	49
5e. Panthéon	86	65	120	(1) 71	(4) 87	79	151	82	61	70	49	82
6e. Luxembourg	50	39	64	40	68	76	158	71	73	73	40	62
7e. Palais-Bourbon	52	80	197	(2)133	(5)128	134	202	132	90	108	79	88
8e. Élysée	49	37	68	46	70	85	124	96	65	43	36	61
9e. Opéra	42	42	74	43	69	65	101	55	45	95	27	57
10e. Enclos-Saint-Laurent	78	76	170	(3) 58	(6) 72	96	156	89	87	63	58	64
11e. Popincourt	47	51	120	43	93	85	119	56	70	63	38	59
12e. Reuilly	95	64	156	53	100	131	178	89	118	62	41	64
13e. Gobelins	52	47	68	45	77	64	122	91	47	42	57	74
14e. Observatoire	54	44	53	48	79	59	83	98	56	62	33	45
15e. Vaugirard	64	49	73	48	74	91	155	92	74	82	40	53
16e. Passy	47	47	64	51	107	109	133	96	40	44	26	73
17e. Batignolles-Monceau	50	60	75	60	98	87	140	106	55	43	37	63
18e. Montmartre	67	45	65	48	62	98	181	85	67	53	35	51
19e. Buttes-Chaumont	69	45	72	47	75	122	221	137	83	43	40	64
20e. Ménilmontant	37	33	40	32	51	58	96	60	55	39	30	49
Paris	57	51	102	51	92	87	143	88	67	58	42	61

(1) Ce chiffre est grossi artificiellement par un nombre inconnu de militaires décédés au Val-de-Grâce et provenant de casernes étrangères à l'arrondissement. — (2) Même observation justifiée par la présence de l'hôpital militaire du Gros-Caillou. — (3) Même observation justifiée par la présence de l'hôpital militaire Saint-Martin. — (4) Dans ce chiffre n'entrent pas les militaires décédés au Val-de-Grâce. Si on les faisait entrer en compte, le rapport s'élèverait à 163. — (5) Dans ce chiffre n'entrent pas les militaires décédés à l'hôpital militaire du Gros-Caillou. Si on les faisait entrer en compte, le rapport s'élèverait à 289. — (6) Dans ce chiffre n'entrent pas les militaires décédés à l'hôpital militaire Saint-Martin. Si on les faisait entrer en compte, le rapport s'élèverait à 114.

(1) Pour faciliter la lecture de ces tableaux, nous avons noté en caractères **ANTIQUES** les chiffres notablement supérieurs à la moyenne, et en caractères *italiques* ceux qui lui sont notablement inférieurs.

On remarquera la rareté surprenante de la fièvre typhoïde dans l'arrondissement le plus pauvre de Paris, Ménilmontant ; soit en temps normal, soit en temps d'épidémie, cet arrondissement conserve depuis vingt-deux ans une remarquable immunité relative.

Au contraire, l'arrondissement du Palais-Bourbon est constamment le plus maltraité de Paris. La présence de nombreuses casernes en est assurément la cause.

En 1876, une épidémie a frappé exclusivement sur les quartiers du centre de la ville (excepté les trois arrondissements riches du Luxembourg, de l'Élysée et de l'Opéra) et sur le XII⁰ (Reuilly). La longue épidémie de 1880-85 ne s'est pas localisée ainsi sur une région limitée de la ville.

VARIOLE

Cette maladie est essentiellement irrégulière et, pour ainsi dire, indisciplinée. Sa fréquence, année par année, en donnera un premier exemple.

Pour 100,000 habitants, combien de décès par variole ?

ANNÉES	NOMBRE	ANNÉES	NOMBRE	ANNÉES	NOMBRE
1865	42	1873	0.9	1881	44
1866	32	1874	2	1882	28
1867	17	1875	13	1883	20
1868	33	1876	19	1884	3
1869	36	1877	7	1885	8
1870 (1).	521	1878	4	1886	9
1871 (1).	149	1879	43	1887	17
1872	5	1880 (2).	99		

(1) Voir la note 1 de la page 40. Il convient d'ajouter une la variole régnant déjà à l'état épidémique avant la guerre, ainsi qu'on pourra le voir par le tableau de la page 20, mais le milieu obsidional lui a donné une effrayante gravité.

Du 1ᵉʳ septembre 1870 au 1ᵉʳ mars 1871, le nombre des décès par variole a atteint 7,819, ce qui porte (en admettant le résultat (2.020,017 habitants) du recensement sommaire fait pendant le siège) le taux de mortalité pendant cette période à 775 décès par an et pour 100,000 habitants.

(2) Voir la note 2 de la page 19.

On voit combien cette maladie est irrégulière : tantôt très meurtrière, tantôt très rare, sans que le motif puisse en être soupçonné. On s'explique pourtant qu'après la terrible épidémie qui a sévi à Paris pendant le siège et qui de là s'est répandue dans le reste de l'Europe, la mortalité par variole ait beaucoup baissé : tous ceux qui étaient susceptibles de la contracter, l'avaient contractée.

En 1875-76, elle reprend un peu, mais pour reculer en 1877-78 (malgré l'arrivée des ouvriers nombreux qui préparaient l'Exposition universelle). En 1879, recrudescence considérable qui aboutit à l'épidémie de 1880, cruelle surtout dans l'est de Paris. La variole se localise dans cette partie de la ville et y reste fréquente jusqu'en 1884. Depuis cette époque la variole est restée rare à Paris.

Fréquence par âge. — Les deux premières années de la vie sont les plus frappées (290 et 127 décès pour 100,000 vivants), puis la fréquence de la maladie diminue progressivement jusque vers 15 ans (7). De 15 à 50 ans, la fréquence de la maladie se maintient au taux d'environ 20 pour 100,000 vivants. Après 50 ans, elle diminue progressivement. Ainsi deux groupes d'âges sont très exposés à la variole : les enfants de moins de 5 ans et les adultes de 15 à 50 ans.

L'observation des pays étrangers montre que si la vaccination était généralement pratiquée, on verrait disparaître la variole parmi les enfants; et, si la revaccination était d'un usage général, on la verrait disparaître parmi les adultes.

Pour 100,000 habitants de chaque âge, combien de décès par variole?

AGES		1876-1880	1881-1885	AGES		1876-1880	1881-1885
De 0 à	1 an	482	290	De 40 à	45 ans	26	19
1	2	167	127	45	50	24	16
2	3	108	54	50	55	19	10
3	4	41	25	55	60	15	8
4	5	40	16	60	65	11	4
1	5	88	53	65	70	12	8
5	10	17	6	70	75	12	3
10	15	12	7	75	80	7	6
15	20	27	19	80	85	»	»
20	25	34	22	85	90	26	8
25	30	46	26	90	95	»	»
30	35	37	20	95	100	»	»
35	40	32	22	100	ω	»	»

Pour 100,000 habitants, combien de décès annuels en chaque arrondissement par variole?

ARRONDISSEMENTS	1865-69	1872-74	1875-78	1879	1880	1881	1882	1883	1884	1885	1886	1887
1er. Louvre	23	2	7	31	31	17	8	17	1	10	7	10
2e. Bourse	21	2	7	23	83	46	8	16	1	»	7	3
3e. Temple	23	1	9	32	75	26	19	14	1	1	5	7
4e. Hôtel de Ville	47	4	8	74	120	29	19	12	1	8	5	14
5e. Panthéon	56	4	29	46	159	34	12	15	1	5	5	16
6e. Luxembourg	34	1	12	20	79	43	19	9	2	1	5	6
7e. Palais-Bourbon	26	3	23	48	55	16	14	7	2	7	3	2
8e. Élysée	25	0.4	4	9	17	9	3	3	2	2	1	8
9e. Opéra	43	4	6	8	46	20	11	5	4	2	3	5
10e. Enclos-Saint-Laurent	40	3	12	31	89	73	34	24	2	6	10	18
11e. Popincourt	34	3	9	70	137	73	54	23	2	6	16	23
12e. Reuilly	48	6	9	82	180	113	93	56	3	16	23	52
13e. Gobelins	28	3	12	60	139	34	18	27	6	15	4	23
14e. Popincourt	43	4	15	22	64	26	32	30	17	24	4	15
15e. Vaugirard	31	2	14	27	76	45	15	8	8	18	7	8
16e. Passy	19	0.7	2	32	41	15	8	8	3	4	4	5
17e. Batignolles-Monceau	35	5	12	16	73	29	12	15	6	6	3	14
18e. Montmartre	34	3	12	23	95	40	29	27	3	10	15	39
19e. Buttes-Chaumont	46	2	9	100	137	94	50	28	3	13	26	28
20e. Ménilmontant	33	5	8	76	142	77	41	23	»	2	9	15
Paris	33	3	11	43	99	44	28	20	3	8	9	17

Fréquence de la variole par arrondissement. — On sera amené par ce tableau à faire les remarques suivantes :

Il y a quelques arrondissements qui jouissent toujours d'une certaine immunité ; tels sont Vaugirard, par exemple, et surtout Passy, situés l'un et l'autre à l'ouest de Paris, qui présentent toujours des chiffres inférieurs à la moyenne.

Le riche arrondissement de l'Élysée, l'arrondissement militaire du Palais-Bourbon (la vaccine est obligatoire dans l'armée), l'arrondissement aisé de l'Opéra, sont également assez favorisés. Je ferai remarquer que tous ces arrondissements sont dans la moitié occidentale de la ville.

Au contraire, tous les arrondissements de l'est sont généralement très frappés. C'est surtout depuis 1880 que ce second résultat est visible : les cinq arrondissements de Saint-Laurent, Popincourt, Buttes-Chaumont, Ménilmontant, Reuilly, qui forment à eux cinq la partie orientale de la ville, présentent chaque année une mortalité double ou triple de la moyenne générale de la ville. La chose est encore plus visible peut-être sur les cartes nosologiques qui accompagnent chaque année l'*Annuaire statistique* de la Ville de Paris.

ROUGEOLE

L'accroissement de la rougeole a été considérable, surtout pendant les cinq dernières années.

Pour 100,000 habitants, combien de décès par rougeole ?

ANNÉES	NOMBRE	ANNÉES	NOMBRE	ANNÉES	NOMBRE
1865	19	1873	30	1881	40
1866	45	1874	33	1882	45
1867	34	1875	34	1883	47
1868	34	1876	44	1884	67
1869	27	1877	33	1885	68
1870 (1)	42	1878	32	1886	53
1871 (1)	32	1879	43	1887	72
1872	31	1880 (2)	44		

(1) Voir la note 1 de la page 40.

Du 1er septembre 1870 au 1er mars 1871, le nombre des décès par rougeole a été de 470, ce qui porte (en admettant le résultat, 2,020,017 habitants, du recensement sommaire fait pendant le siège) le taux de mortalité pendant cette période à 47 décès par an et pour 100,000 habitants.

(2) Voir la note 2 de la page 40.

On voit par ce tableau que, depuis 1865 jusqu'en 1878, il n'y a que deux années, 1866 et 1876, qui aient présenté une mortalité supérieure à 34 décès annuels pour 100,000 habitants. Depuis 1879, ce qui était l'exception est devenu la règle et nous avons atteint pendant l'année 1883 jusqu'à 47 décès, chiffre qui est grandement dépassé pendant les années suivantes.

Si l'on songe que la rougeole est une maladie propre presque exclusivement à l'enfance, on sera admis à se demander si la cause de son accroissement ne doit pas être recherchée dans quelque changement survenu dans les habitudes des enfants de Paris. La rougeole — on en pourrait citer d'innombrables exemples — se contracte très souvent à l'école. Ces progrès imposent donc à l'administration publique l'obligation d'exercer une surveillance de plus en plus étroite sur l'état sanitaire des écoles.

Fréquence par âge. — La rougeole est une maladie d'enfants. Très fréquente pendant la première année de la vie, elle l'est davantage encore pendant la seconde. Puis sa fréquence diminue d'âge en âge. Après 10 ans, elle ne fait presque plus de victimes.

Pour 100,000 habitants de chaque âge, combien de décès par rougeole ?

AGES	1876-1880	1881-1885	AGES	1876-1880	1881-1885
De 0 à 1 an	702	1.085	De 40 à 45 ans	0.2	0.6
1 2	1.143	1.739	45 50	0.1	»
2 3	508	740	50 55	»	»
3 4	248	335	55 60	»	»
4 5	150	171	60 65	»	»
1 5	495	718	65 70	»	0.4
5 10	30	33	70 75	»	»
10 15	2	4	75 80	»	»
15 20	1	1	80 85	»	»
20 25	2	2	85 90	»	»
25 30	1	0.4	90 95	»	»
30 35	0.5	0.5	95 100	»	»
35 40	0.3	»	100 «	»	»

Fréquence de la rougeole par arrondissement. — Pour éviter d'avoir affaire à des chiffres trop petits pour avoir une signification, j'ai fait cette recherche en groupant en périodes les années qui avaient présenté des résultats généraux à peu près comparables.

Pour 100,000 habitants en chaque arrondissement, combien de décès annuels par rougeole ?

ARRONDISSEMENTS	1855-60	1872-78	1879-82	1883	1884	1885	1886	1887
1er. Louvre	15	22	20	26	15	36	35	33
2e. Bourse	24	16	30	27	26	32	46	45
3e. Temple	9	15	17	30	64	46	34	55
4e. Hôtel de Ville	32	31	33	29	49	51	56	77
5e. Panthéon	24	37	50	39	45	94	42	58
6e. Luxembourg	17	18	22	24	28	25	24	32
7e. Palais-Bourbon	21	23	19	29	49	35	33	53
8e. Élysée	15	11	14	9	10	17	5	28
9e. Opéra	11	14	14	7	10	6	29	40
10e. Enclos-Saint-Laurent	16	26	27	25	26	54	40	55
11e. Popincourt	51	49	44	51	60	74	53	83
12e. Reuilly	59	46	65	32	90	93	68	87
13e. Gobelins	43	67	79	72	167	136	72	84
14e. Observatoire	100	73	75	192	232	154	108	70
15e. Vaugirard	79	63	73	76	143	129	70	88
16e. Passy	7	10	26	20	28	32	19	57
17e. Batignolles-Monceau	28	20	42	32	54	45	44	92
18e. Montmartre	25	34	39	85	64	72	59	111
19e. Buttes-Chaumont	46	70	78	53	97	89	86	92
20e. Ménilmontant	68	36	62	50	93	95	113	104
Paris	33	34	42	49	67	68	53	72

Il suffit de jeter un regard sur ce tableau pour voir que la rougeole est constamment rare dans certains arrondissements et constamment fréquente dans d'autres. Les arrondissements où elle est constamment rare sont ceux du centre de la ville (les dix premiers) en en exceptant le IVe (Hôtel de Ville) et le Ve (Panthéon), qui présentent une fréquence, non pas élevée, mais moyenne ; ces deux arrondissements sont, avec le Xe (Enclos-Saint-Laurent), ceux qui contiennent le plus d'ouvriers.

Tous les faubourgs (les dix derniers arrondissements) présentent des chiffres très élevés, excepté Passy qui est un arrondissement très riche et qui présente des chiffres remarquablement faibles, et Batignolles-Monceau, dont une partie est constituée par un quartier de luxe et qui présente des chiffres se rapprochant de la moyenne. Tous les autres faubourgs présentent des chiffres très supérieurs à la moyenne.

Ainsi nous pouvons conclure que la mortalité par rougeole dans un arrondissement se proportionne jusqu'à un certain point, au nombre de pauvres qui y vivent.

Mais ce qui doit surtout attirer l'attention, c'est l'accroissement de la rougeole. Il est facile de voir que cet accroissement, qui se produit un peu partout, est beaucoup plus grave dans *tous* les faubourgs, sans exception, que dans les arrondissements aisés ou riches du centre.

SCARLATINE

Cette maladie est rare en France et notamment à Paris, ou du moins elle y cause peu de décès. Depuis 1865, elle n'a été un peu fréquente qu'en 1880, 1881 et en 1886-87. Elle ne manifeste pas une tendance sensible à s'accroître.

Pour 100,000 habitants, combien de décès par scarlatine ?

ANNÉES	NOMBRE	ANNÉES	NOMBRE	ANNÉES	NOMBRE
1865	8	1873	5	1881	29
1866	4	1874	4	1882	7
1867	4	1875	4	1883	4
1868	7	1876	7	1884	7
1869	14	1877	5	1885	9
1870 (1)	12	1878	3	1886	18
1871 (1)	14	1879	4	1887	10
1872	7	1880	16		

(1) Voir la note 1 de la page 46.

Du 1er septembre 1870 au 1er mars 1871, le nombre des décès par scarlatine s'est élevé à 247, ce qui porte (en admettant le résultat (2,020,017 habitants) du recensement sommaire fait pendant le siège) le taux de mortalité pendant cette période à 24 décès par an et pour 100,000 habitants.

Fréquence par âge. — C'est surtout dans les cinq premières années de la vie (et principalement pendant la seconde) que la scarlatine fait ses victimes. Elle devient rare après 15 ans.

Pour 100,000 habitants de chaque âge, combien de décès par scarlatine ?

AGES		1876-1880	1881-1885	AGES		1876-1880	1881-1885
De 0 à 1 an		56	60	De 40 à 45 ans		1	1
1	2	62	113	45	50	0.7	0.7
2	3	69	74	50	55	0.9	0.8
3	4	63	73	55	60	0.5	1
4	5	37	46	60	65	0.8	»
1	5	57	75	65	70	0.5	0.8
5	10	20	28	70	75	0.8	»
10	15	6	10	75	80	»	»
15	20	2	6	80	85	»	»
20	25	2	5	85	90	»	»
25	30	2	3	90	95	»	»
30	35	2	2	95	100	»	»
35	40	2	3	100	»	»	»

Fréquence de la scarlatine par arrondissement. — Comme dans les tableaux précédents, j'ai groupé ensemble plusieurs années afin de n'avoir pas affaire à des chiffres trop petits pour être significatifs. Je groupe ensemble les années 1880 et 1881 qui ont présenté une épidémie.

Pour 100,000 habitants en chaque arrondissement, combien de décès annuels par scarlatine?

ARRONDISSEMENTS	1865-69	1872-79	1880-81	1882	1883	1884	1885	1886	1887
1er. Louvre	5	6	17	5	2	10	4	10	3
2e. Bourse	5	3	18	5	7	4	6	16	1
3e. Temple	7	4	11	5	2	4	12	8	7
4e. Hôtel de Ville	9	3	16	5	1	2	10	23	4
5e. Panthéon	8	7	13	7	2	4	3	14	4
6e. Luxembourg	5	4	11	7	3	6	6	19	4
7e. Palais-Bourbon	6	2	17	7	1	3	12	18	7
8e. Élysée	8	4	16	4	1	3	5	14	8
9e. Opéra	6	4	11	6	2	6	3	17	8
10e. Enclos-St-Laurent	6	3	18	4	4	7	5	16	6
11e. Popincourt	8	6	22	8	8	7	8	15	11
12e. Reuilly	10	5	22	8	2	13	8	20	21
13e. Gobelins	6	5	19	13	8	6	13	17	9
14e. Observatoire	15	6	13	7	4	9	9	26	16
15e. Vaugirard	21	7	31	8	6	12	13	28	11
16e. Passy	5	5	12	10	3	»	7	15	13
17e. Batignolles-Monceau	8	4	15	8	4	5	10	17	13
18e. Montmartre	10	5	24	8	6	9	13	11	9
19e. Buttes-Chaumont	6	6	19	8	2	5	4	24	19
20e. Ménilmontant	9	5	19	5	3	14	13	28	14
Paris	8	5	17	7	4	7	9	18	10

COQUELUCHE

L'augmentation de la coqueluche dans ces dernières années n'a pas été progressive comme celle de la diphtérie par exemple, ni brusque comme celle de la fièvre typhoïde : elle s'est manifestée par des épidémies plus fréquentes.

Pour 100,000 habitants, combien de décès par coqueluche?

ANNÉES	NOMBRE	ANNÉES	NOMBRE	ANNÉES	NOMBRE
1865	12	1873	4	1881	22
1866	10	1874	13	1882	9
1867	11	1875	15	1883	30
1868	12	1876	10	1884	20
1869	7	1877	26	1885	12
1870 (1)	12	1878	13	1886	25
1871 (1)	14	1879	13	1887	19
1872	10	1880	24		

(1) Voir la note 1 de la page 46.

Du 1er septembre 1870 au 1er mars 1871, le nombre des décès par coqueluche s'est élevé à 144, ce qui porte (en admettant le résultat (2,020,017 habitants) du recensement sommaire fait pendant le siège) le taux de mortalité pendant cette période à 14 décès par an et pour 100,000 habitants.

On peut dire qu'en temps normal la fréquence de la coqueluche à Paris est de 10 à 12 décès par 100,000 habitants. Avant 1877, elle n'avait jamais dépassé ce chiffre et elle était restée deux fois fort au-dessous. Depuis 1877, au contraire, la proportion qui précède s'est trouvée doublée à *cinq* reprises différentes, et elle n'est restée normale que pendant quatre ans sur onze. Ainsi, ce qui était autrefois la règle est devenu l'exception.

Nous devons donc dire que la fréquence de la coqueluche a augmenté comme celle des autres maladies épidémiques.

Fréquence par âge. — La coqueluche fait plus de victimes pendant la première année de la vie que pendant la seconde; plus de victimes pendant la seconde année de la vie que pendant la troisième. Après 5 ans elle est très rare et après 10 ans elle ne cause jamais la mort.

Pour 100,000 habitants de chaque âge, combien de décès par coqueluche ?

AGES	1876-1880	1881-1885	AGES	1876-1880	1881-1885
De 0 à 1 an	610	671	De 40 à 45 ans	»	»
1 2	348	436	45 50	»	»
2 3	167	199	50 55	»	»
3 4	91	101	55 60	»	»
4 5	50	46	60 65	»	»
1 5	160	189	65 70	»	»
5 10	40	7	70 75	»	»
10 15	»	0.1	75 80	»	»
15 20	»	»	80 85	»	»
20 25	»	»	85 90	»	»
25 30	»	»	90 95	»	»
30 35	»	»	95 100	»	»
35 40	»	»	100 ∞	»	»

Fréquence de la coqueluche par arrondissement. — La répartition de la coqueluche par arrondissement est très simple : plus un arrondissement est pauvre et populeux, plus la coqueluche y fait de ravages. La règle est la même en temps normal et en temps d'épidémie.

On voit par le tableau suivant que, parmi les arrondissements du centre, le V⁰ (Panthéon) est ordinairement le plus frappé, quoiqu'il le soit beaucoup moins que la moyenne ; c'est que cet arrondissement contient les quartiers misérables de la place Maubert et de la rue Mouffetard.

Le X⁰ (Enclos-Saint-Laurent) et le XI⁰ (Popincourt) sont des demi-faubourgs qui présentent des chiffres intermédiaires entre ceux du milieu de la ville et ceux des arrondissements excentriques.

Tous les arrondissements excentriques sont très frappés, excepté celui de Passy, qui est riche. Le XVII⁰ (Batignolles-Monceau), dont une partie est luxueuse, une partie bourgeoise et une partie très pauvre, présente des chiffres voisins de la moyenne de Paris.

Tous les autres faubourgs sont frappés dans des proportions effrayantes :

Pour 100,000 habitants en chaque arrondissement, combien de décès annuels par coqueluche ?

ARRONDISSEMENTS	1865-69	1872-76	1877	1878-79	1880-81	1882	1883	1884	1885	1886	1887
1er. Louvre	6	7	8	13	11	3	14	6	4	7	4
2e. Bourse	12	5	8	4	11	6	7	8	1	13	12
3e. Temple	8	5	6	8	9	2	14	9	8	15	7
4e. Hôtel de Ville	6	5	16	8	10	4	16	9	4	28	8
5e. Panthéon	8	11	35	5	18	10	18	17	6	20	7
6e. Luxembourg	4	7	1	2	7	2	10	7	4	4	7
7e. Palais-Bourbon	6	7	19	6	8	6	8	3	6	10	3
8e. Élysée	4	5	6	5	10	1	10	5	5	5	7
9e. Opéra	3	5	8	5	5	»	4	10	5	5	4
10e. Enclos-Saint-Laurent	11	12	15	13	25	6	21	12	6	16	6
11e. Popincourt	11	8	20	11	21	9	41	26	14	31	26
12e. Reuilly	24	14	42	17	38	10	55	34	20	31	35
13e. Gobelins	14	14	24	12	27	27	47	26	26	32	22
14e. Observatoire	19	19	45	14	35	19	64	28	26	49	43
15e. Vaugirard	29	14	42	26	31	17	36	15	16	29	24
16e. Passy	2	3	17	10	25	3	8	19	12	8	7
17e. Batignolles-Monceau	11	9	20	12	22	4	21	12	12	22	15
18e. Montmartre	8	13	32	15	25	15	40	18	20	33	34
19e. Buttes-Chaumont	19	17	70	40	45	22	59	54	14	48	35
20e. Ménilmontant	32	25	79	30	46	11	54	55	15	53	33
Paris	11	10	26	13	23	9	30	20	12	25	19

Enfin on remarquera que pendant les années d'épidémie de 1877, de 1880-1881, les quartiers du centre ont à peine vu croître leur mortalité (excepté le Panthéon en 1877), tandis que les faubourgs ont tous été (y compris même Passy) frappés dans des proportions souvent considérables.

Ainsi, non seulement la coqueluche est plus meurtrière dans les faubourgs que dans le centre de la ville, mais encore elle y augmente beaucoup plus vite.

DIPHTÉRIE (1).

L'augmentation de la diphtérie à Paris s'est faite en trois fois, ainsi qu'on le verra aisément en parcourant la colonne de chiffres suivante :

Pour 100,000 habitants, combien de décès par diphtérie ?

ANNÉES	NOMBRE	ANNÉES	NOMBRE	ANNÉES	NOMBRE
1865	53	1873	64	1881	99
1866	45	1874	53	1882	100
1867	36	1875	67	1883	84
1868	41	1876	79	1884	69
1869	41	1877	121	1885	73
1870 (1)	27	1878	93	1886	67
1871 (1)	30	1879	84	1887	70
1872	62	1880	94		

(1) Voir la note 1 de la page 50.

Du 1er septembre 1870 au 1er mars 1871, le nombre des décès par diphtérie s'est élevé à 318, ce qui porte (en admettant le résultat (2,020,017 habitants) du recensement sommaire fait pendant le siège) le taux de mortalité pendant cette période à 31 décès par an et pour 100,000 habitants.

(1) En 1865 on distinguait la *laryngite pseudo-membraneuse (croup)* et l'*angine diphtérique* ou *couenneuse*. Nous avons additionné les chiffres de ces deux rubriques. En 1874, on les a supprimées et remplacées par la *diphtérie* et la *diphtérie après opération*. Nous avons additionné les chiffres de ces deux rubriques. En 1886, on les a remplacées par une rubrique unique : *Diphtérie*.

De 1865 à 1869, la diphtérie a présenté une fréquence qui varie entre 36 et 45 décès par 100,000 habitants. A cette heureuse époque, l'année 1865 avec ses 53 décès pouvait passer pour une année épidémique.

Après la guerre, nous la trouvons avec 60 à 80 décès jusqu'en 1877, et l'année 1874 qui présentait 53 décès, justement comme 1865, doit passer pour une année favorable. La situation, on le voit, avait bien empiré.

L'année 1877, qui présentait aussi une épidémie de coqueluche, marque une nouvelle période beaucoup plus triste : 121 décès par 100,000 habitants pendant cette année ; les années suivantes ne sont guère mieux partagées.

Fréquence par âge. — C'est de 1 à 4 ans que la diphtérie fait presque toutes ses victimes. Après 15 ans elle devient très rare, mais sa réceptivité cesse de diminuer après 25 ans et se maintient constamment la même jusqu'à l'extrême vieillesse.

Pour 100,000 habitants de chaque âge, combien de décès par diphtérie ?

AGES		1876-1880	1881-1885	AGES		1876-1880	1881-1885
De 0 à	1 an	594	652	De 40 à	45 ans	4	3
1	2	1,205	1,826	45	50	4	3
2	3	1,246	1,458	50	55	4	5
3	4	1,029	1,048	55	60	6	3
4	5	822	670	60	65	5	3
1	5	1,074	1,236	65	70	5	2
5	10	284	222	70	75	8	3
10	15	34	24	75	80	14	5
15	20	9	9	80	85	3	»
20	25	7	6	85	90	9	8
25	30	5	4	90	95	»	»
30	35	5	3	95	100	»	»
35	40	5	3	100	»	»	»

Fréquence de la diphtérie par arrondissement. — Le tableau suivant montre que la répartition des décès par diphtérie est exactement la même que celle des décès par coqueluche, à très peu d'exceptions près.

Les arrondissements du centre (les dix premiers arrondissements) sont généralement assez peu frappés et les faubourgs le sont dans des proportions effroyables.

Il faut remarquer aussi que l'accroissement de la diphtérie est un fait absolument général, et non pas spécial à tel ou tel arrondissement. Il n'y en a pas un seul qui y échappe. Le XIIe (Reuilly) est seul stationnaire parce qu'il a présenté le maximum dès la première période.

Pour 100,000 habitants en chaque arrondissement, combien de décès par diphtérie?

ARRONDISSEMENTS	1865-67	1868-78 (1)	1870-82	1883	1884	1885	1886	1887
1er. Louvre	30	51	53	57	43	25	34	33
2e. Bourse	33	40	67	54	24	29	45	31
3e. Temple	34	46	96	39	23	38	43	37
4e. Hôtel de Ville	28	62	74	66	39	41	42	66
5e. Panthéon	41	82	97	87	75	43	68	53
6e. Luxembourg	24	50	76	47	36	32	34	60
7e. Palais-Bourbon	26	55	99	83	52	24	46	69
8e. Élysée	21	32	46	39	10	14	25	22
9e. Opéra	19	36	41	37	31	16	36	20
10e. Enclos-Saint-Laurent	28	56	65	54	31	34	40	51
11e. Popincourt	54	92	111	78	74	62	73	85
12e. Reuilly	118	83	115	105	54	58	73	71
13e. Gobelins	73	99	124	96	95	54	84	94
14e. Observatoire	56	103	168	173	119	82	115	112
15e. Vaugirard	127	126	144	95	100	93	101	106
16e. Passy	31	55	67	81	48	47	100	50
17e. Batignolles-Monceau	46	63	80	81	52	45	63	80
18e. Montmartre	36	74	85	88	56	50	60	63
19e. Buttes-Chaumont	62	97	119	101	68	57	135	111
20e. Ménilmontant	69	101	109	124	105	73	94	118
Paris	45	64	99	84	62	49	73	78

(1) Non compris les années 1870-1871.

PHTISIE PULMONAIRE (1)

La phtisie pulmonaire est, dans tous les pays, la cause de mort la plus active. A Paris, elle est plus rare que dans plusieurs villes autrichiennes, mais plus fréquente qu'à Londres et que dans la plupart des villes étrangères. En France, le Havre est à peu près la seule ville où la phtisie soit plus fréquente qu'à Paris.

Sa fréquence moyenne à Paris est de 460 décès annuels par 100,000 habitants. Elle reste à peu près stationnaire depuis 1865.

Elle est plus notablement fréquente chez les hommes (558) que chez les femmes (364).

La phtisie est, à tous les âges sans exception, une maladie fréquente et terrible. A tous les âges, l'espèce humaine est susceptible de la contracter et d'en mourir et il n'y a pas, sous ce rapport, entre les âges, des différences aussi grandes qu'on le croit souvent.

La probabilité de mourir phtisique devient grande à l'âge de 15 à 20 ans (444 décès pour 100,000 vivants), puis elle se maintient à des chiffres voisins de celui-ci jusqu'à l'âge de 60 ans (de 55 à 60 ans, 434 décès pour 100,000 vivants). A partir de 60 ans, cette probabilité diminue lentement.

---

(1) Les rubriques relatives à la phtisie ont peu varié : la nomenclature de 1865 distinguait les « tubercules » (maladie générale) et la « phtisie pulmonaire » (maladie locale). En 1874, même distinction. En 1880, on range les deux rubriques dans les maladies générales et on les appelle « tuberculose pulmonaire » et « autres tuberculoses ». En 1886, on distingue cinq espèces de tuberculose (A des poumons, — B des méninges, — C du péritoine, — D d'autres organes, — E généralisée).

Les chiffres marqués ci-après sont seulement ceux de la rubrique « phtisie » ou « tuberculose pulmonaire ». Ils sont donc un peu au-dessous de la vérité, car, lorsque les tubercules existent dans un organe quelconque, il est de règle qu'ils existent aussi dans les poumons.

— 52 —

Ainsi, c'est entre 15 et 60 ans que la probabilité de mourir phtisique est la plus grande. Ces limites sont très larges comme on le voit. C'est entre 30 et 45 ans que la phtisie atteint son maximum de fréquence (666 décès pour 100,000 vivants de 30 à 35 ans; 707, de 35 à 40 ans; 649, de 40 à 45 ans). Il n'est donc pas exact de dire que la phtisie soit une maladie propre aux jeunes gens. Elle est très fréquente à tous les âges, à ce point que, même à 60 ans, elle est plus fréquente que le cancer. Son âge de plus grande fréquence n'est pas la première jeunesse, mais l'âge de 30 à 45 ans.

Ce qui fait qu'on est porté à faire de la phtisie l'apanage exclusif des jeunes gens, c'est que la phtisie est de beaucoup la plus fréquente des maladies qui les mettent au tombeau; et que, d'autre part, les vieillards peuvent être affligés de beaucoup d'autres causes de mort. Il n'en est pas moins vrai que la *probabilité de mourir phtisique* (sur 100,000 vivants combien de phtisiques) est considérable à tous les âges sans exception.

Sa fréquence varie beaucoup d'un arrondissement à un autre. Quoique la phtisie s'observe souvent dans la population riche, nos chiffres prouvent que cette maladie atteint plus facilement les organismes fatigués par la misère. Il existe entre les arrondissements des différences considérables qui dépendent surtout du degré d'aisance. Le VIIIe arrondissement (Élysée) ne compte que 182 décès par phtisie; le IXe (Opéra), 265; le XVIe, 285; et ces chiffres si faibles se retrouvent à peu près à toutes les périodes étudiées. Au contraire, le XXe (Ménilmontant), l'arrondissement le plus pauvre de Paris, compte 628 décès par phtisie, c'est-à-dire trois fois plus que l'Élysée; le XIe (Popincourt), quartier ouvrier et très industriel, compte 533 décès; le XIVe (Observatoire), 564; le XVIIIe (Montmartre), 525.

Phtisie pulmonaire.

POUR 100,000 VIVANTS EN CHAQUE ARRONDISSEMENT, COMBIEN DE DÉCÈS?

ARRONDISSEMENTS	1865-69	1870-71	1872-75	1876-80	1881-85	1886	1887
1er. Louvre	358	443	381	344	327	338	344
2e. Bourse	334	381	351	389	400	384	325
3e. Temple	409	437	426	427	444	508	432
4e. Hôtel de Ville	518	714	439	446	551	557	500
5e. Panthéon	598	797	493	498	501	488	544
6e. Luxembourg	392	480	339	334	329	306	310
7e. Palais-Bourbon	407	768	361	354	333	330	324
8e. Élysée	281	590	227	241	182	160	169
9e. Opéra	257	351	295	274	265	279	270
10e. Enclos-St-Laurent	482	738	395	332	411	444	412
11e. Popincourt	486	614	468	465	533	541	497
12e. Reuilly	553	788	382	395	453	487	472
13e. Gobelins	500	605	375	382	455	493	479
14e. Observatoire	526	740	468	477	564	632	606
15e. Vaugirard	575	975	470	457	497	518	546
16e. Passy	240	284	306	268	285	255	303
17e. Batignolles-Monceau	373	404	349	355	364	344	383
18e. Montmartre	489	638	426	432	525	555	538
19e. Buttes-Chaumont	521	703	417	440	487	529	571
20e. Ménilmontant	584	819	547	562	628	597	576
Paris { sexe masculin	480	683	438	452	558	579	587
Paris { sexe féminin	425	553	370	352	364	363	346
Les deux sexes	451	612	402	401	460	469	466

POUR 100,000 HABITANTS DE CHAQUE AGE, COMBIEN DE DÉCÈS?

AGES		1876-80	1881-85
De 0 à 1 an		148	178
1	2	209	236
2	3	157	155
3	4	111	102
4	5	87	91
1	5	139	143
5	10	51	62
10	15	94	94
15	20	337	414
20	25	429	515
25	30	509	618
30	35	612	606
35	40	631	707
40	45	549	649
45	50	504	581
50	55	428	502
55	60	385	434
60	65	292	331
65	70	245	295
70	75	145	174
75	80	110	125
80	85	39	84
85	90	34	105
90	95	73	133
95	100	»	»
100	ω	»	»

CANCER (1).

Le cancer semble avoir une tendance à augmenter de fréquence à Paris depuis 1865.

On sait que le cancer est une maladie exceptionnelle avant 30 ans. Elle ne prend une fréquence redoutable qu'à partir de 40 ans. A partir de cet âge, elle ne cesse d'augmenter jusqu'à 80 ans.

Le cancer cause en moyenne à Paris un peu plus de 100 décès annuels pour 100,000 habitants. Cette maladie est presque deux fois plus fréquente chez les femmes (129) que chez les hommes (72). La fréquence du cancer utérin et du cancer du sein est cause de cette différence ; au contraire, le cancer de la bouche et des organes qu'elle contient est plus fréquent chez l'homme que chez la femme.

Il existe entre les différents arrondissements de notables différences au point de vue de la fréquence du cancer. Ces différences sont constantes. Le cancer est toujours fréquent dans les arrondissements très pauvres qui sont à l'est et au sud de Paris. Le XIIe (Reuilly) cote 112 ; le XIIIe (Gobelins) doit à la présence de la Salpêtrière le chiffre excessif de 140 ; le XIVe (Observatoire) atteint 114 et le XVe, 112. Les arrondissements du centre de Paris ont tous des chiffres moindres : (l'Élysée, 71 ; le Luxembourg, 85, etc.). Quelques arrondissements pauvres du nord de Paris n'ont pas des chiffres aussi élevés que ceux du sud de Paris ; le XVIIIe (Montmartre) n'a que 88 ; le XIXe (Buttes-Chaumont) a 91, et le XXe, toujours moins favorisé que les précédents, atteint 98.

La composition par âge de la population des différents arrondissements ne rend qu'incomplètement compte de ces différences. Le XVIe arrondissement (Passy) contient proportionnellement autant de vieillards que le XIIIe (Gobelins) ; cependant, la fréquence du cancer est toujours moyenne dans le premier de ces deux arrondissements (103) et toujours considérable (140) dans le second. Le IXe (Opéra) contient la même proportion de vieillards que le XIIe (Reuilly) ; cependant, la fréquence du cancer est plutôt faible dans l'un (93) et élevée dans l'autre (112).

---

(1) La nomenclature de 1865 distinguait le *squirrhe de l'estomac,* — les *tumeurs squirrheuses des organes génitaux de la femme,* — les *cancers du sein,* — le *cancer en général.* Nous avons additionné les chiffres qui les concernent. En 1874, ces rubriques ont été supprimées et remplacées par les suivantes : *Cancer,* — *cancer après opération.* Ces deux rubriques sont les seules dont nous ayons additionné les chiffres ; toutefois, on doit craindre qu'un certain nombre de cancers n'aient été comptés comme *maladies chroniques de l'estomac* ou comme *tumeur abdominale.* En 1886, on a distingué les cancers suivant les organes qu'ils affectent : A, de la bouche ; — B, de l'estomac, du foie ; — C, des intestins, du rectum ; — D, de l'utérus ; — E, du sein ; — F, de la peau ; — G, autres.

Cancer.

POUR 100,000 VIVANTS EN CHAQUE ARRONDISSEMENT, COMBIEN DE DÉCÈS ?								POUR 100,000 HABITANTS DE CHAQUE AGE, COMBIEN DE DÉCÈS ?		
ARRONDISSEMENTS	1865-69	1870-71	1872-75	1876-80	1881-85	1886	1887	AGES	1876-80	1881-85
1er. Louvre	53	74	61	82	84	70	99	De 0 à 1 an	9	6
2e. Bourse	31	52	47	76	86	77	85	1 2	4	1
3e. Temple	66	64	52	89	88	85	92	2 3	2	3
4e. Hôtel de Ville	75	104	70	96	98	99	105	3 4	2	1
5e. Panthéon	82	99	79	112	96	107	87	4 5	1	1
6e. Luxembourg	69	87	68	95	85	94	75	1 5	2	1
7e. Palais-Bourbon	107	99	70	91	110	116	90	5 10	»	»
8e. Élysée	68	86	60	86	74	64	75	10 15	1	1
9e. Opéra	70	80	63	94	93	94	88	15 20	2	2
10e. Enclos-St-Laurent	83	94	66	88	95	101	92	20 25	3	5
11e. Popincourt	65	71	59	82	89	97	103	25 30	10	12
12e. Reuilly	74	100	65	96	112	102	100	30 35	30	28
13e. Gobelins	136	173	86	121	140	143	145	35 40	60	62
14e. Observatoire	80	99	90	121	114	134	137	40 45	112	111
15e. Vaugirard	80	107	81	114	112	113	129	45 50	167	173
16e. Passy	87	73	61	98	103	85	101	50 55	231	244
17e. Batignolles-Monceau	83	90	63	90	89	95	87	55 60	320	349
18e. Montmartre	61	67	62	87	88	101	87	60 65	441	423
19e. Buttes-Chaumont	59	54	63	93	91	100	107	65 70	605	582
20e. Ménilmontant	90	82	70	101	98	112	105	70 75	624	587
								75 80	724	679
Paris (sexe masculin	49	52	43	66	72	80	78	80 85	501	581
Paris (sexe féminin	102	120	89	124	129	128	133	85 90	427	452
								90 95	406	234
								95 100	»	»
Les deux sexes	75	86	66	94	101	105	103	100 »	»	»

DIABÈTE

Le diabète est une maladie beaucoup plus rare que celles que nous passons en revue dans ce travail. Sur 100.000 habitants, il ne cause que 8 décès annuels.

Il était encore bien plus rare d'après les statistiques d'il y a 25 ans.

Il est notablement plus fréquent chez les hommes (10) que chez les femmes (6).

Il est rare avant 50 ans.

Contrairement à tant d'autres maladies, le diabète est fréquent, surtout dans les quartiers riches. Le VIIIe (Élysée) cote 12 ; le IXe (Opéra), 13. Les arrondissements très commerçants, tels que le Xe (Saint-Laurent), le IIe (Bourse), le IIIe (Temple) ont des chiffres élevés quoique moindres que les précédents (le IIe, 9 ; le IIIe, 12 ; le Xe, 10). Depuis quelques années le XVIe (Passy) et le VIe (Luxembourg), arrondissements aisés l'un et l'autre, ont également des chiffres assez élevés (le VIe, 11 ; le XVIe, 12).

Au contraire, les arrondissements pauvres présentent tous une proportion du diabète peu considérable. Le XIXe ne compte que 4 décès diabétiques, et le XXe (Ménilmontant), 5 seulement par 100.000 habitants.

Diabète.

POUR 100,000 VIVANTS EN CHAQUE ARRONDISSEMENT, COMBIEN DE DÉCÈS ?								POUR 100 000 HABITANTS DE CHAQUE AGE, COMBIEN DE DÉCÈS ?		
ARRONDISSEMENTS	1865-69	1870-71	1872-75	1876-80	1881-85	1886	1887	AGE	1870-80	1881-85
1er. Louvre	3	1	3	7	5	11	13	De 0 à 1 an	1	»
2e. Bourse	2	3	4	5	9	6	13	1 2	»	»
3e. Temple	2	3	4	5	12	15	20	2 3	»	»
4e. Hôtel de Ville	3	4	2	6	8	12	15	3 4	»	»
5e. Panthéon	2	4	3	5	6	8	9	4 5	1	»
6e. Luxembourg	3	3	3	6	11	13	17	1 5	»	»
7e. Palais-Bourbon	4	6	4	6	9	9	16	5 10	»	»
8e. Élysée	4	9	7	12	12	14	9	10 15	»	»
9e. Opéra	5	5	7	8	13	17	24	15 20	»	»
10e. Enclos-St-Laurent	4	3	5	7	10	13	10	20 25	»	»
11e. Popincourt	2	2	3	3	6	6	9	25 30	»	1
12e. Reuilly	2	1.5	3	4	8	10	13	30 35	2	3
13e. Gobelins	1	1.5	2	4	8	9	6	35 40	1	3
14e. Observatoire	2	3	3	6	7	8	14	40 45	4	6
15e. Vaugirard	1	6	3	5	6	12	16	45 50	6	13
16e. Passy	2	1.5	3	3	12	25	20	50 55	11	19
17e. Batignolles-Monceau	3	5	2	5	8	21	16	55 60	20	30
18e. Montmartre	1	0.5	3	5	7	9	9	60 65	29	40
19e. Buttes-Chaumont	1	3	2	1	4	6	8	65 70	32	53
20e. Ménilmontant	2	1	2	3	6	5	8	70 75	26	35
								75 80	38	53
Paris { sexe masculin	3	3.5	4	7	10	13	16	80 85	23	33
Paris { sexe féminin	2	2.5	2	4	6	9	9	85 90	»	»
								90 95	»	»
								95 100	»	»
Les deux sexes	4	3	3	5	8	11	12	100 ∞	»	»

MÉNINGITE ET ENCÉPHALITE (1)

La méningite est une maladie beaucoup plus fréquente dans l'enfance qu'aux autres âges. Sa fréquence, de 0 à 1 an, est de 2,519 décès annuels par 100,000 enfants de cet âge ; elle décroît progressivement d'année en année et n'est plus que de 164 de 5 à 10 ans, et enfin de 35 seulement de 10 à 15 ans. A l'âge adulte, sa fréquence est d'environ 17 pour 100,000 vivants du même âge. Elle se relève notablement à partir de 60 ans. Il convient de noter que, malgré les soins que nous mettons à distinguer la méningite simple de la méningite tuberculeuse et des autres maladies avec lesquelles on peut facilement la confondre, nous ne pouvons nous flatter que le diagnostic ait été toujours exactement et complètement rédigé.

La fréquence moyenne de la méningite est d'environ 115 décès annuels pour 100,000 habitants. Ce degré de fréquence est toujours resté à peu près le même.

De ce fait que la méningite est une maladie d'enfant, il résulte qu'elle est plus fréquente

---

(1) Il est très difficile que la statistique distingue bien régulièrement la méningite simple de la méningite tuberculeuse. Il importe donc que ces deux rubriques existent et surtout que la seconde ne soit pas confondue avec les autres tuberculoses, car dans ce dernier cas on n'aurait pour la méningite en général que des chiffres mal définis.

En 1865, on distinguait *l'encéphalite, la méningite, les tubercules du cerveau, les convulsions des enfants, l'éclampsie.*

En 1874, on a supprimé malheureusement la rubrique *tubercules du cerveau,* qui ont dû être comptés à la rubrique *tuberculose ;* on a supprimé aussi *les convulsions des enfants.*

En 1886, on a rétabli les distinctions faites en 1865.

Nous n'avons tenu compte que des chiffres inscrits sous les rubriques *méningite* et *encéphalite.*

chez les individus masculins (124) que chez les féminins (108), les petits garçons étant plus sujets que les petites filles à presque toutes les maladies et ayant une existence plus fragile.

C'est aussi la fréquence de la méningite dans l'enfance qui est cause que les arrondissements extérieurs sont plus frappés par cette maladie que les arrondissements du centre ; les enfants, en effet, sont beaucoup plus nombreux dans les faubourgs. Rien de surprenant dès lors à ce qu'ils fournissent plus de décès par méningite. Aussi voit-on sur la carte qui représente la mortalité par méningite les faubourgs notés en noir former un anneau tout autour des parties centrales de la Ville.

Méningite et Encéphalite.

POUR 100,000 VIVANTS EN CHAQUE ARRONDISSEMENT, COMBIEN DE DÉCÈS?

ARRONDISSEMENTS	1865-69	1870-71	1872-75	1876-80	1881-85	1886	1887
1er. Louvre	72	99	86	78	63	44	32
2e. Bourse	57	104	71	94	78	65	57
3e. Temple	105	142	106	120	101	85	97
4e. Hôtel de Ville	99	98	109	113	94	75	69
5e. Panthéon	145	103	102	129	98	75	64
6e. Luxembourg	68	93	75	107	79	75	53
7e. Palais-Bourbon	109	127	76	89	88	64	62
8e. Élysée	62	86	65	70	64	44	38
9e. Opéra	60	79	57	64	55	56	32
10e. Enclos-St-Laurent	115	141	101	120	100	88	56
11e. Popincourt	179	218	139	157	154	119	80
12e. Reuilly	172	186	122	148	136	123	126
13e. Gobelins	197	228	110	165	177	131	120
14e. Observatoire	185	190	111	129	133	85	81
15e. Vaugirard	165	196	101	133	121	101	77
16e. Passy	173	259	151	131	104	107	69
17e. Batignol.-Monceau	105	139	111	114	106	87	80
18e. Montmartre	109	139	133	135	109	118	108
19e. Buttes-Chaumont	215	203	163	168	139	97	101
20e. Ménilmontant	203	197	189	188	185	168	153
Paris { sexe masculin	134	162	120	135	121	100	86
Paris { sexe féminin	122	135	101	116	108	91	77
Le deux sexes	128	149	110	125	115	95	81

POUR 100,000 HABITANTS DE CHAQUE AGE, COMBIEN DE DÉCÈS?

AGES	1876-80	1881-85
De 0 à 1 an	2.723	2.532
1 à 2	1.067	2.023
2 à 3	951	1.103
3 à 4	706	626
4 à 5	506	444
1 à 5	1.008	1.022
5 à 10	173	165
10 à 15	34	35
15 à 20	20	24
20 à 25	19	22
25 à 30	20	17
30 à 35	19	18
35 à 40	22	19
40 à 45	17	16
45 à 50	26	22
50 à 55	24	21
55 à 60	35	18
60 à 65	54	17
65 à 70	94	22
70 à 75	141	23
75 à 80	238	44
80 à 85	231	18
85 à 90	250	37
90 à 95	222	33
95 à 100	385	»
100 à	»	»

CONGESTION ET HÉMORRAGIE CÉRÉBRALES (1).

L'apoplexie cérébrale a une fréquence moyenne de 123 décès annuels pour 100,000 habitants. Cette fréquence n'a guère varié depuis 1865.

L'apoplexie cérébrale est un peu plus fréquente chez les hommes (133) que chez les femmes (113). Cette différence est constante.

L'apoplexie et la congestion cérébrales ne prennent une fréquence notable qu'à partir de 40 ans (81 décès annuels pour 100,000 habitants de 40 à 45 ans). A partir de cet âge, les chiffres augmentent progressivement et régulièrement et avec une telle rapidité que le rapport

<hr>

(1) En 1865 on distinguait l'*apoplexie sanguine* et l'*apoplexie séreuse* (les chiffres de ces deux rubriques sont compris dans les nôtres) et on comptait en outre les décès par *paralysie idiopathique* et par *paralysie symptomatique* (les chiffres de ces deux rubriques ne sont pas compris dans les nôtres).

En 1874, on a remplacé ces rubriques par celles-ci : *Congestion et hémorragie cérébrales.*

En 1886, on a ajouté la rubrique : *Paralysie sans cause indiquée.*

— 57 —

ci-dessus est 210 de 50 à 55 ans; 503, de 60 à 65 ans; 1,163 de 70 à 75 ans et 1,948 de 80 à 85 ans.

La fréquence de l'apoplexie cérébrale, suivant les arrondissements, dépend surtout du nombre de vieillards qu'ils contiennent. Le VI° (Luxembourg) et le VII° (Palais-Bourbon) sont passablement frappés par cette maladie, parce qu'ils contiennent un nombre assez élevé de vieillards. Le XIII° doit son chiffre très élevé (199) à la présence de la Salpêtrière. De même Passy (142), qui contient plusieurs maisons de retraite habitées par des vieillards. Le XX° arrondissement (Ménilmontant) contient un assez grand nombre de vieillards et pourtant la proportion des décès par apoplexie cérébrale y est plutôt inférieure à la moyenne.

Congestion et hémorragie cérébrales.

POUR 100,000 VIVANTS EN CHAQUE ARRONDISSEMENT, COMBIEN DE DÉCÈS ?

ARRONDISSEMENTS	1865-69	1870-71	1872-75	1876-80	1881-85	1886	1887
1er. Louvre	77	156	116	115	119	95	84
2e. Bourse	66	76	93	94	91	89	91
3e. Temple	97	115	102	103	106	90	99
4e. Hôtel de Ville	91	184	102	123	126	134	92
5e. Panthéon	105	140	136	101	112	82	97
6e. Luxembourg	106	159	130	120	134	132	108
7e. Palais-Bourbon	113	175	143	147	136	139	143
8e. Élysée	94	94	91	94	94	89	81
9e. Opéra	87	117	113	116	108	119	87
10e. Enclos-St-Laurent	100	175	121	113	120	124	114
11e. Popincourt	84	189	115	121	114	111	104
12e. Reuilly	117	183	131	136	120	97	96
13e. Gobelins	136	254	161	170	199	139	168
14e. Observatoire	167	274	169	147	162	158	146
15e. Vaugirard	91	164	112	112	120	100	108
16e. Passy	128	205	135	136	142	120	134
17e. Batignol.-Monceau	107	194	161	136	124	104	111
18e. Montmartre	94	122	107	105	110	103	85
19e. Buttes-Chaumont	73	134	120	100	88	94	84
20e. Ménilmontant	122	152	127	123	109	103	93
Paris { sexe masculin	112	183	137	132	133	123	114
Paris { sexe féminin	88	138	110	110	153	102	100
Les deux sexes	100	160	123	120	123	113	107

POUR 100,000 HABITANTS DE CHAQUE AGE, COMBIEN DE DÉCÈS ?

AGES		1876-80	1884-85
De 0 à 1 an		276	123
1 2		81	40
2 3		33	12
3 4		29	8
4 5		13	9
1 5		38	17
5 10		7	5
10 15		4	4
15 20		7	7
20 25		8	7
25 30		15	16
30 35		24	27
35 40		42	49
40 45		70	81
45 50		120	129
50 55		187	210
55 60		307	336
60 65		488	503
65 70		838	787
70 75		1.267	1.163
75 80		2.035	1.674
80 85		2.409	1.948
85 90		1.917	1.516
90 95		1.589	1.404
95 100		769	806
100 »		»	»

MALADIES ORGANIQUES DU CŒUR (1)

La fréquence moyenne des décès par maladies organiques du cœur est de 129 pour 100,000 habitants. Cette fréquence était moindre (43) en 1865, elle a augmenté progressivement depuis cette époque.

Les maladies organiques du cœur sont constamment un peu plus fréquentes chez les femmes (138) que chez les hommes (121).

(1) En 1865, on comptait à part chacune des maladies organiques du cœur : *Dilatation,* — *Hypertrophie,* — *Atrophie,* — *Ramollissement,* — *Rétrécissement des orifices ou insuffisance des valvules,* — *Polypes, végétations et concrétions.* Nous avons additionné les chiffres de ces différentes rubriques. Il y avait en outre trois rubriques pouvant désigner des maladies organiques du cœur : (*Œdème,* — *Anasarque,* — *Hydropisie en général.*)

En 1874, toutes ces rubriques sont supprimées et remplacées par la suivante : *Maladies organiques du cœur.*

En 1886, on a rétabli la rubrique *hydropisie* parce qu'il arrive assez souvent que le médecin qui constate le décès reconnaît l'existence de l'hydropisie sans pouvoir remonter à sa cause.

8

— 58 —

Les maladies organiques du cœur, après avoir fait périr, dès leur naissance, quelques enfants mal conformés, deviennent très rares jusque vers la vingt-cinquième année. Puis, leur fréquence augmente suivant une progression rapide. Elle est entre 30 et 35 ans de 41 décès annuels pour 100.000 habitants ; elle s'élève progressivement jusqu'à 247 entre 50 et 55 ans et à 1,098 entre 75 et 80 ans.

La répartition de cette maladie entre les différents arrondissements n'est soumise à aucune règle constante. On remarque seulement l'immunité dont jouit le VIII⁰ (Élysée). Cet arrondissement contient peu de vieillards.

Maladies organiques du cœur.

POUR 100.000 VIVANTS EN CHAQUE ARRONDISSEMENT, COMBIEN DE DÉCÈS ?								POUR 100.000 HABITANTS DE CHAQUE AGE, COMBIEN DE DÉCÈS ?		
ARRONDISSEMENTS	1865-69	1870-71	1872-75	1876-80	1881-85	1886	1887	AGES	1876-80	1881-85
1er. Louvre	40	85	84	137	116	116	132	De 0 à 1 an	29	33
2e. Bourse	32	86	76	106	109	130	103	1 2	7	11
3e. Temple	53	89	102	140	124	113	100	2 3	10	7
4e. Hôtel de Ville	44	77	69	124	116	136	145	3 4	4	9
5e. Panthéon	33	80	72	112	137	118	134	4 5	6	10
6e. Luxembourg	46	57	91	141	120	150	141	1 5	7	10
7e. Palais-Bourbon	54	85	89	130	127	142	131	5 10	11	16
8e. Élysée	47	78	81	108	110	117	95	10 15	17	22
9e. Opéra	27	104	93	124	120	115	133	15 20	19	26
10e. Enclos-St Laurent	61	146	89	123	112	127	115	20 25	17	22
11e. Popincourt	45	84	81	105	112	106	128	25 30	28	29
12e. Reuilly	47	110	84	135	136	137	136	30 35	41	41
13e. Gobelins	5 4	212	106	159	182	154	152	35 40	70	72
14e. Observatoire	66	137	107	154	155	150	157	40 45	104	112
15e. Vaugirard	49	122	80	122	132	113	140	45 50	172	174
16e. Passy	30	67	80	126	125	130	147	50 55	238	247
17e. Batign.-Monceau	66	92	92	124	126	106	130	55 60	340	305
18e. Montmartre	29	80	88	108	115	128	145	60 65	520	541
19e. Buttes-Chaumont	47	67	71	113	125	141	134	65 70	820	783
20e. Ménilmontant	47	85	94	127	144	150	145	70 75	1.030	904
								75 80	1.434	1.098
Paris (sexe masculin	42	89	80	118	121	124	130	80 85	1.257	975
Paris (sexe féminin	44	104	92	130	138	130	144	85 90	758	837
								90 95	813	568
								95 100	192	»
Les deux sexes	43	96	86	124	129	132	137	100 »	1.818	»

BRONCHITE (1)

Autrefois la statistique parisienne ne distinguait pas la bronchite aiguë de la bronchite chronique. Nous sommes donc obligé de confondre ces maladies si différentes sous la même rubrique.

La fréquence de la bronchite (broncho-pneumonie non comprise) est de 179 décès pour 100.000 habitants. Cette fréquence est à peu près la même chez les deux sexes.

Cette maladie, prise dans le sens très général où nous sommes forcé de la prendre, est une maladie des âges extrêmes. Sa fréquence, pendant la première année de la vie, est de 3.478 pour 100.000 vivants et diminue assez vite pendant les cinq années suivantes. De 10 à 15 ans, elle est à son minimum (10). Pendant les âges adultes, elle reste assez rare. C'est

(1) En 1865, on distinguait la *bronchite* et le *catarrhe pulmonaire*. Depuis 1874, on distingue la *bronchite aiguë* et la *bronchite chronique*.

vers 40 ans que sa fréquence se relève (81 décès pour 100.000 vivants de 40 à 45 ans). Puis les chiffres s'accroissent avec une grande rapidité, au point d'atteindre 1.403 de 75 à 80 ans et de dépasser encore ce chiffre dans l'extrême vieillesse.

La bronchite est considérablement plus répandue dans les faubourgs que dans le centre de la ville; il est vrai que les arrondissements du centre contiennent moins d'enfants et un peu moins de vieillards que les faubourgs. Toutefois, cette remarque n'explique pas les différences très grandes que constatent les chiffres.

C'est du degré de bien-être que dépendent la fréquence de la bronchite et le degré de gravité de ses suites. Le XVIe arrondissement (Passy) est, avec le XIIIe (Gobelins), celui qui compte le plus de vieillards et il contient un nombre moyen d'enfants; cependant, comme l'arrondissement de Passy est aisé et même riche, il ne compte que 104 décès par bronchite pour 100.000 habitants, tandis que les Gobelins en comptent jusqu'à 290. Le VIIIe arrondissement (Élysée) est le seul qui soit encore plus favorisé que Passy; il ne compte que 69 décès par bronchite pour 100.000 habitants.

Bronchite aiguë et chronique. — Catarrhe pulmonaire.

POUR 100.000 VIVANTS EN CHAQUE ARRONDISSEMENT, COMBIEN DE DÉCÈS ?								POUR 100.000 HABITANTS DE CHAQUE AGE, COMBIEN DE DÉCÈS ?			
ARRONDISSEMENT	1865-69	1870-71	1872-75	1876-80	1881-85	1886	1887	AGES		1876-80	1881-85
1er. Louvre	149	318	137	154	119	131	100	De 0 à 1 an . . .		3.489	3.178
2e. Bourse	109	273	102	98	93	103	77	1	2	2.025	1.471
3e. Temple	174	404	166	200	147	162	140	2	2 . . .	611	426
4e. Hôtel de Ville . . .	172	404	151	177	118	127	93	3	4 . . .	306	198
5e. Panthéon	215	394	169	189	169	129	98	4	5 . . .	152	114
6e. Luxembourg . . .	246	411	154	158	124	118	110	1	5 . . .	740	526
7e. Palais-Bourbon . .	139	386	430	180	150	167	150	5	10 . . .	45	33
8e. Élysée	108	267	97	99	69	77	68	10	15 . . .	15	10
9e. Opéra	97	205	105	126	101	108	102	15	20 . . .	19	18
10e. Enclos-St-Laurent .	178	543	198	271	164	189	159	20	25 . . .	22	21
11e. Popincourt	308	518	267	287	213	215	183	25	30 . . .	35	30
12e. Reuilly	226	468	195	245	188	182	163	30	35 . . .	42	39
13e. Gobelins	330	744	284	324	290	264	207	35	40 . . .	68	56
14e. Observatoire . . .	329	593	202	267	208	180	183	40	45 . . .	80	81
15e. Vaugirard	171	401	204	208	185	161	143	45	50 . . .	113	109
16e. Passy	206	500	186	178	104	155	80	50	55 . . .	196	167
17e. Batign.-Monceau .	200	524	221	251	186	168	142	55	60 . . .	313	262
18e. Montmartre	264	458	223	233	170	159	115	60	65 . . .	525	425
19e. Buttes-Chaumont .	369	676	343	371	355	349	252	65	70 . . .	907	680
20e. Ménilmontant . . .	308	540	291	295	250	232	200	70	75 . . .	1.485	1.016
								75	80 . . .	2.530	1.403
Paris { sexe masculin .	208	482	191	224	184	182	147	80	85 . . .	3.132	1.985
{ sexe féminin . .	227	422	199	222	173	170	143	85	90 . . .	3.006	1.576
								90	95 . . .	2.476	1.672
								95	100 . . .	2.499	1.290
Les deux sexes	217	451	195	222	179	176	145	100	6 . . .	1.818	»

PNEUMONIE (1).

La fréquence moyenne de la pneumonie (à laquelle nous joignons la broncho-pneumonie) est de 178 décès pour 100,000 habitants. Elle a exactement la même fréquence chez les deux sexes (182 parmi les hommes et 174 parmi les femmes).

---

(1) Avant 1886, il y avait une rubrique *pneumonie*, mais aucun compte n'était ouvert pour la broncho-pneumonie; cette maladie a été comptée sous la rubrique *pneumonie* jusqu'en 1886.

— 60 —

De même que la bronchite, la pneumonie est une maladie des âges extrêmes. Sur 100,000 enfants de 0 à 1 an, elle fait jusqu'à 2,036 victimes ; puis sa fréquence diminue d'année en année et n'est que de 13 décès sur 100,000 enfants de 10 à 15 ans, âge où sa fréquence est la moindre. Elle augmente ensuite d'âge en âge, atteint 55 entre 30 et 35 ans, 184 entre 50 et 55 ans, 637 entre 65 et 70 ans et enfin, à partir de 75 ans, elle dépasse la fréquence considérable qu'elle avait pendant la première année de la vie.

La répartition de la pneumonie entre les différents arrondissements est singulière : les arrondissements de la rive gauche sont beaucoup plus frappés que ceux de la rive droite. Sur la rive gauche, les deux arrondissements très aisés du Luxembourg (165) et du Palais-Bourbon (187) ont des chiffres voisins de la moyenne. Mais tous les autres sont gravement frappés : le Ve (Panthéon) atteint 218. Le XIIIe (Gobelins) atteint un chiffre considérable dû à la présence de l'hospice de la Salpêtrière, qui est presque exclusivement consacré à de vieilles femmes infirmes (358). Le XIVe (Observatoire) doit le chiffre de 255 à la présence de l'hospice des Enfants-Assistés. Enfin le XVe (Vaugirard) atteint le chiffre élevé de 200.

Sur la rive droite, le XVIe (Passy), qui contient tout autant de vieillards que les Gobelins, ne fournit que 140 décès par pneumonie pour 100,000 habitants. Les autres arrondissements aisés donnent des chiffres inférieurs. Les arrondissements populeux ne sont pas très frappés (Buttes-Chaumont, 148 ; Ménilmontant, 170, etc.).

Pneumonie.

POUR 100,000 VIVANTS EN CHAQUE ARRONDISSEMENT COMBIEN DE DÉCÈS ?							
ARRONDISSEMENTS	1865-69	1870-71	1872-75	1876-80	1881-85	1886	1887
1er. Louvre	129	248	150	169	167	289	153
2e. Bourse	131	207	125	164	129	155	160
3e. Temple	126	215	112	117	139	144	134
4e. Hôtel-de-Ville	184	242	124	143	161	212	181
5e. Panthéon	223	346	203	227	218	315	206
6e. Luxembourg	108	289	155	186	165	218	201
7e. Palais-Bourbon	203	470	163	195	187	207	192
8e. Élysée	138	206	128	112	114	118	132
9e. Opéra	112	182	129	120	113	137	128
10e. Enclos-St-Laurent	248	333	127	127	140	183	164
11e. Popincourt	141	175	112	135	160	192	182
12e. Reuilly	243	351	156	184	177	215	172
13e. Gobelins	316	714	185	247	358	475	442
14e. Observatoire	253	517	223	218	255	327	232
15e. Vaugirard	243	488	164	185	200	204	202
16e. Passy	157	293	165	140	140	159	135
17e. Batignol-Monceaux	135	219	141	157	140	175	149
18e. Montmartre	169	180	139	176	188	254	225
19e. Buttes-Chaumont	191	255	169	172	148	202	199
20e. Ménilmontant	183	189	135	154	170	218	188
Paris { sexe masculin	181	343	154	167	182	240	199
Paris { sexe féminin	177	242	141	162	174	213	193
Deux sexes	178	292	146	164	178	227	196

POUR 100,000 HABITANTS DE CHAQUE AGE, COMBIEN DE DÉCÈS ?		
AGES	1876-80	1881-85
De 0 à 1 an	1.037	2.036
1 2	1.257	1.569
2 3	565	533
3 4	254	257
4 5	147	134
1 5	536	594
5 10	45	41
10 15	45	43
15 20	24	26
20 25	29	29
25 30	35	40
30 35	49	55
35 40	62	71
40 45	81	97
45 50	116	122
50 55	178	184
55 60	250	273
60 65	355	404
65 70	627	637
70 75	1.026	970
75 80	1.781	1.464
80 85	2.518	2.333
85 90	2.161	1.969
90 95	2.255	1.371
95 100	1.730	483
100 0	»	»

PLEURÉSIE (1).

La fréquence moyenne de la pleurésie (à laquelle nous joignons les complications ordinaires de cette maladie : hydrothorax, etc.) est de 17 décès pour 100,000 habitants. Elle est deux fois plus fréquente chez les hommes que chez les femmes.

La pleurésie attaque rarement les adultes (8 décès pour 100,000 vivants de 15 à 20 ans). Elle n'est pas rare dans la première enfance jusqu'à 5 ans; mais c'est vers 50 ans qu'elle devient surtout fréquente (34 décès pour 100,000 vivants de 55 à 60 ans); cette proportion s'élève lentement avec l'âge.

La fréquence de la pleurésie est à peu près la même dans tous les arrondissements de Paris; ceux de la rive gauche sont en général un peu plus frappés que ceux de la rive droite, la différence est d'ailleurs peu importante.

Pleurésie.

	POUR 100,000 VIVANTS EN CHAQUE ARRONDISSEMENT, COMBIEN DE DÉCÈS ?							POUR 100,000 HABITANTS DE CHAQUE AGE, COMBIEN DE DÉCÈS ?		
ARRONDISSEMENTS	1865-69	1870-71	1872-75	1876-80	1881-85	1886	1887	AGES	1876-80	1881-85
1er. Louvre	20	19	21	17	16	24	16	De 0 à 1 an	22	17
2e. Bourse	14	21	15	18	16	15	19	1 2	25	18
3e. Temple	17	24	14	22	13	37	31	2 3	12	12
4e. Hôtel de Ville	22	35	12	13	17	19	12	3 4	17	12
5e. Panthéon	20	25	21	21	18	22	13	4 5	8	5
6e. Luxembourg	28	36	14	13	16	16	27	1 5	15	12
7e. Palais-Bourbon	27	58	23	26	19	32	24	5 10	4	4
8e. Élysée	17	36	15	14	17	16	15	10 15	1	2
9e. Opéra	12	15	18	11	16	12	20	15 20	4	8
10e. Enclos-St-Laurent	16	41	20	14	15	19	16	20 25	9	8
11e. Popincourt	16	17	13	18	17	13	14	25 30	10	10
12e. Reuilly	19	49	17	20	18	33	15	30 35	12	12
13e. Gobelins	20	38	15	13	18	20	21	35 40	15	16
14e. Observatoire	14	39	23	25	19	27	27	40 45	21	19
15e. Vaugirard	23	60	19	18	19	20	17	45 50	22	25
16e. Passy	13	30	17	15	14	16	19	50 55	29	28
17e. Batignolles-Monceau	21	33	23	15	15	28	17	55 60	35	34
18e. Montmartre	11	25	18	17	15	17	15	60 65	40	47
19e. Buttes-Chaumont	12	32	22	16	14	15	13	65 70	51	49
20e. Ménilmontant	12	20	14	12	11	15	11	70 75	62	45
								75 80	100	44
Paris { sexe masculin	21	41	21	21	21	29	23	80 85	62	51
Paris { sexe féminin	14	21	14	12	13	14	14	85 90	61	45
								90 95	36	66
								95 100	»	»
Les deux sexes	18	31	17	17	17	21	18	100 ω	»	»

APOPLEXIE PULMONAIRE

La fréquence moyenne de l'apoplexie pulmonaire est de 26 décès pour 100,000 vivants. Elle est à peu près la même chez les deux sexes. C'est une maladie propre aux âges extrêmes et surtout aux vieillards. Sa répartition entre les différents arrondissements de Paris est sensiblement la même que celle de la pneumonie.

---

(1) En 1865, on distinguait la *pleurésie,* — l'*hydrothorax,* — l'*empyème.* Nous avons totalisé les chiffres de ces trois rubriques. Depuis 1874, les deux dernières ont été supprimées.

Congestion et apoplexie pulmonaires.

POUR 100,000 VIVANTS EN CHAQUE ARRONDISSEMENT, COMBIEN DE DÉCÈS ?

ARRONDISSEMENTS	1865-69	1870-71	1872-75	1876-80	1881-85	1886	1887
1er. Louvre	5	19	24	18	19	24	28
2e. Bourse	10	14	15	21	30	36	37
3e. Temple	13	6	16	26	31	46	55
4e. Hôtel de Ville	16	22	17	19	25	51	41
5e. Panthéon	16	16	17	24	20	21	27
6e. Luxembourg	13	12	23	26	43	55	48
7e. Palais-Bourbon	22	34	24	26	29	40	29
8e. Élysée	10	12	14	19	22	27	23
9e. Opéra	13	13	14	17	13	21	26
10e. Enclos-Saint-Laurent	12	18	14	22	29	15	33
11e. Popincourt	19	21	19	25	26	34	33
12e. Reuilly	16	30	21	28	29	44	29
13e. Gobelins	17	31	7	19	36	48	41
14e. Observatoire	27	42	35	42	47	37	53
15e. Vaugirard	18	25	19	25	31	28	44
16e. Passy	43	70	31	36	34	40	48
17e. Batignolles-Monceau	10	15	14	20	25	33	36
18e. Montmartre	9	19	9	16	17	16	24
19e. Buttes-Chaumont	9	12	13	15	19	13	17
20e. Ménilmontant	11	26	17	17	19	33	26
Paris { sexe masculin	17	25	20	26	30	39	36
Paris { sexe féminin	12	15	15	19	23	30	32
Les deux sexes	14	20	17	22	26	34	34

POUR 100,000 HABITANTS DE CHAQUE AGE, COMBIEN DE DÉCÈS ?

AGES		1876-80	1881-85
De 0 à	1 an	114	131
1	2	27	28
2	3	11	11
3	4	6	7
4	5	3	5
1	5	12	12
5	10	2	3
10	15	2	3
15	20	4	4
20	25	4	6
25	30	7	11
30	35	10	14
35	40	14	21
40	45	16	25
45	50	23	40
50	55	34	58
55	60	45	79
60	65	73	120
65	70	114	198
70	75	141	281
75	80	297	427
80	85	386	414
85	90	235	468
90	95	495	322
95	100	"	"
100	∞	"	"

DIARRHÉE, ENTÉRITE (1)

La « diarrhée, entérite, cholérine » peut causer la mort à tous les âges, mais c'est le premier âge qui contribue surtout à grossir les chiffres.

Aussi aurait-il mieux valu distinguer pour chaque arrondissement le nombre des décès par diarrhée infantile des décès concernant les adultes, puis rapporter le nombre des décès par diarrhée infantile au nombre des enfants vivants.

Cette distinction n'ayant pas été faite par les statistiques anciennes de la ville de Paris, nous avons dû procéder pour cette maladie comme pour toutes les autres.

Tous les arrondissements excentriques (excepté Passy) ont une mortalité considérable par diarrhée infantile, ce qui tient en partie à ce que ces arrondissements contiennent une proportion d'enfants plus élevée que ceux du centre, et surtout à ce que les enfants y sont mal soignés, et notamment mal nourris par des parents ignorants et pauvres.

---

(1) En 1865, on consacrait à cette maladie quatre rubriques : *Entérite, — Diarrhée, — Cholérine, — Ulcérations gastro-intestinales.*

En 1874, on les remplace par les suivantes : *Diarrhée cholériforme des enfants, — Choléra nostras, — Alimentation insuffisante ou mauvaise.*

En 1880, on y substitue : *Diarrhée gastro-entérite enfantine ou athrepsie, — Entérite.*

Enfin, en 1886, on rédige ces rubriques ainsi : *Diarrhée infantile, athrepsie, Diarrhée et entérite.*

Diarrhée et entérite.

POUR 100,000 VIVANTS EN CHAQUE ARRONDISSEMENT, COMBIEN DE DÉCÈS ?								POUR 100,000 HABITANTS DE CHAQUE AGE, COMBIEN DE DÉCÈS ?		
ARRONDISSEMENTS	1865-69	1870-71	1872-75	1876-80	1881-85	1886	1887	AGES	1876-80	1881-85
1er. Louvre	87	174	136	104	100	87	60	De 0 à 1 an	13.015	16.111
2e. Bourse	76	129	96	93	96	119	86	1 2	1.747	1.627
3e. Temple	139	257	162	170	148	128	102	2 3	344	236
4e. Hôtel de Ville	176	319	139	177	213	173	135	3 4	96	71
5e. Panthéon	237	259	188	208	211	215	191	4 5	48	25
6e. Luxembourg	103	485	126	134	120	108	88	1 5	526	457
7e. Palais-Bourbon	183	389	154	152	152	129	123	5 10	15	13
8e. Élysée	80	220	86	81	72	70	33	10 15	6	5
9e. Opéra	93	153	99	96	94	87	63	15 20	5	4
10e. Enclos-St-Laurent	204	349	212	178	173	141	123	20 25	5	5
11e. Popincourt	302	412	237	260	295	265	250	25 30	8	6
12e. Reuilly	336	392	198	240	276	292	181	30 35	10	10
13e. Gobelins	344	700	284	295	400	376	337	35 40	15	17
14e. Observatoire	519	1.002	324	292	367	293	271	40 45	24	21
15e. Vaugirard	358	729	312	334	345	312	261	45 50	29	27
16e. Passy	144	331	154	106	93	123	82	50 55	42	46
17e. Batignolles-Monceau	194	409	207	235	203	166	145	55 60	71	67
18e. Montmartre	196	377	250	245	317	263	206	60 65	95	89
19e. Buttes-Chaumont	460	407	264	280	362	305	259	65 70	160	129
20e. Ménilmontant	362	589	329	340	421	439	352	70 75	228	189
								75 80	350	220
Paris { sexe masculin	232	382	211	223	258	235	196	80 85	330	239
Paris { sexe féminin	226	372	191	195	222	199	167	85 90	226	143
								90 95	184	100
								95 100	»	»
Les deux sexes	229	377	201	208	241	217	181	100 ω	»	»

CIRRHOSE DU FOIE (1)

La fréquence moyenne de la cirrhose du foie est bien plus faible que celle des maladies dont nous venons de parler.

Elle est seulement de 16 pour 100,000 habitants.

Elle est deux ou trois fois plus fréquente chez les hommes (23) que chez les femmes (10) ; ce qui tient à ce que la cirrhose est causée surtout par l'ivrognerie, vice plus répandu chez les hommes que chez les femmes.

La cirrhose ne s'observe guère avant 30 ans. Sa fréquence augmente avec l'âge jusque vers 50 ans, où elle atteint 46 ; puis elle conserve ce taux jusque vers 75 ans ; plus tard, elle devient plus rare.

Naturellement, c'est dans les centres ouvriers que la cirrhose se rencontre le plus. Elle est rare dans les arrondissements aisés, tels que Passy, l'Élysée, l'Opéra, la Bourse, le Palais-Bourbon, le Luxembourg, tandis qu'elle est toujours fréquente dans les XIIIe, XIVe XVe XIXe arrondissements, etc.

---

(1) En 1865, la cirrhose ne figurait pas sur la nomenclature des maladies. On ne distinguait parmi les maladies du foie que « l'hépatite » et « l'ictère ». Nous avons supposé que les décès par cirrhose constituaient à peu près la totalité de ceux qui ont été comptés sous la rubrique « Hépatite ».

Depuis 1874, on distingue cinq ou six maladies du foie dont la cirrhose.

Cirrhose du foie et hépatite.

POUR 100,000 VIVANTS EN CHAQUE ARRONDISSEMENT, COMBIEN DE DÉCÈS ?

ARRONDISSEMENTS	1865-69	1870-71	1872-75	1876-80	1881-85	1886	1887
1er. Louvre	23	35	15	18	15	21	16
2e. Bourse	21	27	15	13	15	11	10
3e. Temple	30	32	47	8	12	20	13
4e. Hôtel de Ville	34	37	15	16	22	24	30
5e. Panthéon	39	24	15	12	21	25	34
6e. Luxembourg	29	30	14	7	13	12	8
7e. Palais-Bourbon	33	40	16	8	8	7	17
8e. Élysée	27	30	18	7	9	15	6
9e. Opéra	19	38	15	5	8	8	5
10e. Enclos-St-Laurent	36	44	19	12	15	21	16
11e. Popincourt	21	37	17	14	18	17	21
12e. Reuilly	40	38	20	12	11	16	23
13e. Gobelins	20	40	14	14	21	23	16
14e. Observatoire	48	31	12	11	18	32	19
15e. Vaugirard	30	35	17	12	17	21	27
16e. Passy	28	56	8	6	9	4	8
17e. Batignolles-Monceau	31	49	19	16	12	10	13
18e. Montmartre	22	33	15	8	17	19	18
19e. Buttes-Chaumont	20	27	22	11	17	21	24
20e. Ménilmontant	21	30	20	7	20	26	23
Paris (sexe masculin	32	40	18	16	23	27	28
Paris (sexe féminin	25	30	14	6	10	12	11
Les deux sexes	28	35	16	11	16	19	19

POUR 100,000 HABITANTS DE CHAQUE AGE, COMBIEN DE DÉCÈS ?

AGES		1876-80	1881-85
De 0 à	1 an	3	»
1	2	»	»
2	3	»	1
3	4	»	»
4	5	»	»
1	5	»	»
5	10	»	»
10	15	»	»
15	20	»	»
20	25	»	1
25	30	3	4
30	35	5	7
35	40	10	16
40	45	19	26
45	50	24	38
50	55	33	46
55	60	39	59
60	65	42	58
65	70	36	40
70	75	33	35
75	80	18	36
80	85	13	15
85	90	8	15
90	95	»	»
95	100	»	»
100	ω	»	»

NÉPHRITE ET MAL DE BRIGHT (1)

Le mal de Bright a beaucoup augmenté à Paris. Sa fréquence moyenne actuelle est de 27 décès pour 100,000 habitants. Elle est notablement plus grande chez les hommes (35) que chez les femmes (20).

De même que la cirrhose, il est fréquent dans les XIIIe (Gobelins) (28) et XIVe Observatoire) (33) arrondissements. Dans le XVIe (Passy), il était rare naguère, mais sa fréquence est devenue considérable (34).

---

(1) En 1865, on distinguait la « néphrite » et « l'albuminurie ». Depuis 1874, on remplace ces rubriques par la « néphrite » et le « mal de Bright ». Nous avons additionné les chiffres de ces différentes rubriques.

Néphrite et mal de Bright.

POUR 100,000 VIVANTS EN CHAQUE ARRONDISSEMENT, COMBIEN DE DÉCÈS ?							
ARRONDISSEMENTS	1865-69	1870-71	1872-75	1876-80	1881-85	1886	1887
1er. Louvre	8	6	20	27	30	26	44
2e. Bourse	7	17	13	24	27	28	43
3e. Temple	9	12	13	17	26	28	28
4e. Hôtel de Ville	13	18	17	25	26	29	41
5e. Panthéon	14	22	17	28	29	23	43
6e. Luxembourg	11	15	18	21	23	33	28
7e. Palais-Bourbon	13	23	13	13	23	32	35
8e. Élysée	14	27	20	26	31	26	50
9e. Opéra	8	12	12	20	27	35	45
10e. Enclos-St-Laurent	11	22	14	19	27	28	31
11e. Popincourt	10	13	14	21	25	28	30
12e. Reuilly	11	15	16	18	25	31	40
13e. Gobelins	14	18	14	22	28	36	37
14e. Observatoire	12	27	20	29	33	38	40
15e. Vaugirard	13	36	13	19	24	41	31
16e. Passy	7	13	18	27	34	45	32
17e. Batign.-Monceau	8	13	14	18	22	35	35
18e. Montmartre	8	10	10	17	22	29	32
19e. Buttes-Chaumont	8	8	12	17	18	22	28
20e. Ménilmontant	7	9	13	16	21	30	29
Paris (sexe masculin	12	21	18	27	35	41	49
Paris (sexe féminin	8	11	11	15	20	26	27
Les deux sexes	10	16	14	21	27	33	38

POUR 100,000 HABITANTS DE CHAQUE AGE, COMBIEN DE DÉCÈS ?		
AGES	1876-80	1881-85
De 0 à 1 an	14	23
1 2	13	20
2 3	17	10
3 4	13	17
4 5	11	18
1 5	14	15
5 10	7	5
10 15	6	5
15 20	8	10
20 25	8	11
25 30	12	16
30 35	15	17
35 40	17	27
40 45	21	32
45 50	30	38
50 55	37	51
55 60	52	64
60 65	62	72
65 70	86	85
70 75	82	108
75 80	93	102
80 85	72	106
85 90	24	98
90 95	73	33
95 100	»	161
100 »	»	»

FIÈVRE PUERPÉRALE (1)

La fréquence de la fièvre puerpérale est de 427 pour 100,000 naissances.

Contrairement à tant d'autres maladies, cette fièvre est rare dans plusieurs arrondissements pauvres tandis qu'elle fait des victimes dans les arrondissements du Louvre (465), de la Bourse (422), de l'Élysée (665). Au contraire, l'arrondissement le plus misérable de Paris, les Gobelins, n'a que (336), Vaugirard (250), les Buttes-Chaumont (339), etc.

---

(1) En 1865, on distinguait la *métropéritonite (fièvre puerpérale)* (la seule dont les chiffres figurent sur nos tableaux) et les *suites de couches.*

En 1874, on remplace ces rubriques par les suivantes : *Accidents de l'accouchement,* — *Fièvre puerpérale* (la seule dont les chiffres figurent sur nos tableaux), — *Autres accidents puerpéraux (mort subite).*

En 1880, la seconde de ces rubriques est remplacée par les quatre suivantes dont le total figure sur nos tableaux : *Affections puerpérales : Métropéritonite,* — *Lymphangite* — *Phlébite,* — *Septicémie.*

En 1886, on remplace ces quatre rubriques par les deux suivantes, dont le total figure sur nos tableaux : *Septicémie puerpérale,* — *Métropéritonite puerpérale.*

Fièvre puerpérale.

POUR 100,000 NAISSANCES EN CHAQUE ARRONDISSEMENT, COMBIEN DE DÉCÈS?							
ARRONDISSEMENTS	1865-69	1870-71	1872-75	1876-80	1881-85	1886	1887
1er. Louvre	757	816	862	645	465	299	531
2e. Bourse	640	1.040	798	587	422	249	252
3e. Temple	668	450	667	365	392	384	130
4e. Hôtel de Ville	516	931	658	414	551	322	374
5e. Panthéon	629	274	429	429	537	453	189
6e. Luxembourg	620	848	704	380	622	189	435
7e. Palais-Bourbon	798	657	779	384	316	469	518
8e. Élysée	596	330	682	564	665	518	515
9e. Opéra	759	516	676	436	417	361	423
10e. Enclos-Saint-Laurent	634	495	505	436	629	588	485
11e. Popincourt	648	601	711	369	360	512	430
12e. Reuilly	905	566	486	537	516	373	270
13e. Gobelins	387	644	270	142	336	243	151
14e. Observatoire	544	490	447	170	539	450	280
15e. Vaugirard	562	800	687	430	250	387	316
16e. Passy	444	582	432	240	241	190	690
17e. Batignolles-Monceau	378	493	077	367	316	342	270
18e. Montmartre	843	653	581	408	394	300	209
19e. Buttes-Chaumont	325	403	640	247	389	323	418
20e. Ménilmontant	504	423	609	317	352	298	427
Paris { sexe masculin	"	"	"	"	"	"	"
{ sexe féminin	577	592	608	377	427	371	373
Les deux sexes	577	592	608	377	427	371	373

ÉRYSIPÈLE

La fréquence moyenne des décès par érysipèle est de 14 pour 100,000 vivants. La fréquence de cette maladie paraît être restée constamment la même depuis 1865. Il convient d'ailleurs de remarquer qu'il est malaisé de compter exactement les décès causés par l'érysipèle. Lorsque cette maladie vient compliquer une plaie (ainsi qu'il arrive souvent) ou lorsqu'elle survient au cours d'une autre maladie, elle est considérée comme ne constituant qu'un accident, et le décès est alors attribué, non pas à l'érysipèle, mais à la maladie principale cause de mort. En règle générale, on doit donc admettre que nous ne comptons comme dus à l'érysipèle que les décès qu'il est impossible d'attribuer à une autre cause.

Ces décès n'ont une fréquence notable qu'à partir de 45 ans.

Leur fréquence est à peu près la même dans les divers arrondissements de Paris.

Erysipèle.

ARRONDISSEMENTS	1865-69	1870-71	1872-75	1876-80	1881-85	1886	1887
1er. Louvre	12	12	17	17	11	14	3
2e. Bourse	15	8	14	11	11	14	6
3e. Temple	12	10	14	9	14	5	6
4e. Hôtel de Ville	18	15	21	11	16	11	9
5e. Panthéon	17	19	18	13	13	9	5
6e. Luxembourg	24	22	18	13	13	7	11
7e. Palais-Bourbon	14	21	22	15	12	3	9
8e. Élysée	15	17	15	7	11	4	4
9e. Opéra	11	7	12	11	13	12	6
10e. Enclos-St-Laurent	17	20	19	12	14	8	8
11e. Popincourt	14	15	20	14	11	9	12
12e. Reuilly	26	15	15	11	15	9	13
13e. Gobelins	16	11	19	17	17	20	16
14e. Observatoire	41	59	28	17	21	10	7
15e. Vaugirard	24	27	17	13	14	13	10
16e. Passy	8	14	10	9	13	11	7
17e. Batign.-Monceau	10	16	15	11	12	8	12
18e. Montmartre	11	10	20	14	13	9	9
19e. Buttes-Chaumont	12	8	17	10	15	7	12
20e. Ménilmontant	15	14	21	12	12	12	9
Paris (sexe masculin	17	20	19	14	15	11	10
Paris (sexe féminin	15	13	16	11	13	8	9
Les deux sexes	16	16	17	12	14	10	9

POUR 100,000 VIVANTS EN CHAQUE ARRONDISSEMENT, COMBIEN DE DÉCÈS ?

POUR 100,000 HABITANTS DE CHAQUE AGE, COMBIEN DE DÉCÈS ?

AGES		1876-80	1881-85
De 0 à 1 an		244	265
1	2	15	10
2	3	6	5
3	4	1	1
4	5	2	1
1	5	6	4
5	10	»	»
10	15	»	1
15	20	3	4
20	25	4	4
25	30	4	5
30	35	6	6
35	40	8	9
40	45	9	12
45	50	12	15
50	55	17	21
55	60	23	29
60	65	28	30
65	70	43	37
70	75	60	43
75	80	61	49
80	85	69	72
85	90	95	98
90	95	73	66
95	100	»	161
100	ω	»	»

DÉBILITÉ CONGÉNITALE (1)

Sur 100,000 enfants de moins de un an, il y en a 4,785 dont la mort est attribuée à la débilité congénitale. Aux âges suivants, cette cause de mort ne devrait jamais être invoquée, et il est vrai de dire qu'elle l'est très rarement.

La fréquence de la débilité congénitale devrait logiquement être calculée en comparant le nombre des décès au nombre des enfants du premier âge. Toutefois, la difficulté de déterminer la population infantile de Paris, avant que la loi protectrice de l'enfance eût rendu obligatoire la déclaration des mises en nourrice, nous a déterminé à calculer, dans le tableau où nous comparons les chiffres anciens aux chiffres actuels, la fréquence de cette maladie en comparant le nombre des décès au nombre des vivants quel que soit leur âge.

---

(1) En 1865, cette rubrique était rédigée ainsi : *Débilité congénitale et vices de conformation des nouveau-nés*.
Depuis 1874, il y a une rubrique spéciale pour la *débilité congénitale*. Nous n'avons pas réuni les chiffres de cette rubrique à ceux des autres rubriques : *Vices de conformation*, — *Défaut de soins*, etc.

Débilité congénitale.

POUR 100,000 VIVANTS EN CHAQUE ARRONDISSEMENT, COMBIEN DE DÉCÈS?

ARRONDISSEMENTS	1865-69	1870-71	1872-75	1876-80	1881-85	1886	1887
1er. Louvre	46	63	59	46	25	29	25
2e. Bourse	47	50	49	45	32	38	40
3e. Temple	54	82	70	67	54	37	49
4e. Hôtel de Ville	87	177	102	75	48	55	59
5e. Panthéon	127	169	93	71	50	30	38
6e. Luxembourg	85	168	84	69	52	57	46
7e. Palais-Bourbon	37	57	61	42	27	27	28
8e. Élysée	36	71	49	32	22	19	22
9e. Opéra	42	86	58	51	34	33	40
10e. Enclos-St-Laurent	77	219	135	88	75	51	59
11e. Popincourt	89	156	110	96	57	54	59
12e. Reuilly	124	230	123	87	56	48	47
13e. Gobelins	121	213	101	79	88	48	69
14e. Observatoire	209	428	189	136	142	85	79
15e. Vaugirard	136	221	94	83	56	46	71
16e. Passy	41	40	84	72	45	32	41
17e. Batign.-Monceau	97	145	91	68	46	41	46
18e. Montmartre	123	196	91	117	63	73	75
19e. Buttes-Chaumont	88	150	118	108	73	71	66
20e. Ménilmontant	130	196	126	100	67	45	56
Paris { sexe masculin	97	168	103	86	63	57	60
Paris { sexe féminin	84	148	85	74	54	42	51
Les deux sexes	90	158	94	80	58	50	55

POUR 100,000 HABITANTS DE CHAQUE AGE, COMBIEN DE DÉCÈS?

AGES		1876-80	1881-85
De 0 à	1 an	6.701	4.785
1	2	101	9
2	3	17	3
3	4	5	1
4	5	2	»
1	5	29	3
5	10	»	»
10	15	»	»
15	20	»	»
20	25	»	»
25	30	»	»
30	35	»	»
35	40	»	»
40	45	»	»
45	50	»	»
50	55	»	»
55	60	»	»
60	65	»	»
65	70	»	»
70	75	»	»
75	80	»	»
80	85	»	»
85	90	»	»
90	95	»	»
95	100	»	»
100	ω	»	»

DÉBILITÉ SÉNILE

Cette cause de mort est invoquée deux fois plus souvent pour les femmes que pour les hommes.

Cette maladie étant propre aux vieillards, il serait logique de comparer dans chaque arrondissement le nombre des décès au nombre des vieillards recensés et non pas, comme nous l'avons fait, à l'ensemble de la population.

Malheureusement, les anciens recensements n'ont pas été publiés et ont disparu. Nous ne connaissons la composition par âge de la population de chaque arrondissement que par les derniers recensements. Pour avoir des chiffres comparables à ceux des périodes plus anciennes, nous avons dû rapporter le nombre des décès par débilité sénile à l'ensemble de la population sans distinction d'âge.

Débilité sénile.

POUR 100,000 VIVANTS EN CHAQUE ARRONDISSEMENT, COMBIEN DE DÉCÈS ?

ARRONDISSEMENTS	1865-69	1870-71	1872-75	1876-80	1881-85	1886	1887
1er. Louvre	40	46	24	37	55	53	67
2e. Bourse	18	59	36	46	36	42	39
3e. Temple	22	50	25	43	51	86	61
4e. Hôtel de Ville	24	85	29	86	41	45	51
5e. Panthéon	80	179	59	69	59	51	56
6e. Luxembourg	57	157	82	87	75	120	75
7e. Palais-Bourbon	145	221	106	137	88	51	70
8e. Élysée	34	82	42	56	48	58	49
9e. Opéra	25	98	35	55	58	58	52
10e. Enclos-St-Laurent	20	108	36	47	52	56	61
11e. Popincourt	25	121	36	45	44	45	37
12e. Reuilly	33	173	68	61	67	66	85
13e. Gobelins	119	358	36	75	97	113	95
14e. Observatoire	28	158	50	86	67	81	48
15e. Vaugirard	50	153	45	73	90	115	89
16e. Passy	45	112	67	110	86	63	82
17e. Batignolles-Monceau	62	93	47	80	72	64	79
18e. Montmartre	64	169	53	65	60	55	51
19e. Buttes-Chaumont	40	83	30	42	54	71	63
20e. Ménilmontant	25	110	41	53	62	54	52
Paris (sexe masculin	31	90	33	44	44	43	42
Paris (sexe féminin	61	168	59	81	80	88	81
Les deux sexes	45	129	46	62	62	66	61

POUR 100,000 HABITANTS DE CHAQUE ÂGE, COMBIEN DE DÉCÈS ?

AGES		1876-80	1881-85
De 0 à	1 an	»	»
1	2	»	»
2	3	»	»
3	4	»	»
4	5	»	»
1	5	»	»
5	10	»	»
10	15	»	»
15	20	»	»
20	25	»	»
25	30	»	»
30	35	»	»
35	40	»	»
40	45	»	»
45	50	0.4	»
50	55	2	1
55	60	7	10
60	65	39	49
65	70	137	174
70	75	603	649
75	80	2.350	2.555
80	85	7.478	6.567
85	90	10.161	8.404
90	95	13.807	9.698
95	100	11.923	8.548
100	∞	9.090	6.153

SUICIDE

La fréquence moyenne des suicides à Paris est de 43 pour 100,000 habitants. Cette cause de mort est deux ou trois fois plus fréquente chez les hommes (69) que chez les femmes (18). Sa fréquence augmente progressivement avec l'âge.

L'arrondissement qui compte le plus de suicides semble être le IVe (Hôtel de Ville); mais le chiffre qui le concerne est faussé par la présence de la Morgue, où sont apportés et enregistrés un grand nombre de suicidés provenant de toutes les parties de la ville.

La fréquence du suicide varie assez peu d'un arrondissement à l'autre. Les centres industriels (Popincourt (48) — Ménilmontant (49) etc.), en comptent un peu plus que les autres arrondissements.

Suicide.

	POUR 100,000 VIVANTS EN CHAQUE ARRONDISSEMENT, COMBIEN DE DÉCÈS?							POUR 100,000 HABITANTS DE CHAQUE AGE, COMBIEN DE DÉCÈS?		
ARRONDISSEMENTS	1865-69	1870-71	1872-75	1876-80	1881-85	1886	1887	AGES	1876-80	1881-85
1er. Louvre	34	26	40	35	36	47	42	De 0 à 1 an	»	»
2e. Bourse	26	31	35	37	41	36	31	1 2	»	»
3e. Temple	28	29	40	37	49	45	36	2 3	»	»
4e. Hôtel de Ville	68	45	34	41	65	50	48	3 4	»	»
5e. Panthéon	28	16	33	34	20	23	35	4 5	»	»
6e. Luxembourg	23	16	16	27	35	20	22	1 5	»	»
7e. Palais-Bourbon	30	21	30	28	30	21	25	5 10	1	3
8e. Élysée	18	17	28	29	28	24	22	10 15	4	6
9e. Opéra	18	19	28	28	25	24	35	15 20	20	29
10e. Enclos-St-Laurent	36	23	33	36	47	47	46	20 25	23	31
11e. Popincourt	37	36	39	44	48	46	42	25 30	32	37
12e. Reuilly	30	31	34	34	49	42	40	30 35	31	41
13e. Gobelins	30	30	37	30	42	50	30	35 40	39	44
14e. Observatoire	38	30	38	42	44	37	45	40 45	43	58
15e. Vaugirard	33	38	31	36	41	44	50	45 50	52	69
16e. Passy	19	21	28	30	34	25	20	50 55	68	78
17e. Batignolles-Monceau	27	21	18	30	33	29	36	55 60	87	90
18e. Montmartre	31	27	34	33	41	40	39	60 65	91	98
19e. Buttes-Chaumont	32	27	37	35	44	50	46	65 70	108	112
20e. Ménilmontant	42	34	45	43	49	48	56	70 75	87	69
								75 80	83	73
Paris { sexe masculin	51	42	50	55	69	62	60	80 85	42	69
Paris { sexe féminin	13	12	16	17	18	18	20	85 90	64	45
								90 95	36	100
								95 100	»	»
Les deux sexes	32	27	33	36	43	39	40	100 ω	»	»

AUTRES MORTS VIOLENTES

Les autres morts violentes ont une fréquence moindre que les suicides (25 décès pour 100,000 habitants).

Elles sont cinq fois plus fréquentes parmi les hommes (42) que parmi les femmes (8). Les motifs de cette différence sont aisés à découvrir.

Les morts violentes, autres que le suicide, sont plus fréquentes dans les arrondissements voués à la grande industrie, c'est-à-dire dans les quartiers excentriques, que dans ceux du centre.

Morts violentes (suicide excepté).

POUR 100,000 VIVANTS EN CHAQUE ARRONDISSEMENT, COMBIEN DE DÉCÈS								POUR 100,000 HABITANTS DE CHAQUE AGE, COMBIEN DE DÉCÈS		
ARRONDISSEMENTS	1865-69	1870-71	1872-75	1876-80	1881-85	1886	1887	AGES	1876-80	1881-85
1er. Louvre	15	128	8	24	15	19	22	De 0 à 1 an . . .	62	70
2e. Bourse	11	58	8	46	18	17	98 (1)	1 2 . . .	34	39
3e. Temple	12	62	10	19	14	10	22	2 3 . . .	17	33
4e. Hôtel de Ville . . .	59	206	18	21	24	21	22	3 4 . . .	18	24
5e. Panthéon	26	390	19	24	16	20	17	4 5 . . .	19	21
6e. Luxembourg . . .	13	206	6	17	13	22	13	1 5 . . .	22	29
7e. Palais-Bourbon . .	16	288	12	17	14	15	16	5 10 . . .	13	13
8e. Elysée.	28	617	13	21	19	16	20	10 15 . . .	9	8
9e. Opéra.	11	213	9	14	9	16	11	15 20 . . .	17	18
10e. Enclos-St-Laurent .	22	223	13	25	26	29	27	20 25 . . .	14	19
11 . Popincourt	22	117	15	20	19	27	24	25 30 . . .	21	22
12e. Reuilly	30	204	20	29	31	34	39	30 35 . . .	19	23
13e. Gobelins	27	219	20	25	33	28	29	35 40 . . .	22	22
14e. Observatoire. . . .	24	148	19	22	23	14	23	40 45 . . .	26	27
15e. Vaugirard. . . .	33	251	21	31	30	33	38	45 50 . . .	32	29
16e. Passy	20	458	20	25	23	20	30	50 55 . . .	33	33
17e. Batign.-Monceau. .	19	97	10	29	26	23	24	55 60 . . .	30	28
18e. Montmartre	21	183	16	28	26	23	20	60 65 . . .	42	34
19e. Buttes-Chaumont. .	37	110	29	34	39	47	53	65 70 . . .	49	42
20e. Ménilmontant . . .	20	228	15	22	21	30	20	70 75 . . .	56	47
								75 80 . . .	74	75
Paris { sexe masculin .	38	384	24	40	42	41	42	80 85 . . .	108	106
Paris { sexe féminin. .	8	23	6	8	8	13	19	85 90 . . .	43	82
								90 95 . . .	36	66
								95 100 . . .	»	»
Les deux sexes	23	204	15	24	25	27	30	100 » . . .	»	»

(1) Incendie de l'Opéra-Comique.

RÉSUMÉ GÉNÉRAL

Après avoir fait connaître l'accroissement de la population de Paris dans chacun des quartiers de Paris, nous avons fixé par des chiffres le degré moyen d'aisance de chacun d'eux.

Nous avons montré le nombre sans cesse grandissant des étrangers fixés à Paris. Nous avons montré les quartiers plus particulièrement choisis par chaque nationalité.

Nous avons caractérisé les principales professions répandues dans chaque quartier.

Nous avons montré que les quartiers pauvres contiennent à peu près deux fois plus d'enfants que les quartiers riches.

La nuptialité de Paris est faible. Celle des quartiers pauvres est un peu plus élevée que celle des quartiers riches. Un dixième des mariages sont accompagnés de légitimation d'enfant (la proportion n'est guère que d'un vingtième dans les quartiers riches; elle atteint presque un sixième dans les quartiers pauvres).

La natalité à Paris est extrêmement faible, surtout dans les quartiers riches : plus un quartier contient de pauvres, plus sa natalité (tant légitime qu'illégitime) est élevée. La proportion d'illégitimes reconnus ou légitimés est beaucoup plus forte dans les quartiers pauvres que dans les quartiers riches. On envoie plus d'enfants en nourrice dans les quartiers riches (Passy excepté) que dans les quartiers pauvres.

On envoie en nourrice près d'un quart des enfants légitimes; un peu moins de la moitié de ces nourrissons sont élevés au sein. On envoie en nourrice environ un tiers des enfants illégitimes; un tiers d'entre ces nourrissons sont élevés au sein.

La mortinatalité est très grande dans tous les quartiers de Paris. Le degré d'aisance d'un quartier n'a aucune influence sur sa mortinatalité.

La mortalité est en général double dans les quartiers pauvres de la périphérie de ce qu'elle est dans les quartiers riches. Cette différence est surtout sensible pour les enfants de moins de cinq ans et pour les adultes. Elle est plus effacée pour les vieillards.

La *fièvre typhoïde* (p. 40) a été très fréquente en 1870-71, en 1876, et enfin pendant la période quinquennale 1880-84. Elle est revenue à son taux normal. La réceptivité de cette fièvre, contrairement à ce qu'on dit souvent, est encore très notable dans la vieillesse. Le VII\ arrondissement (très militaire) est toujours le plus frappé, et le XX\, quoique très pauvre, est toujours le plus indemne.

La *variole* (p. 42) est fréquente de 0 à 3 ans, rare à 15 ans, moins rare aux âges adultes. Elle s'est presque circonscrite à l'est de la ville.

La *rougeole* (p. 44), la *scarlatine* (p. 46) toujours rare à Paris, la *coqueluche* (p. 47) et la *diphtérie* (p. 49) augmentent; elles sont beaucoup plus fréquentes dans les quartiers pauvres que dans les riches.

La *phtisie* (p. 51) est particulièrement fréquente à Paris, surtout dans les quartiers pauvres; elle reste à peu près stationnaire depuis 1865; elle est plus fréquente chez les hommes que chez les femmes. Sa réceptivité atteint son maximum entre 30 et 45 ans; elle reste considérable, même dans la vieillesse.

Le *cancer* (p. 53) semble avoir tendance à augmenter; il est plus fréquent chez les femmes que chez les hommes.

Le *diabète* (p. 54) semble augmenter de fréquence; il est plus fréquent chez les hommes que chez les femmes; il est plus fréquent dans les quartiers très riches que dans la plupart des quartiers pauvres.

La *méningite* (p. 55), de même que les maladies d'enfants, est plus fréquente chez les petits garçons que chez les petites filles.

La *congestion* et l'*hémorragie cérébrales* (p. 56) conservent une fréquence à peu près constante depuis 1865; ces maladies sont un peu plus fréquentes chez les hommes que chez les femmes.

Les *maladies organiques du cœur* (p. 57) sont un peu plus fréquentes chez les femmes que chez les hommes. Leur fréquence augmente beaucoup.

La *bronchite* (p. 58) est surtout répandue dans les quartiers pauvres. Il en est de même de la *pneumonie*, de la *pleurésie* et de l'*apoplexie pulmonaire*, qui sont surtout fréquentes dans les quartiers pauvres de la rive gauche.

La *diarrhée infantile* (p. 62), toujours plus meurtrière pour les petits garçons que pour les petites filles, est beaucoup plus répandue dans les quartiers pauvres que dans les quartiers riches.

La *cirrhose* (p. 63) et la *néphrite* (p. 64) sont plus fréquentes chez les hommes que chez les femmes, chez les riches que chez les pauvres. Au contraire, la *fièvre puerpérale* (p. 65) est surtout répandue dans le centre.

Nous avons étudié aussi l'*érysipèle* (p. 66), la *débilité congénitale* (p. 67), la *débilité sénile* (p. 68). Le *suicide* (p. 69) obéit à Paris à ses lois ordinaires. Les autres *morts violentes* (p. 70), un peu moins nombreuses que les suicides, ont une fréquence qui augmente avec l'âge.

CARTOGRAMMES

ET

DIAGRAMMES

DENSITÉ DE LA POPULATION

Sur un hectare, combien d'habitants ?

(VOIR INTRODUCTION, PAGE 8.)

SOURCE : *Résultats statistiques du dénombrement de 1886 et renseignements relatifs aux dénombrements antérieurs.*

1801

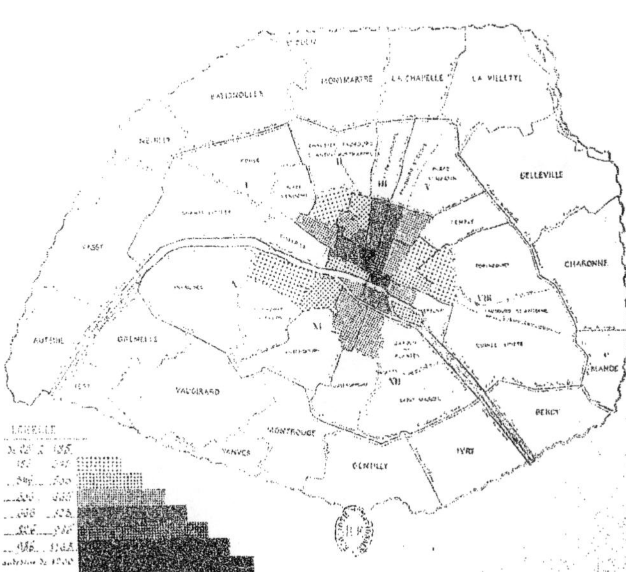

Pour faciliter les comparaisons, on a, sur tous les plans de Paris, donné aux rues leurs noms actuels. Pour la même raison, on a marqué sur les plans de 1801, 1817 et 1836, l'emplacement des fortifications, quoique celles-ci n'aient été construites qu'en 1841-46. La commune des Batignolles et celle de Grenelle n'ont été créées qu'en 1830.

DENSITÉ DE LA POPULATION *(Suite.)*

1817

1836

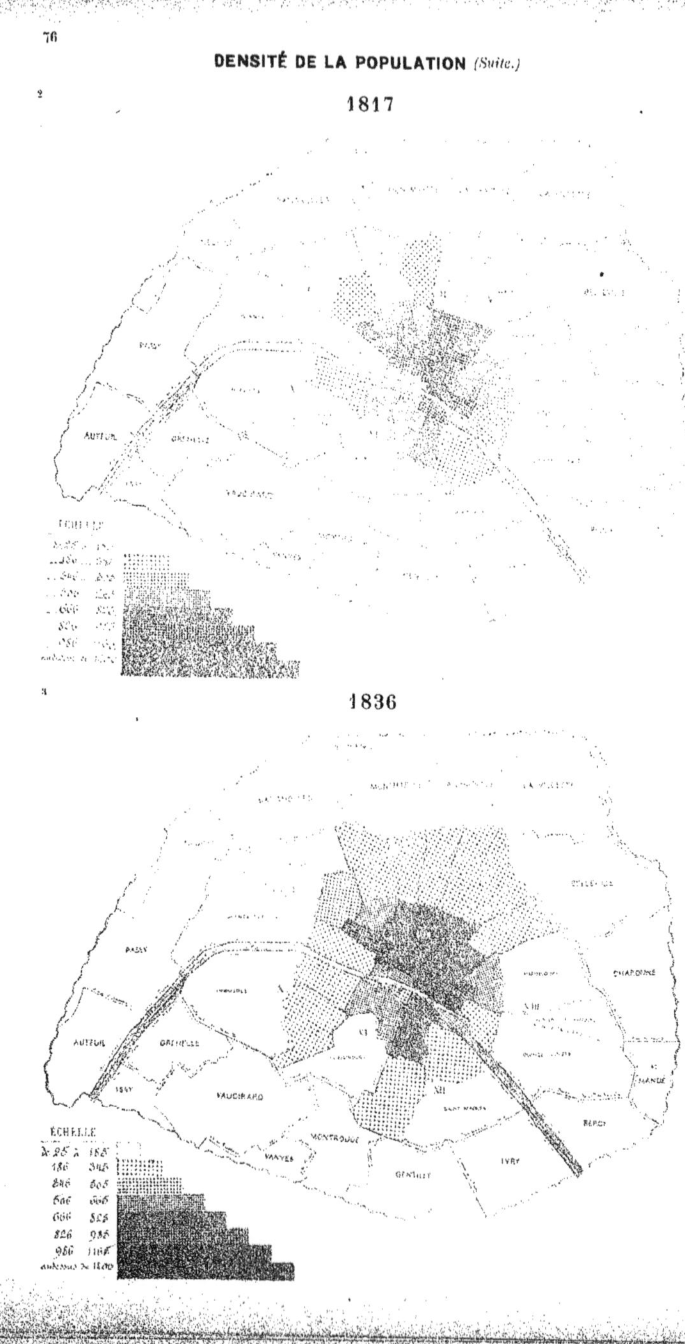

DENSITÉ DE LA POPULATION *(Suite.)*

1851

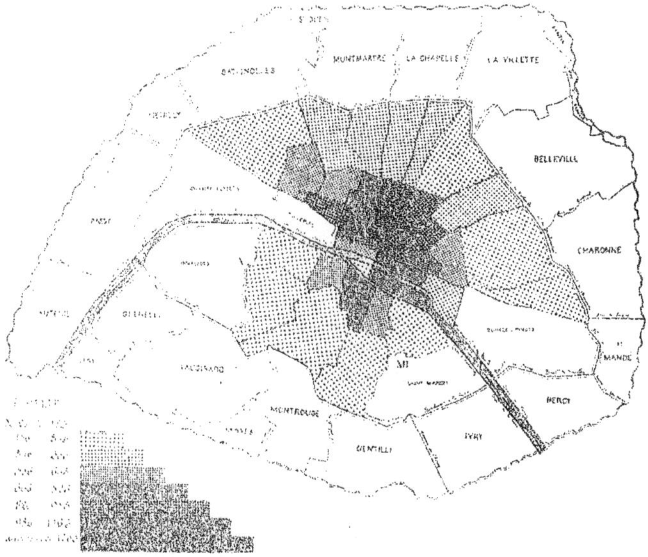

1866

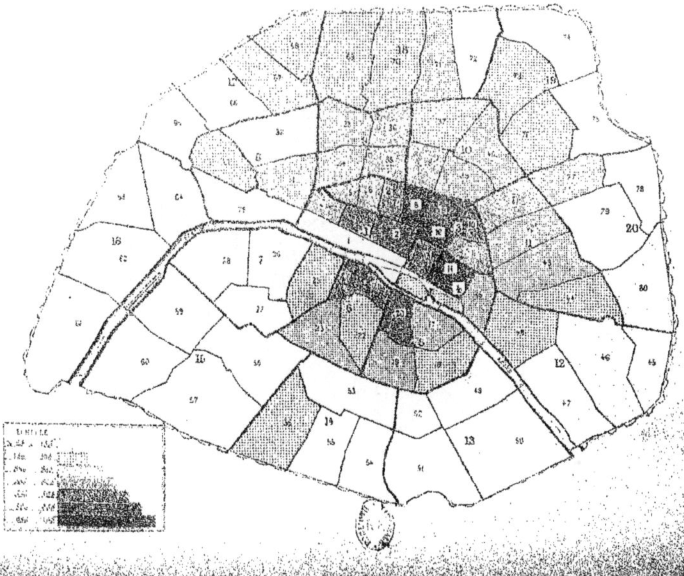

1881

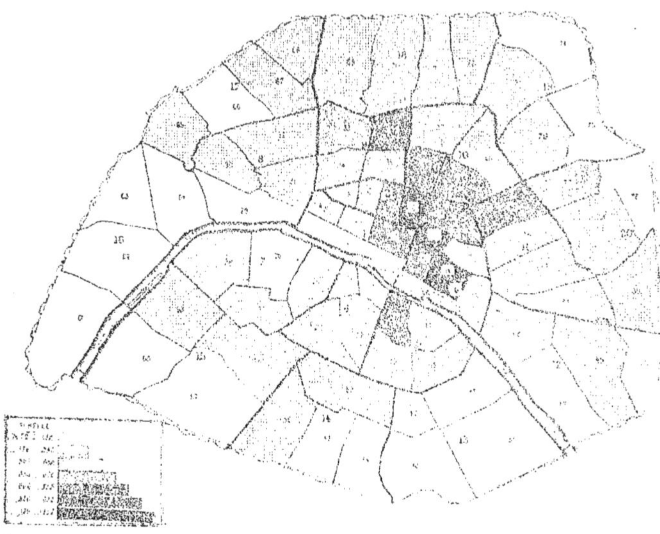

1886

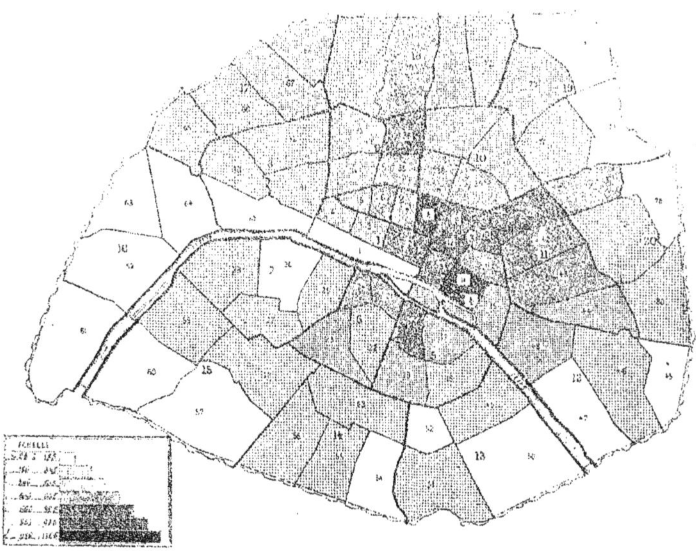

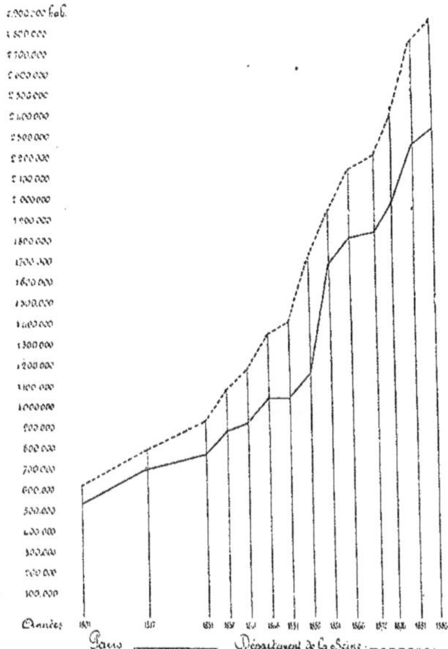
Augmentation de la Population de Paris
et du Département de la Seine
de 1801 à 1886
2.000.000 hab.
1.900.000
1.800.000
1.700.000
1.600.000
2.500.000
2.400.000
2.300.000
2.200.000
2.100.000
2.000.000
1.900.000
1.800.000
1.700.000
1.600.000
1.500.000
1.400.000
1.300.000
1.200.000
1.100.000
1.000.000
900.000
800.000
700.000
600.000
500.000
400.000
300.000
200.000
100.000
Années
Paris
Département de la Seine

DEGRÉ D'AISANCE

Évaluation du Degré moyen d'aisance de la population de chaque quartier.

(VOIR INTRODUCTION, PAGE 13.)

SOURCE : *Résultats statistiques du dénombrement de 1886.*

Pour 1,000 ménages composés de deux personnes au moins, combien de **DOMESTIQUES MASCULINS** ?

1886

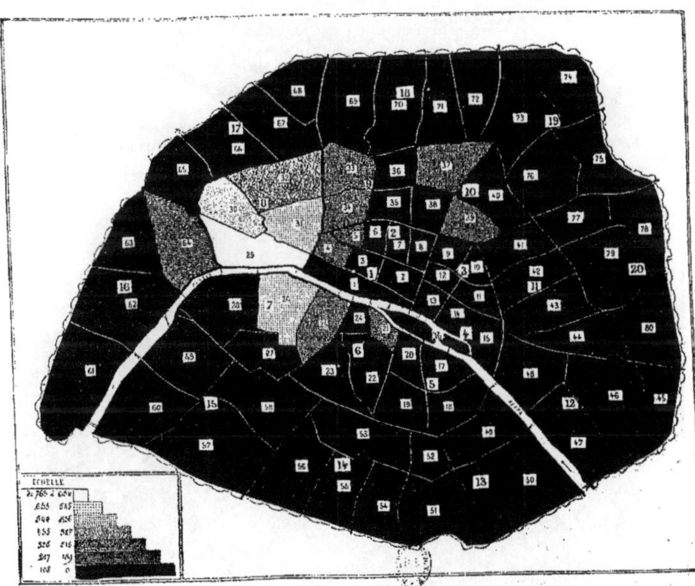

DEGRÉ D'AISANCE *(Suite.)*

Pour 1,000 ménages composés de deux personnes au moins, combien de DOMESTIQUES FÉMININS ?
1886

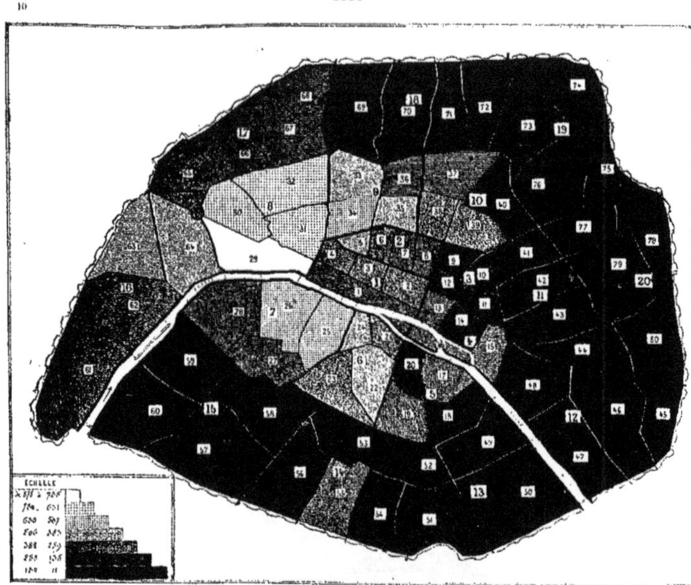

Sur 1,000 individus exerçant eux-mêmes une profession, combien sont OUVRIERS ? (1886)

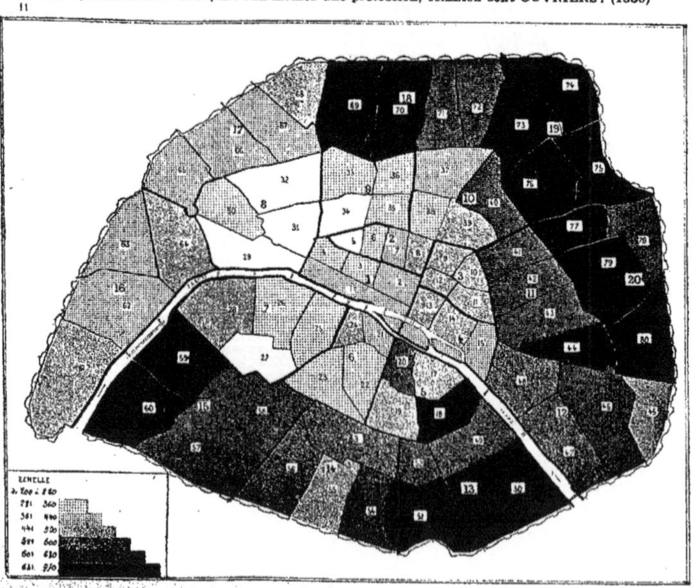

DEGRÉ D'AISANCE *(Suite et fin.)*

Pour 1,000 habitants, combien **D'INDIGENTS** ?

SOURCE : Annuaire statistique de la Ville de Paris.

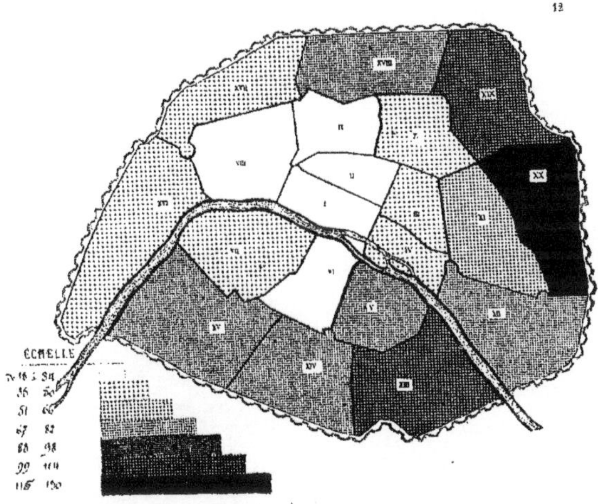

Pour 1,000 mariages, combien avec **CONTRAT** ? (1880-1884)

SOURCE : Annuaire statistique de la Ville de Paris.

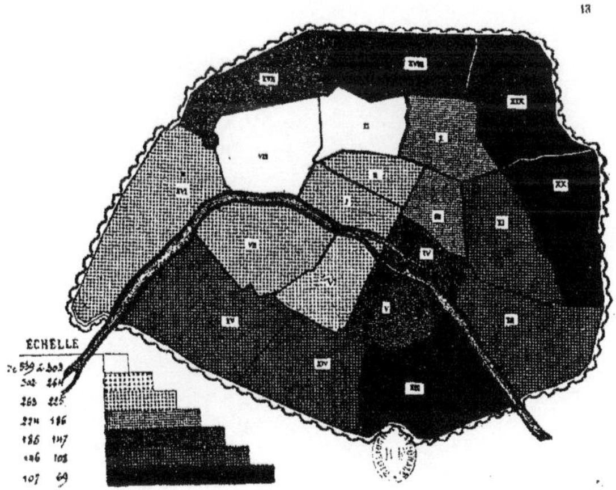

HAUTEUR DES MAISONS

Hauteur des maisons de chaque quartier.

(VOIR INTRODUCTION, PAGE 18.)

SOURCE : *Résultats statistiques du dénombrement de 1886.*

Sur 100 maisons, combien n'ont qu'UN REZ-DE-CHAUSSÉE?

HAUTEUR DES MAISONS *(Suite.)*

Sur 100 maisons, combien n'ont qu'UN ÉTAGE?

15

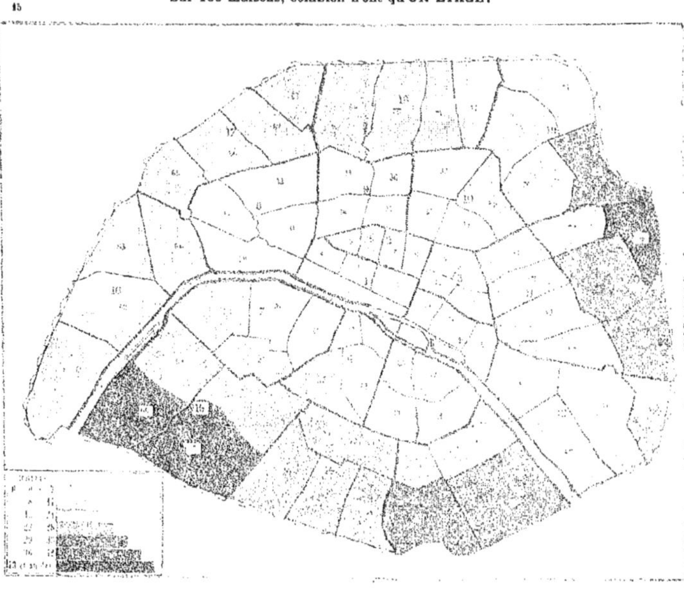

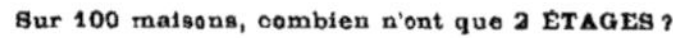

Sur 100 maisons, combien n'ont que 2 ÉTAGES ?

16

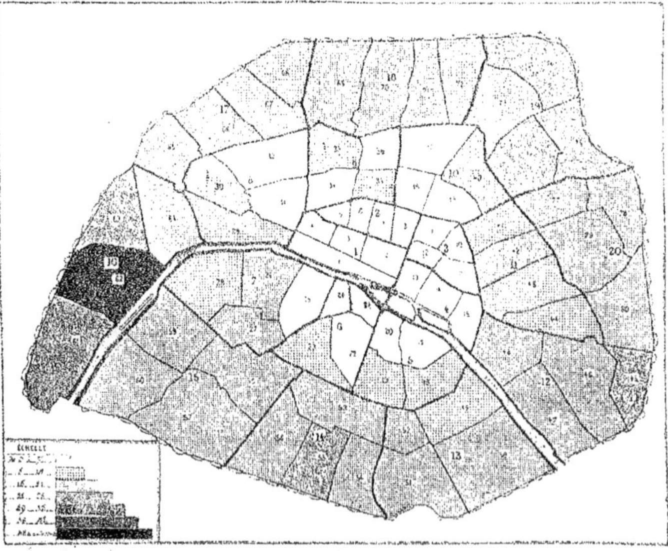

HAUTEUR DES MAISONS *(Suite et fin.)*

Sur 100 maisons, combien n'ont que 3 ÉTAGES ?

17

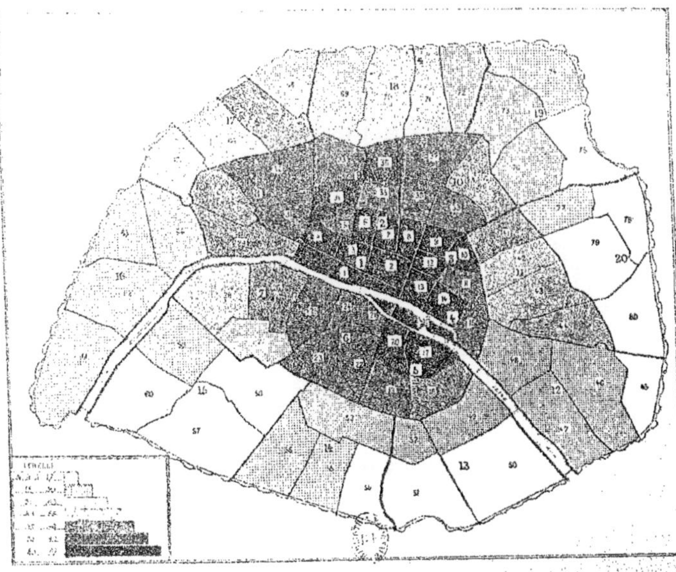

Sur 100 maisons, combien ont 4 ÉTAGES ou DAVANTAGE?

18

PROFESSIONS

Professions des individus domiciliés en chaque quartier.

(VOIR INTRODUCTION, PAGE 19.)

SOURCE : *Résultats statistiques du dénombrement de 1886.*

**Sur 10,000 individus exerçant eux-mêmes une profession quelconque, combien
sont HORTICULTEURS ?**

PROFESSIONS *(Suite)*

Sur 10.000 individus exerçant eux-mêmes une profession quelconque, combien
sont PASSEMENTIERS ?

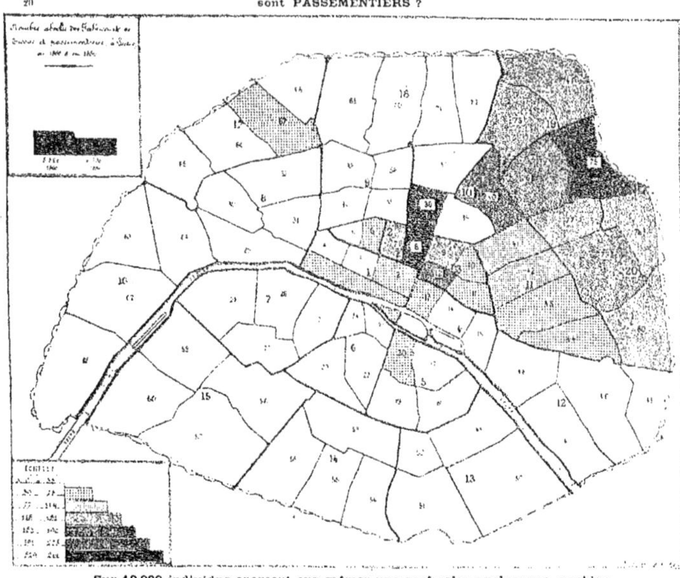

Sur 10,000 individus exerçant eux-mêmes une profession quelconque, combien
sont FABRICANTS DE MACHINES EN FER ?

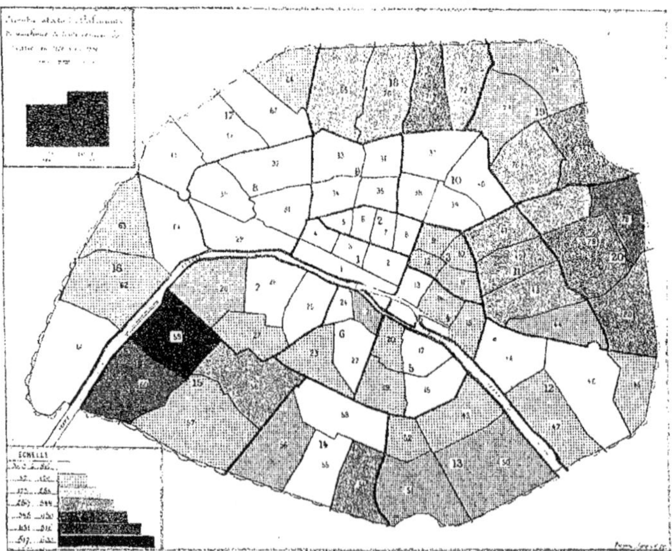

PROFESSIONS *(Suite.)*

Sur 10,000 individus exerçant eux-mêmes une profession quelconque, combien sont TAILLANDIERS ?

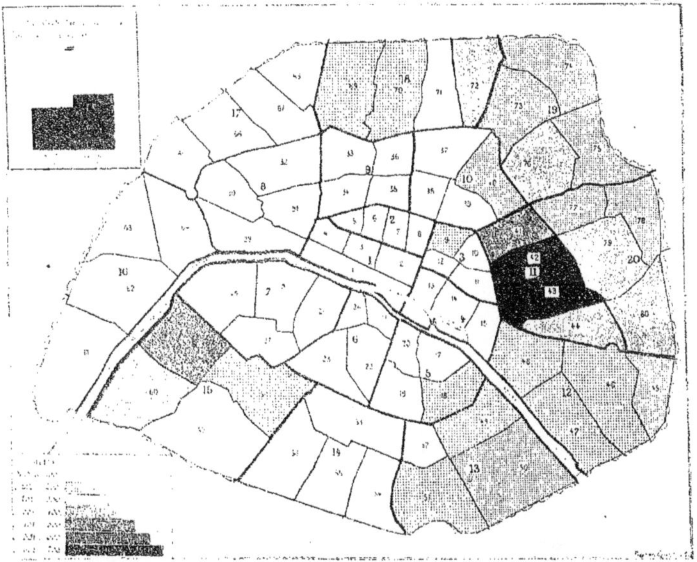

Sur 10.000 individus exerçant eux-mêmes une profession quelconque, combien
sont TANNEURS ET MÉGISSIERS ?

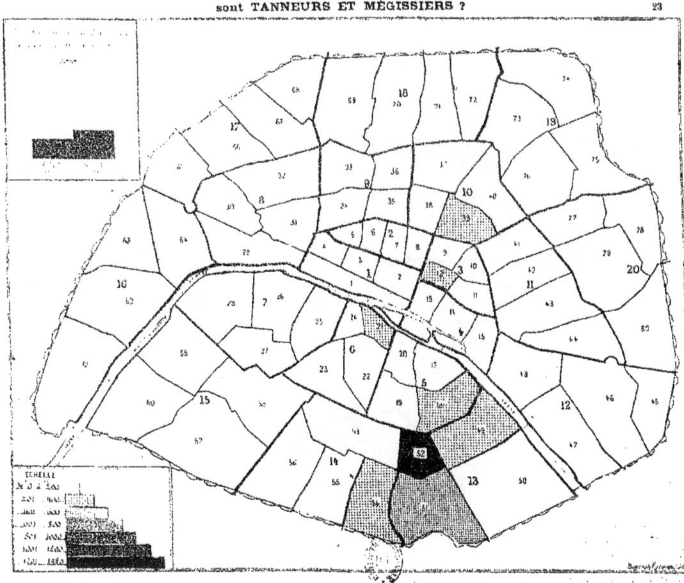

PROFESSIONS *(Suite.)*

Sur 10,000 individus exerçant eux-mêmes une profession quelconque, combien sont TONNELIERS, VANNIERS, LAYETIERS ?

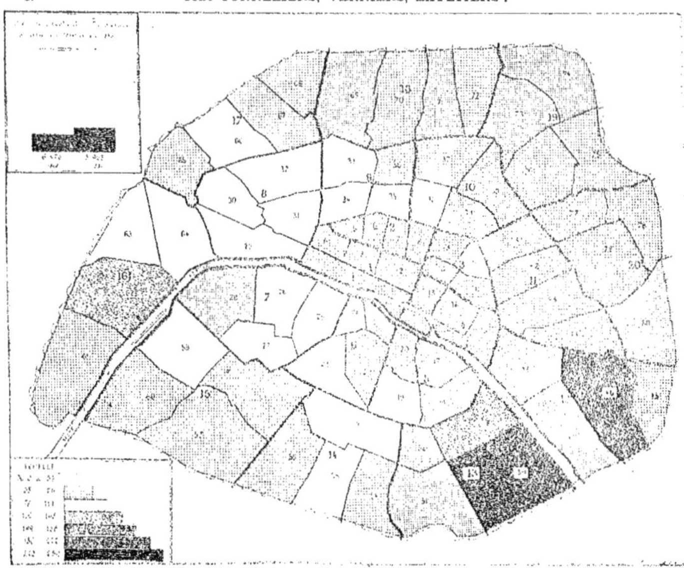

Sur 10,000 individus exerçant eux-mêmes une profession quelconque, combien sont SERRURIERS ?

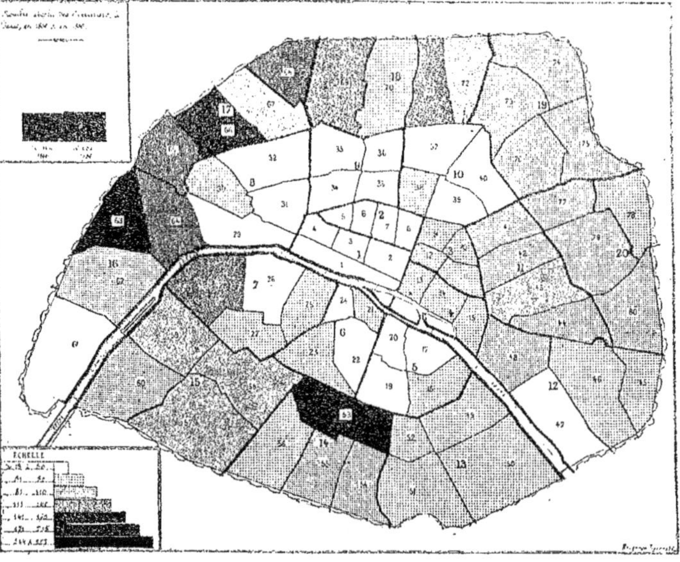

PROFESSIONS *(Suite.)*

Sur 10,000 individus exerçant eux-mêmes une profession quelconque, combien sont **MENUISIERS ?**
6

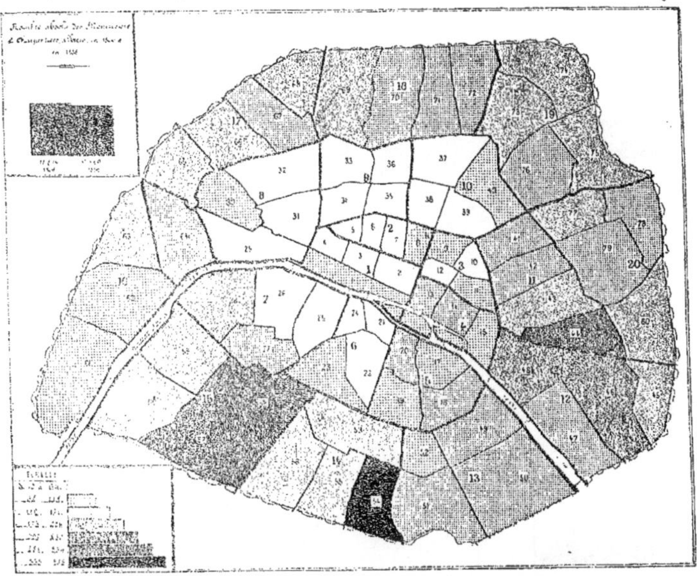

Sur 10,000 individus exerçant eux-mêmes une profession quelconque, combien sont **MAÇONS ?**
27

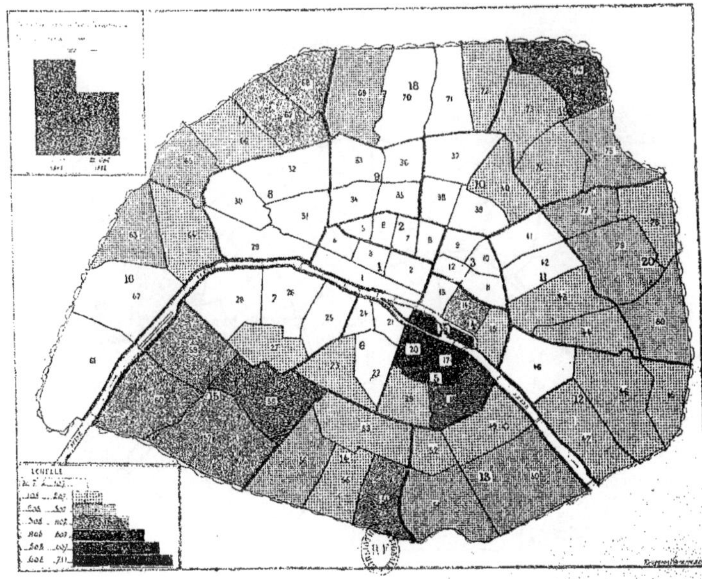

PROFESSIONS *(Suite.)*

**Sur 10,000 individus exerçant eux-mêmes une profession quelconque, combien
sont PEINTRES EN BATIMENT ?**

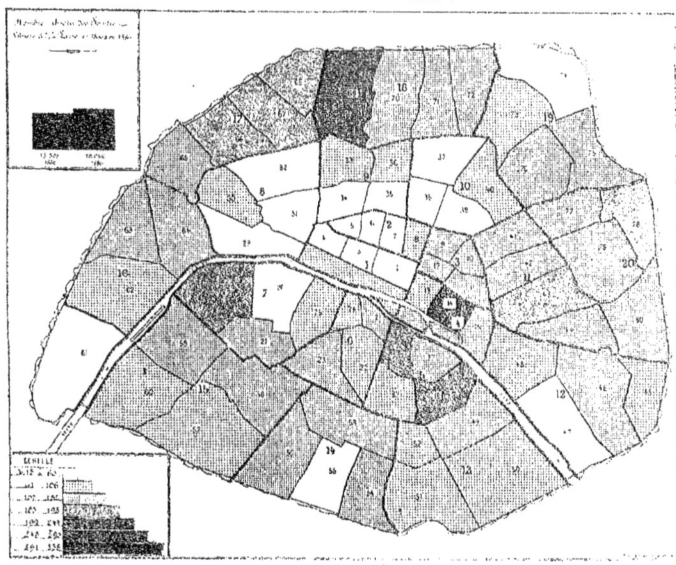

Sur 10,000 individus exerçant eux-mêmes une profession quelconque, combien sont ÉBÉNISTES ?

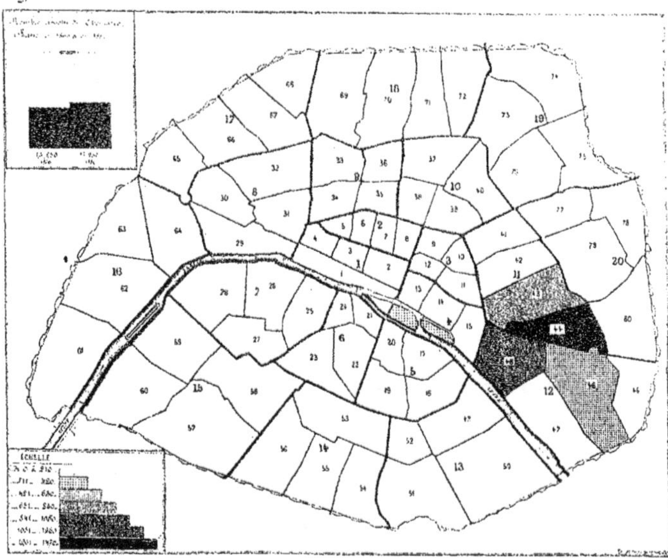

PROFESSIONS *(Suite.)*

Sur 10,000 individus exerçant eux-mêmes une profession quelconque, combien sont TAILLEURS ?

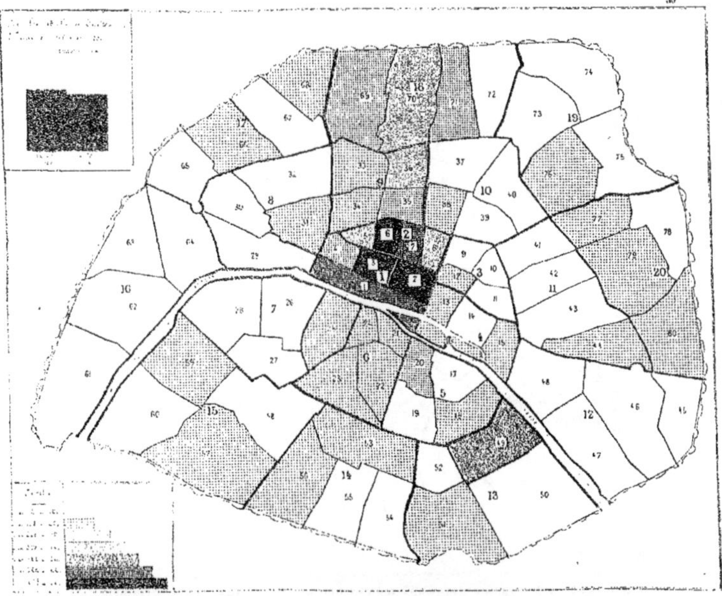

Sur 10,000 individus exerçant eux-mêmes une profession quelconque, combien
sont FABRICANTES DE PLUMES ET FLEURS ?

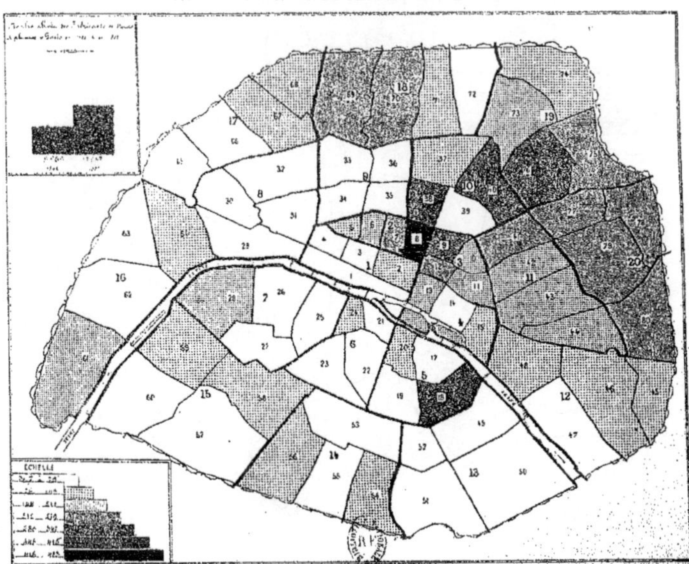

PROFESSIONS *(Suite.)*

Sur 10,000 individus exerçant eux-mêmes une profession quelconque, combien sont BLANCHISSEUSES ?

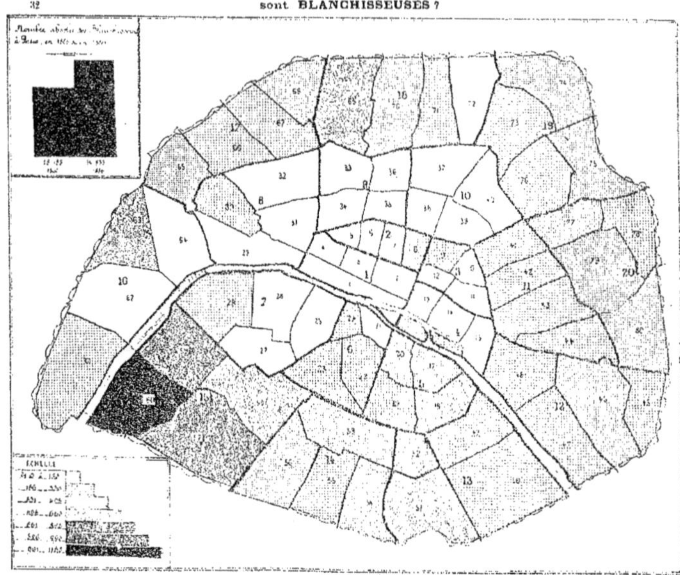

Sur 10,000 individus exerçant eux-mêmes une profession quelconque, combien sont CORDONNIERS ?

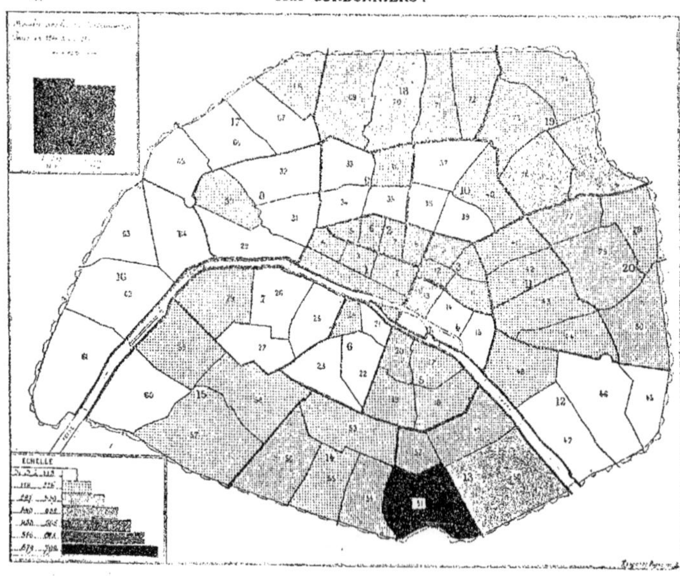

PROFESSIONS *(Suite)*.

Sur 10,000 individus exerçant eux-mêmes une profession quelconque, combien sont IMPRIMEURS ?

34

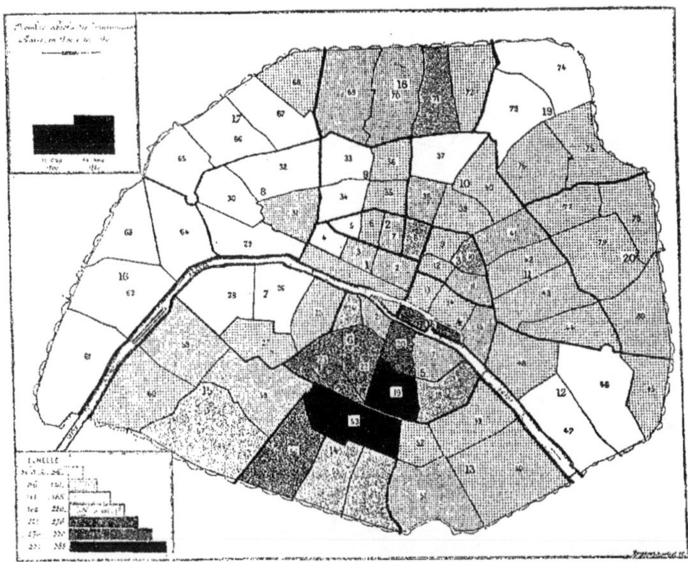

Sur 10,000 individus exerçant eux-mêmes une profession quelconque, combien sont RELIEURS ?

35

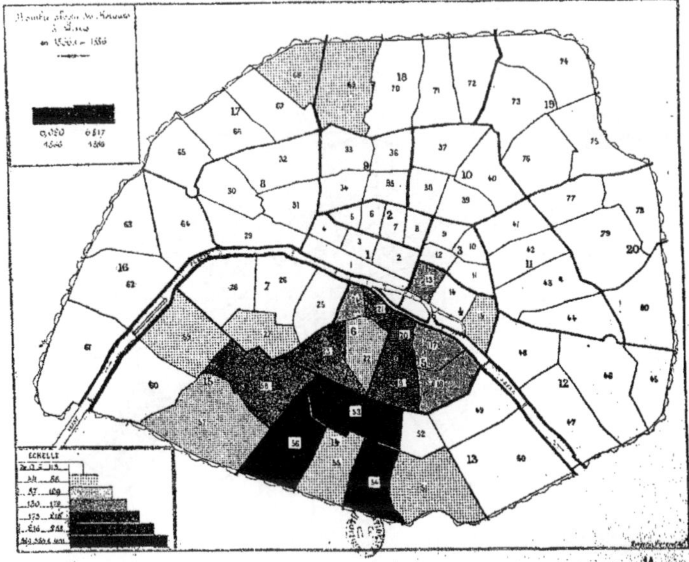

PROFESSIONS *(Suite).*

Sur 10,000 individus exerçant eux-mêmes une profession quelconque, combien sont ORFÈVRES ?

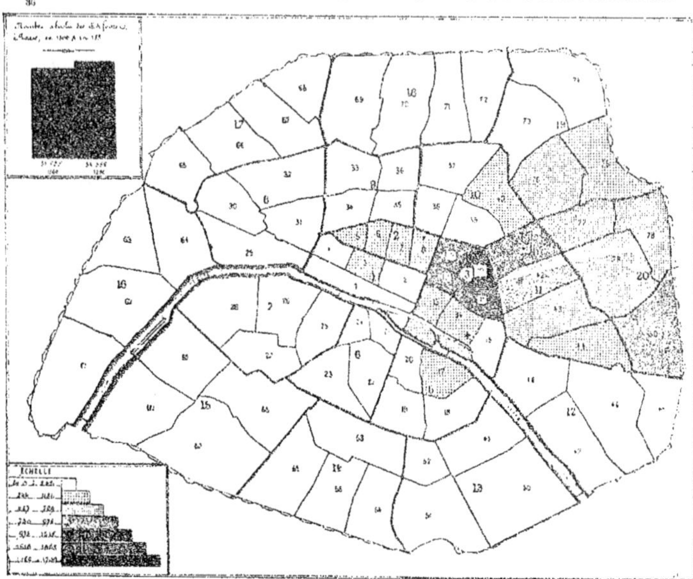

Sur 10,000 individus exerçant eux-mêmes une profession quelconque, combien sont COURTIERS DE COMMERCE ?

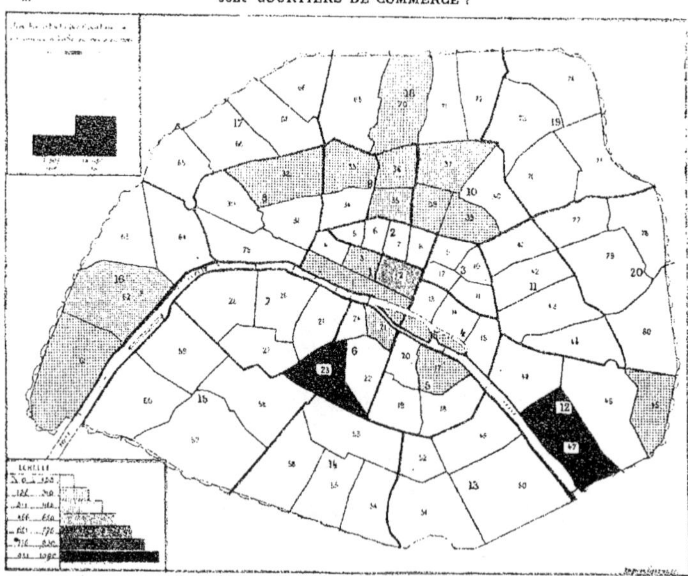

PROFESSIONS *(Suite et fin).*

**Sur 10,000 individus exerçant eux-mêmes une profession quelconque, combien
sont MARCHANDS DE VINS ?**

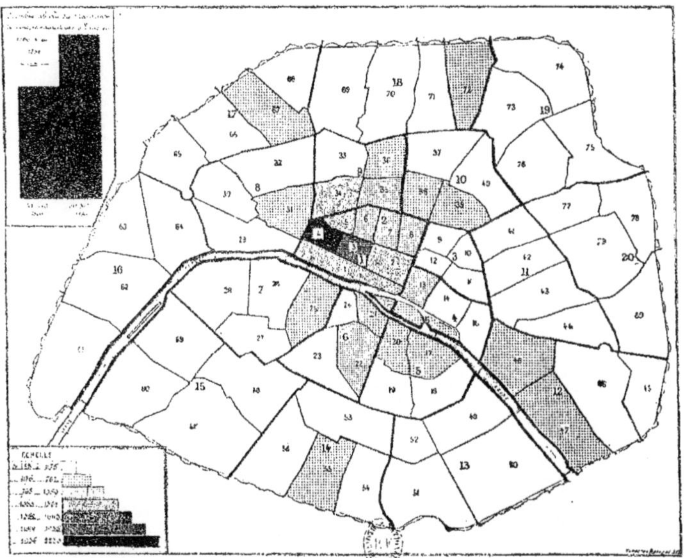

LIEU DE NAISSANCE

Lieu de naissance des habitants.

SOURCE : *Résultats statistiques du dénombrement de 1886.*

Sur 1,000 habitants, combien sont NÉS HORS PARIS? (1886)

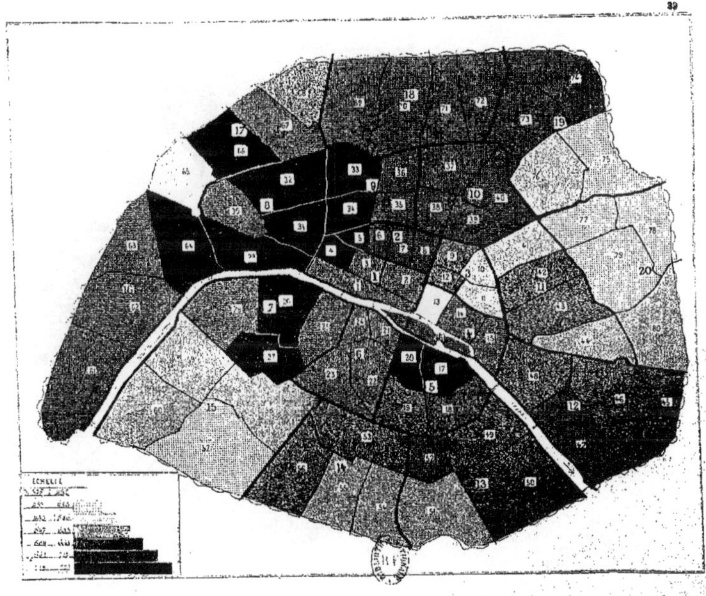

ÉTRANGERS

Des Étrangers à Paris.

(VOIR INTRODUCTION, PAGE 20.)

SOURCE : *Résultats statistiques du dénombrement de 1886.*

Sur 1,000 habitants, combien sont NATURALISÉS FRANÇAIS ? (1886)

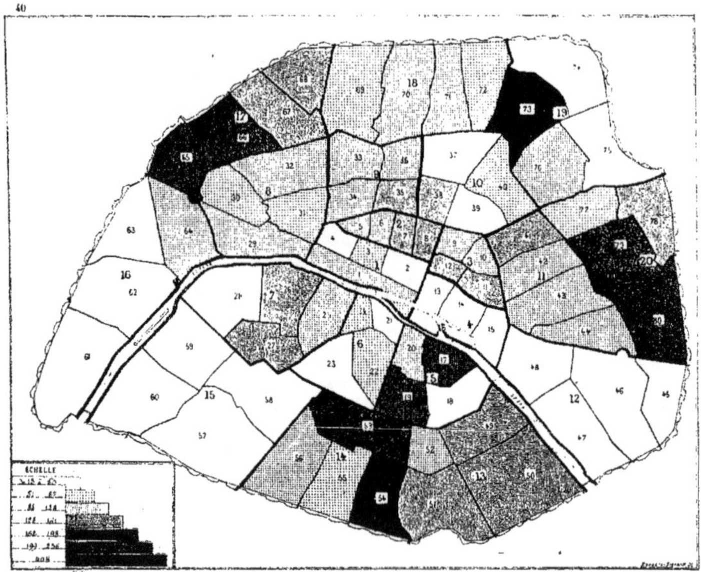

DES ÉTRANGERS A PARIS *(Suite)*.

Sur 1,000 habitants, combien sont ÉTRANGERS ? (1886)

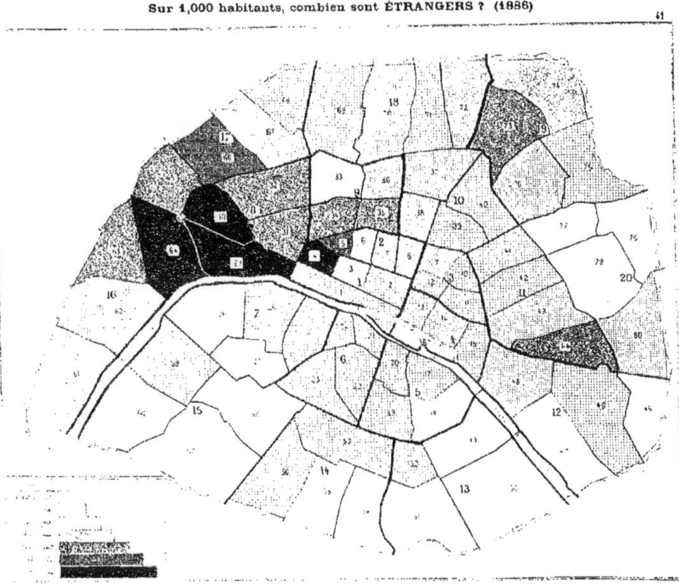

Sur 1,000 étrangers, combien sont NÉS EN FRANCE ? (1886)

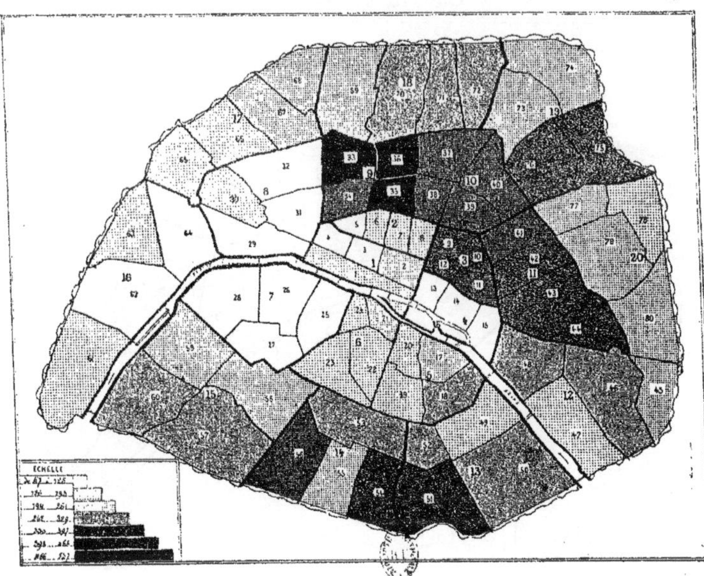

DES ÉTRANGERS A PARIS *(Suite.)*

Nombre absolu des ALLEMANDS.

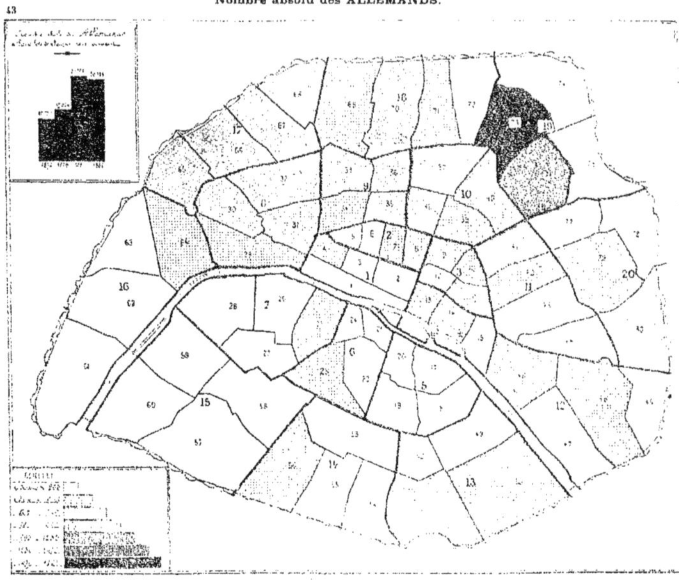

Nombre absolu des ANGLAIS.

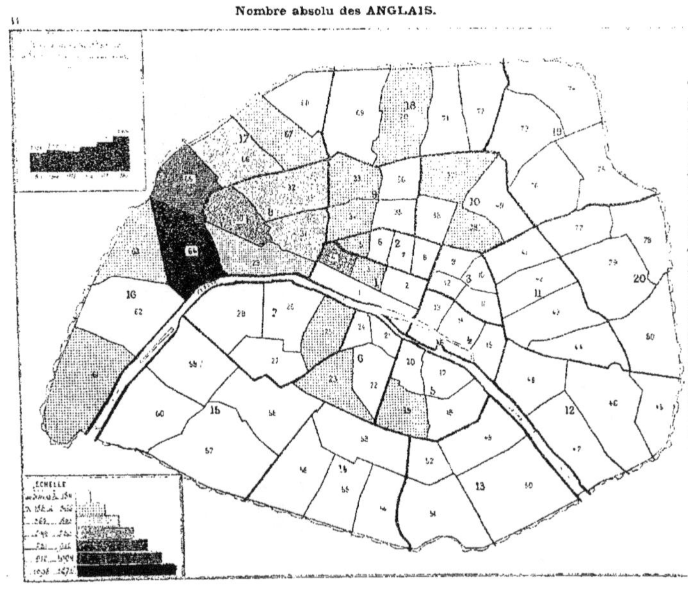

DES ÉTRANGERS A PARIS *(Suite.)*

Nombre absolu des BELGES.

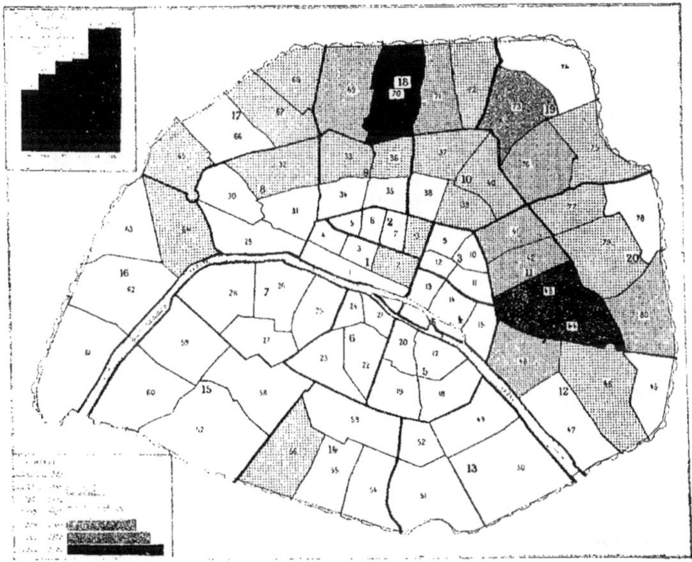

Nombre absolu des HOLLANDAIS.

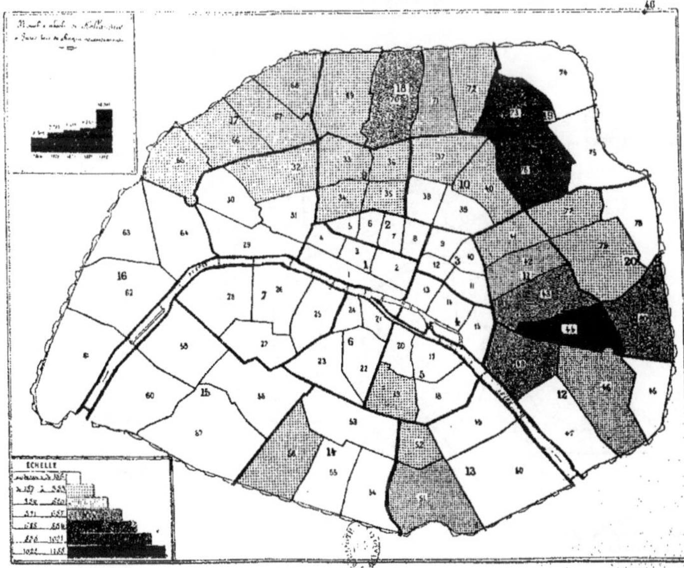

DES ÉTRANGERS A PARIS *(Suite et fin.)*

Nombre absolu des ITALIENS.

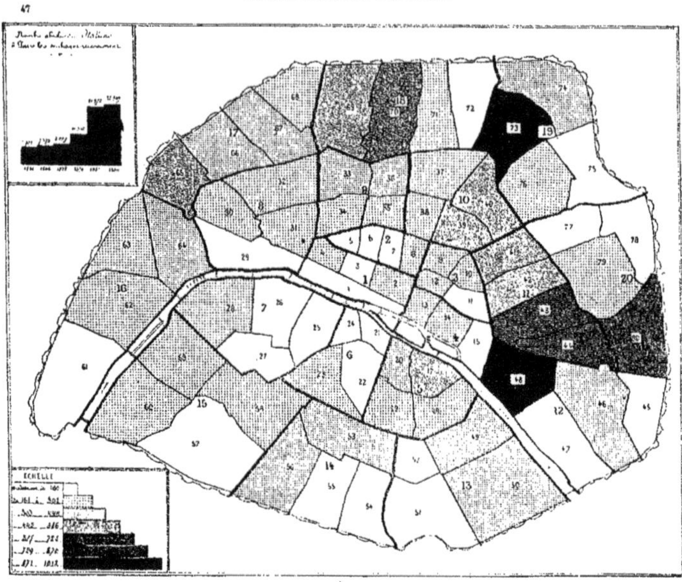

Nombre absolu des SUISSES.

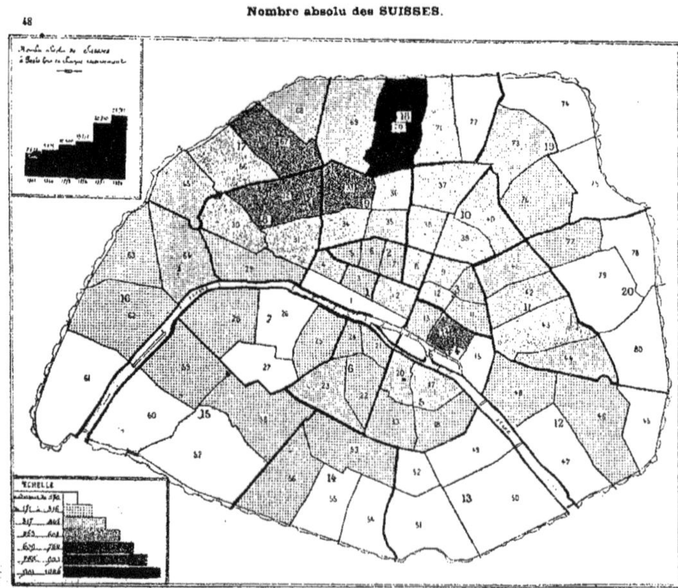

POPULATION PAR AGE

(VOIR INTRODUCTION, PAGE 22.)

SOURCE : *Résultats statistiques du dénombrement de 1886.*

Pour 1,000 habitants de 20 à 60 ans, combien d'ENFANTS DE 0 A 4 ANS ?

POPULATION PAR AGE *(Suite.)*

50   **Pour 1,000 habitants de 20 à 60 ans, combien de 5 A 19 ANS ?**

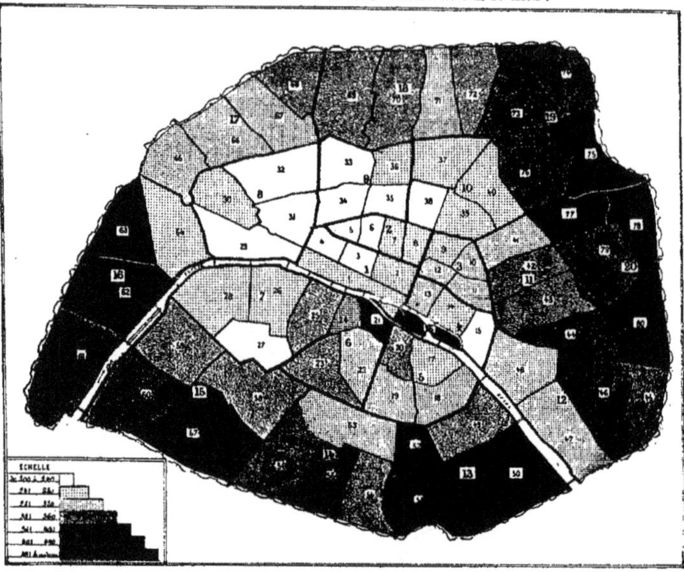

51   **Pour 1,000 habitants de 20 à 60 ans, combien de VIEILLARDS DE PLUS DE 60 ANS ?**

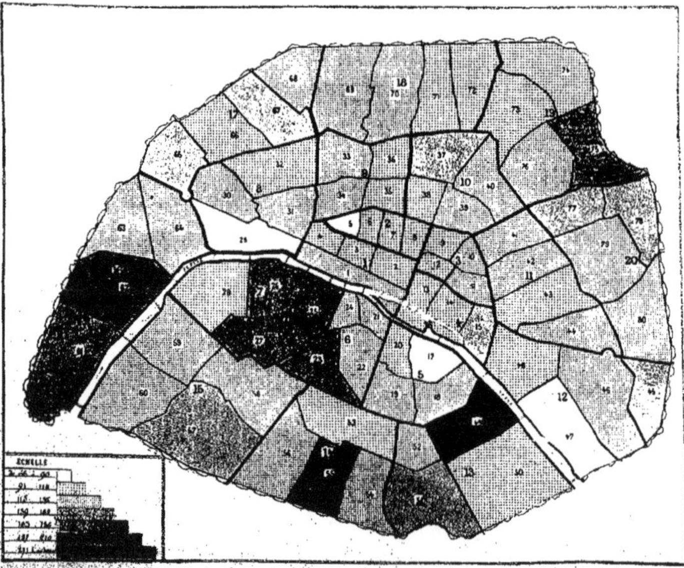

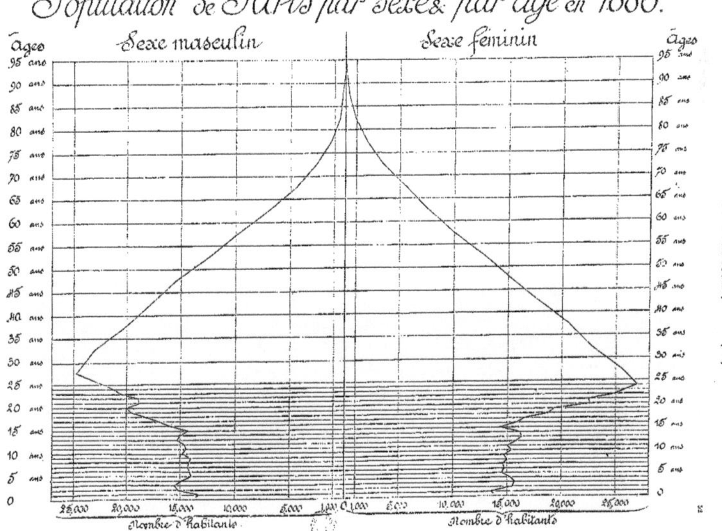

Population de Paris par sexe & par âge en 1886.
Ages
Sexe masculin
Sexe féminin
Ages
95 ans
90 ans
85 ans
80 ans
75 ans
70 ans
65 ans
60 ans
55 ans
50 ans
45 ans
40 ans
35 ans
30 ans
25 ans
20 ans
15 ans
10 ans
5 ans
0
25.000
20.000
15.000
10.000
5.000
0
5.000
10.000
15.000
20.000
25.000
Nombre d'habitants
Nombre d'habitants

POPULATION PAR AGE ET PAR ÉTAT CIVIL

(VOIR INTRODUCTION, PAGE 27.)

SOURCE : *Résultats statistiques du dénombrement de 1886.*

Pour 1,000 habitants de 20 à 60 ans, combien de **CÉLIBATAIRES**?

33

POPULATION PAR AGE ET PAR ÉTAT CIVIL *(Suite.)*

Pour 1,000 habitants de 20 à 60 ans, combien de MARIÉS?

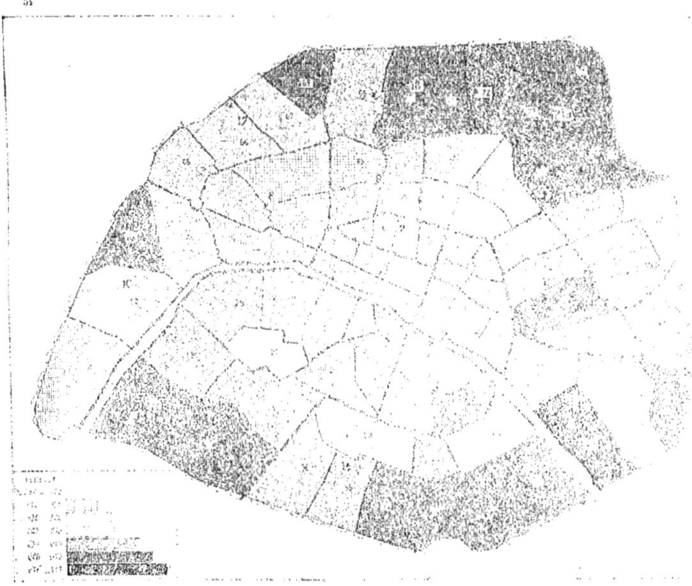

Pour 1,000 habitants de 20 à 60 ans, combien de VEUFS?

POPULATION PAR AGE ET PAR ÉTAT CIVIL *(Suite.)*

Pour 1,000 habitants de 20 à 60 ans, combien de DIVORCÉS ?

56

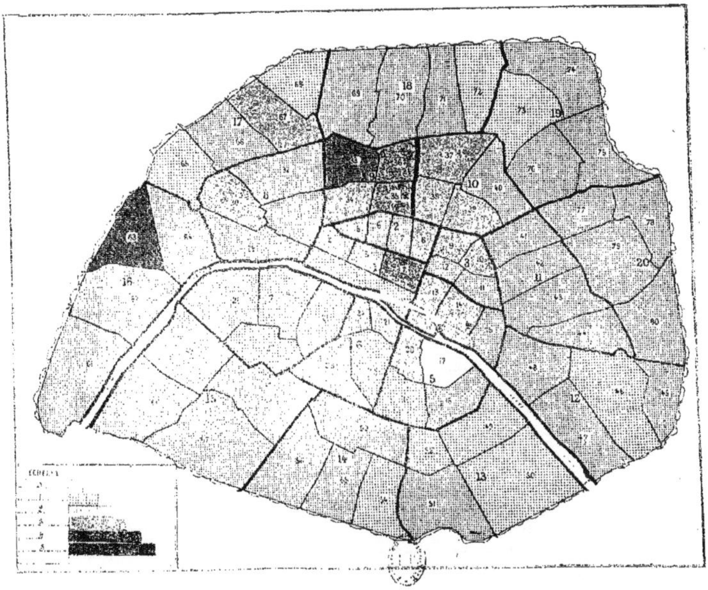

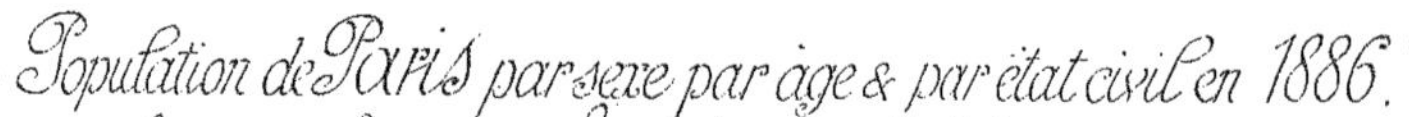

Population de Paris par sexe par âge & par état civil en 1886.

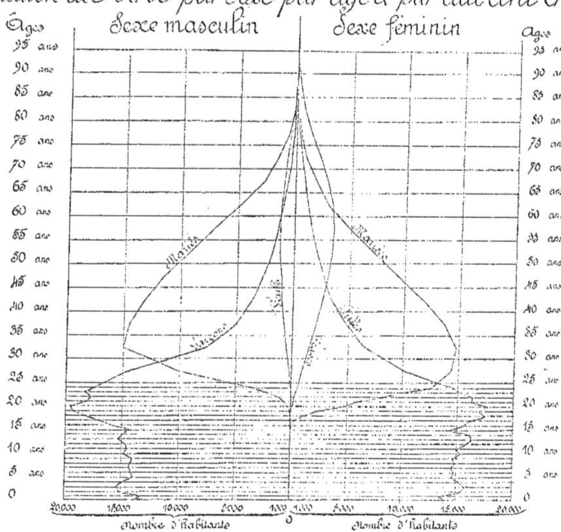

Ages
Sexe masculin
Sexe féminin
Ages
95 ans
90 ans
85 ans
80 ans
75 ans
70 ans
65 ans
60 ans
55 ans
50 ans
45 ans
40 ans
35 ans
30 ans
25 ans
20 ans
15 ans
10 ans
5 ans
0
Mariés
Mariés
Veufs
Célib.
Célib.
20.000
15.000
10.000
5.000
1.000
0
1.000
5.000
10.000
15.000
20.000
Nombre d'habitants
Nombre d'habitants

NUPTIALITÉ

(VOIR INTRODUCTION, PAGE 29.)

SOURCE: *Annuaire statistique de la Ville de Paris.*

Pour 1,000 femmes mariables de 15 à 50 ans, combien de **MARIAGES ANNUELS ? (1881-1885)**

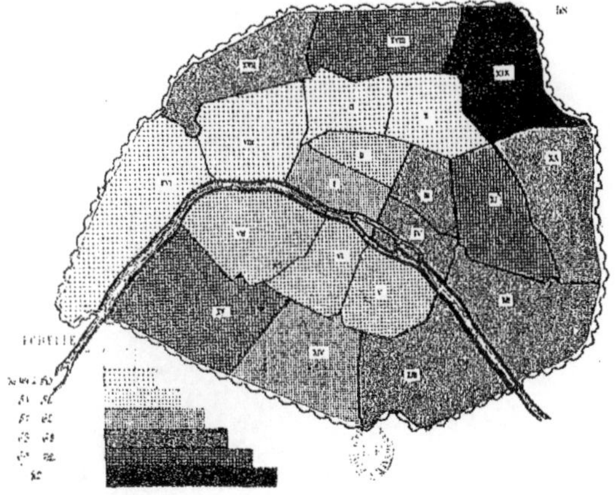

NUPTIALITÉ *(Suite)*.

Pour 1,000 mariables (hommes non mariés de 20 à 60 ans et femmes non mariées de 15 à 60 ans),
combien de MARIAGES ANNUELS ? (1876-1885)

Pour 1,000 mariages, combien avec LÉGITIMATION ? (1885)

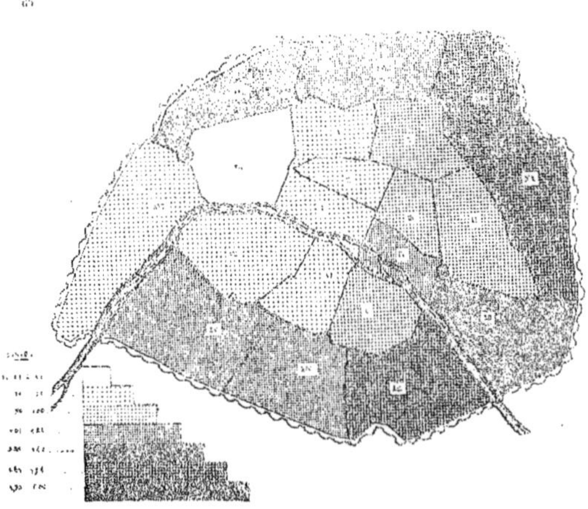

NUPTIALITÉ *(Suite.)*

Pour 1,000 mariages, combien avec LÉGITIMATION ? (1886)

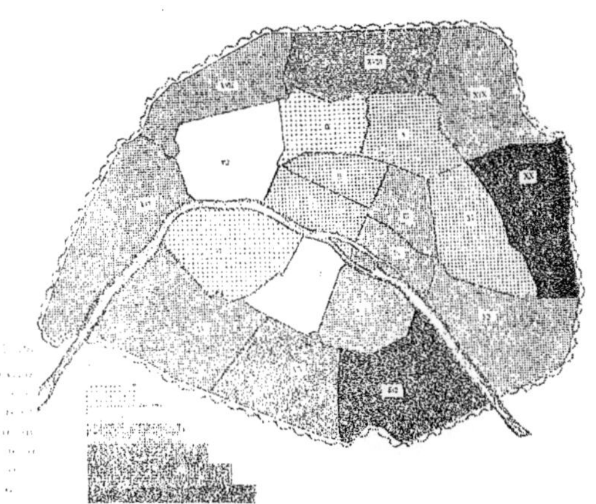

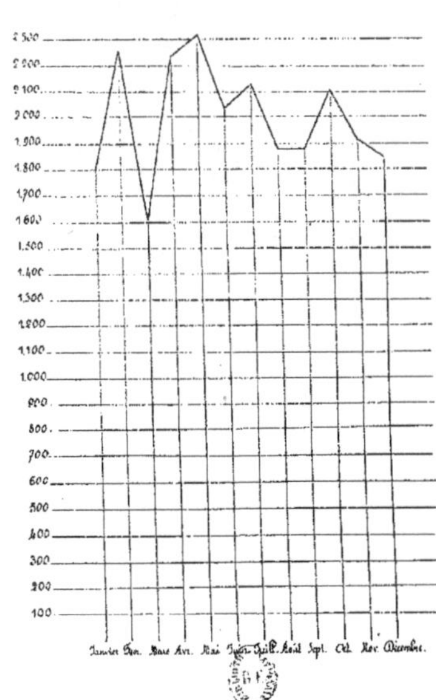

Pour 1,000 habitants de chaque sexe, de chaque âge et de chaque état civil
combien de mariages ?
1880_1886

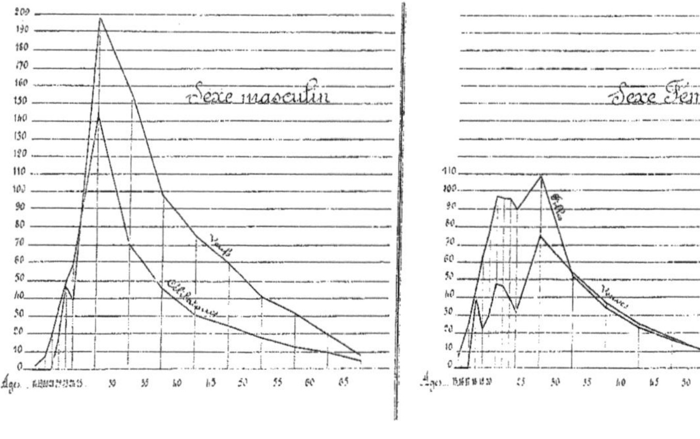

NATALITÉ

(VOIR INTRODUCTION, PAGE 30.)

SOURCE: *Annuaire statistique de la Ville de Paris.*

Pour 1,000 femmes de 15 à 50 ans, combien de NAISSANCES ANNUELLES? (1881-85)

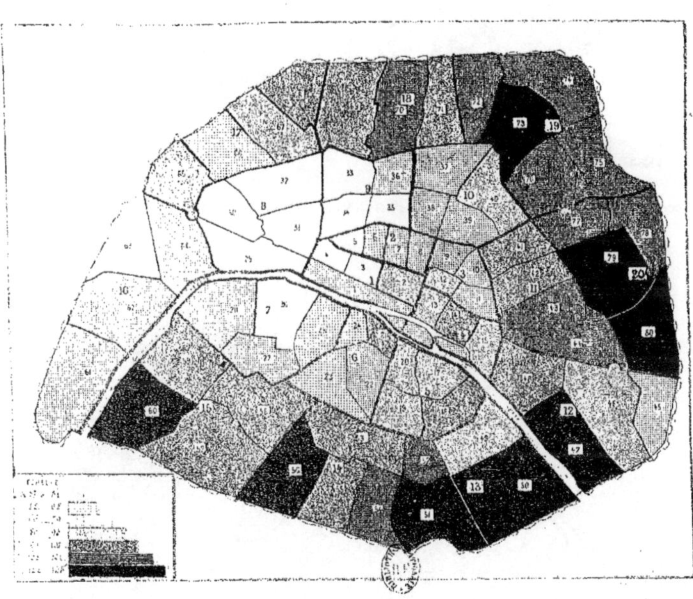

NATALITÉ *(Suite.)*

Pour 1,000 femmes mariées de 15 à 50 ans, combien de NAISSANCES LÉGITIMES ANNUELLES ?
(1881-85)

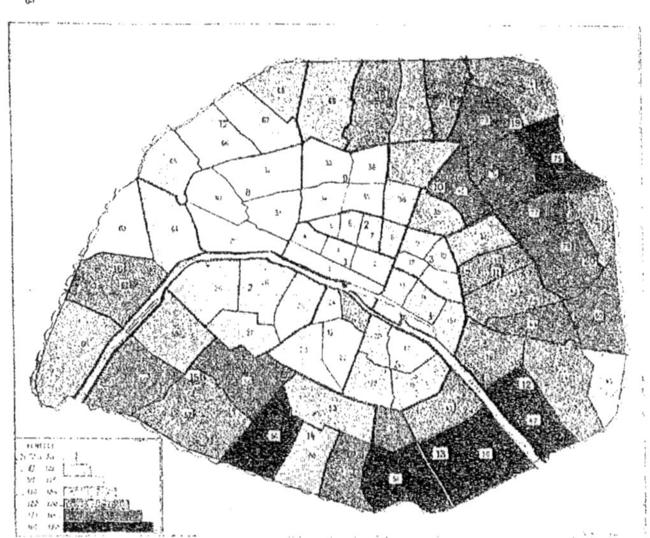

Sur 1,000 couples mariés, combien avaient 3 ENFANTS VIVANTS ou DAVANTAGE le 30 mai 1896 ?

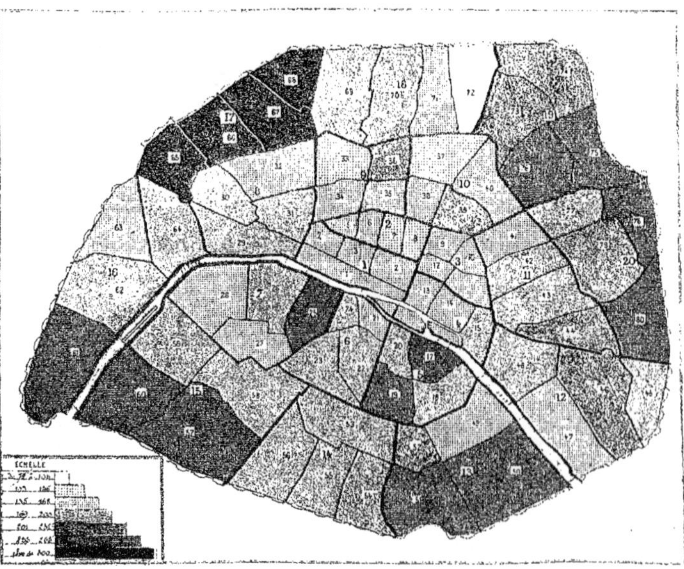

NATALITÉ *(Suite et fin.)*

Pour 1,000 femmes non mariées de 15 à 50 ans, combien de NAISSANCES ILLÉGITIMES ANNUELLES?
(1881-85)

67

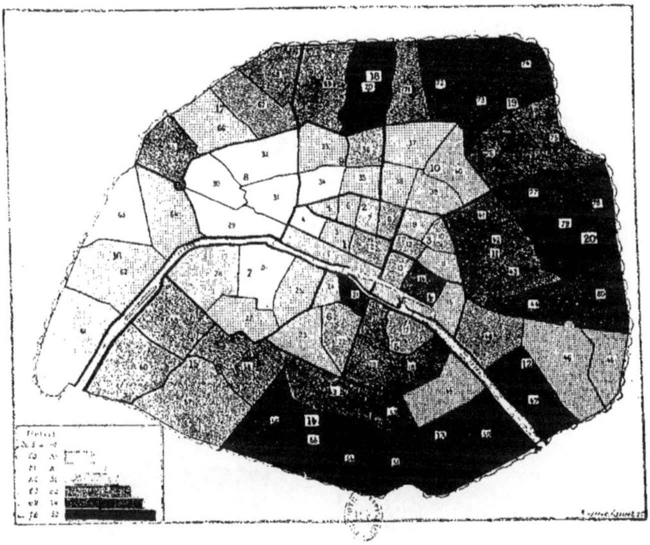

ENFANTS RECONNUS

Sur 1,000 enfants illégitimes nés vivants, combien sont reconnus
par le père au moins ?

(VOIR INTRODUCTION, PAGE 32.)

SOURCE : *Annuaire statistique de la Ville de Paris.*

Enfants reconnus sur leur acte de naissance (1881-85).

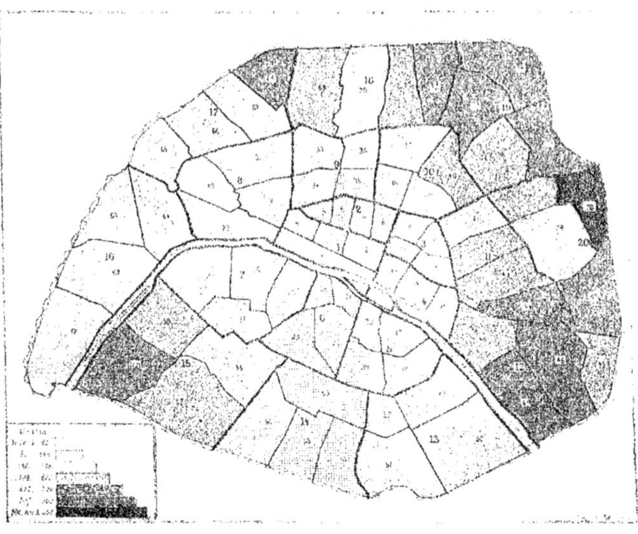

ENFANTS RECONNUS *(Suite.)*

Total des enfants reconnus (1880).

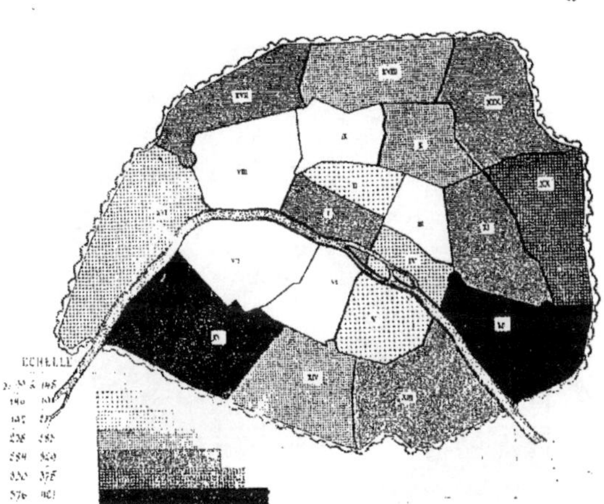

Total des enfants reconnus (1881-85).

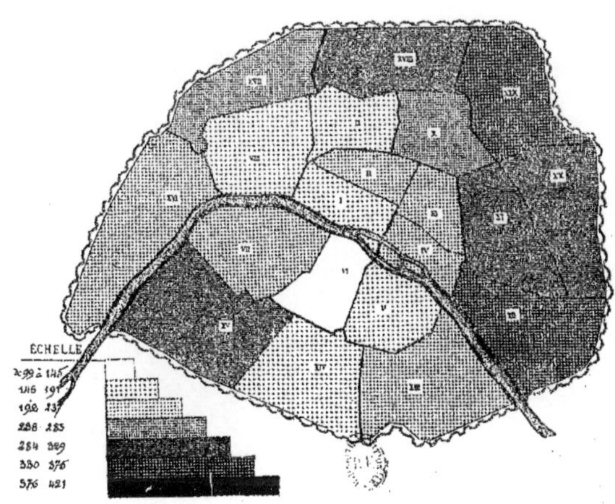

ENFANTS RECONNUS *(Suite et fin.)*

Total des enfants reconnus (1886).

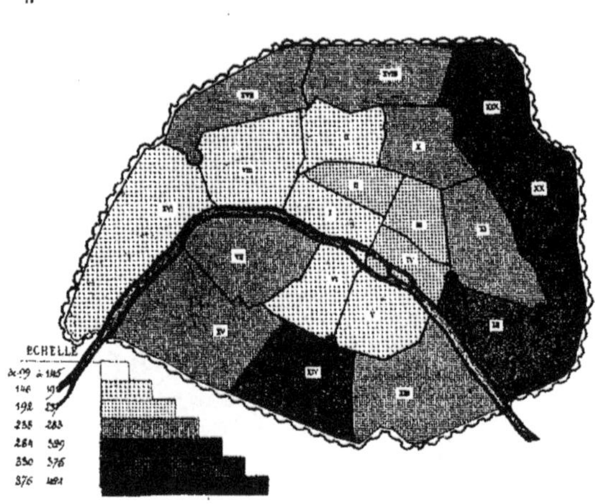

ENFANTS LÉGITIMÉS

Sur 1,000 enfants illégitimes nés vivants, combien sont légitimés par le mariage ultérieur de leurs parents ?

(VOIR INTRODUCTION, PAGE 32.)

SOURCE: *Annuaire statistique de la Ville de Paris.*

1880.

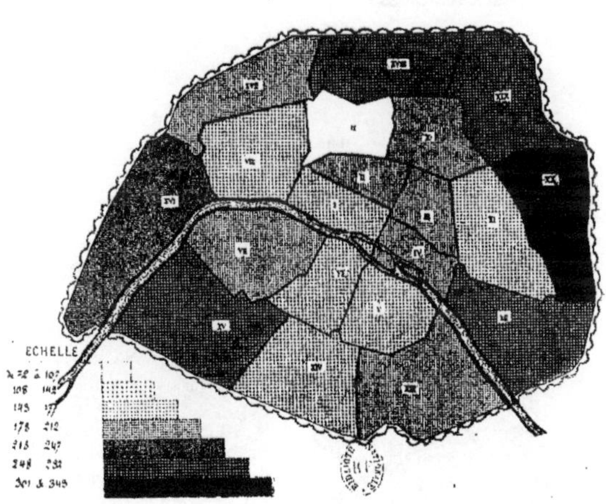

ENFANTS LÉGITIMÉS *(Suite et fin.)*

1881-85.

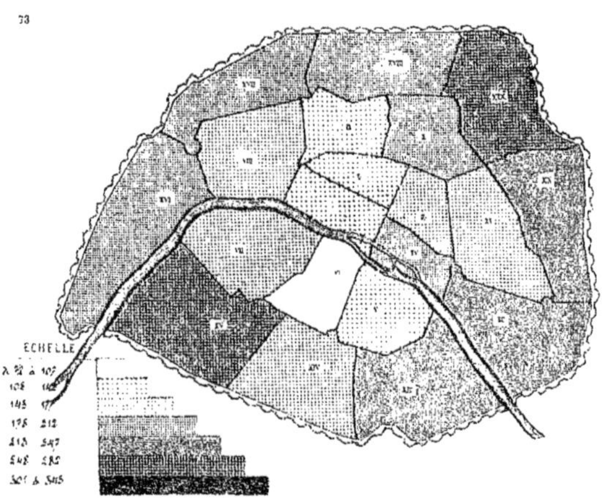

1886.

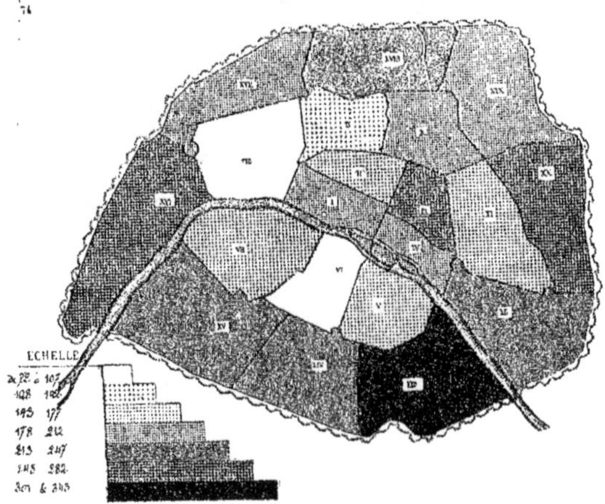

ENFANTS MIS EN NOURRICE

Sur 1,000 enfants nés vivants, combien sont envoyés en nourrice (au domicile de la nourrice) (1881-86)?

(VOIR INTRODUCTION, PAGE 33.)

SOURCE : *Annuaire statistique de la Ville de Paris.*

OBSERVATION. — Les écussons marqués sur chaque arrondissement indiquent la proportion des nourrissons élevés au sein et de ceux qui sont élevés au biberon.

Total des enfants nés vivants.

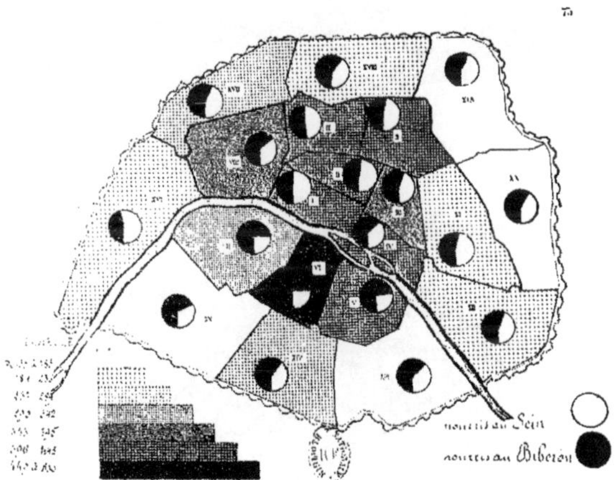

ENFANTS MIS EN NOURRICE *(Suite et fin.)*

Sur 1,000 enfants nés vivants, combien sont envoyés en nourrice (au domicile de la nourrice) (1881-86)?

OBSERVATION. — Les écussons marqués sur chaque arrondissement indiquent la proportion des nourrissons élevés au sein et de ceux qui sont élevés au biberon.

Enfants légitimes.

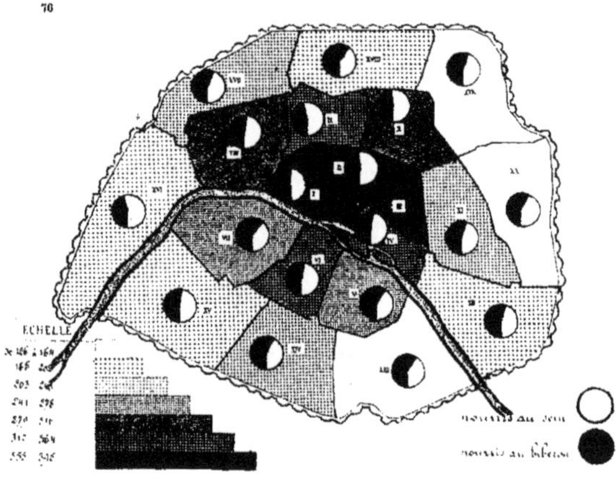

Enfants illégitimes.

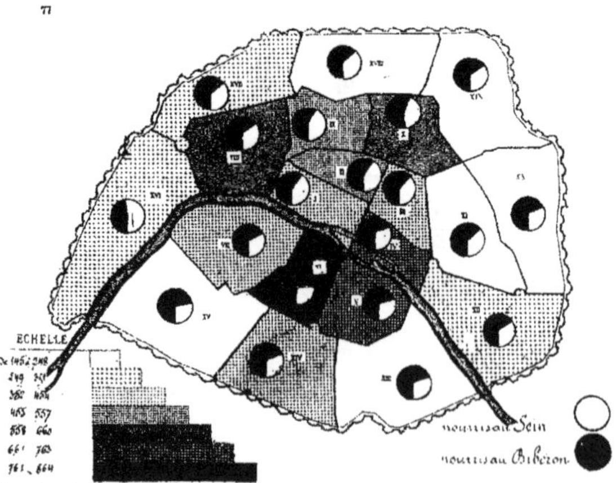

MORTINATALITÉ

Pour 1,000 naissances (mort-nés compris), combien de mort-nés ? (1881-85)

(VOIR INTRODUCTION, PAGE 34.)

SOURCE: *Annuaire statistique de la Ville de Paris.*

Mortinatalité générale.

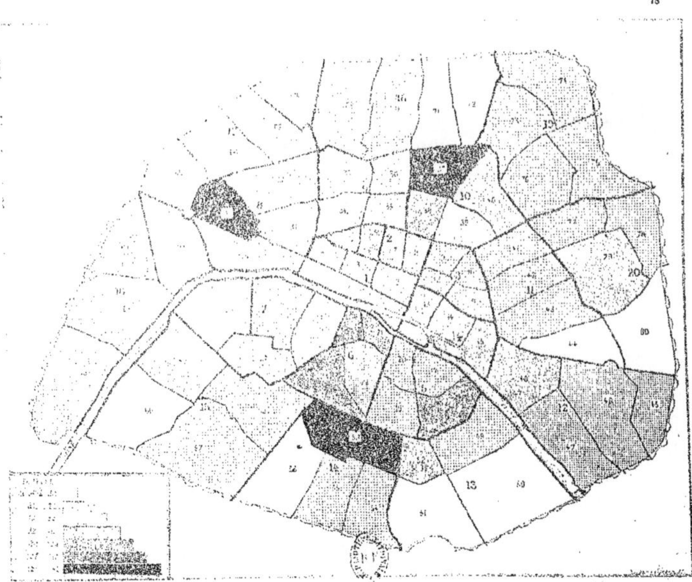

MORTINATALITÉ *(Suite et fin.)*

Mortinatalité légitime.

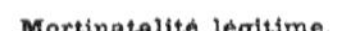

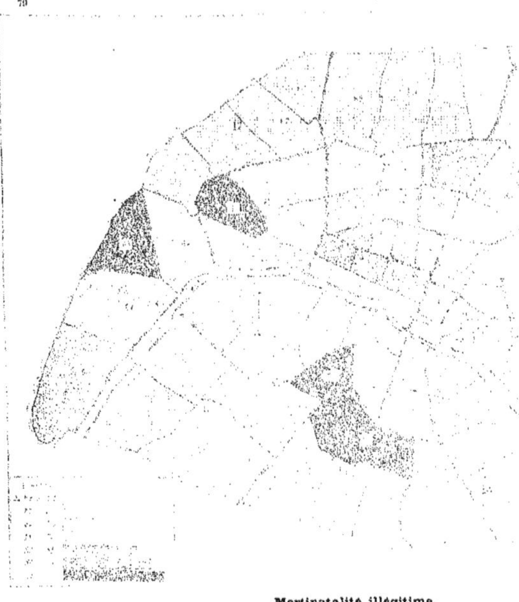

Mortinatalité illégitime.

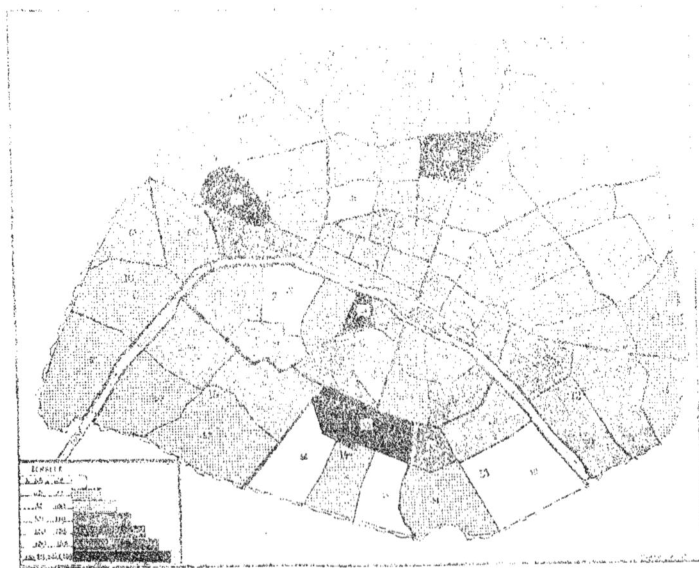

MORTALITÉ PAR AGE

Pour 1,000 habitants de chaque âge, combien de décès annuels ? (1881-1885)

(VOIR INTRODUCTION, PAGE 37.)

SOURCE : *Annuaire statistique de la Ville de Paris.*

Pour 1,000 enfants nés vivants et non émigrés, combien de décès en un an ? (1881-1885)

(Le nombre des enfants vivants de chaque arrondissement a été calculé, en retranchant du nombre des enfants nés, le nombre des enfants envoyés en nourrice hors Paris).

De 0 à 1 an.

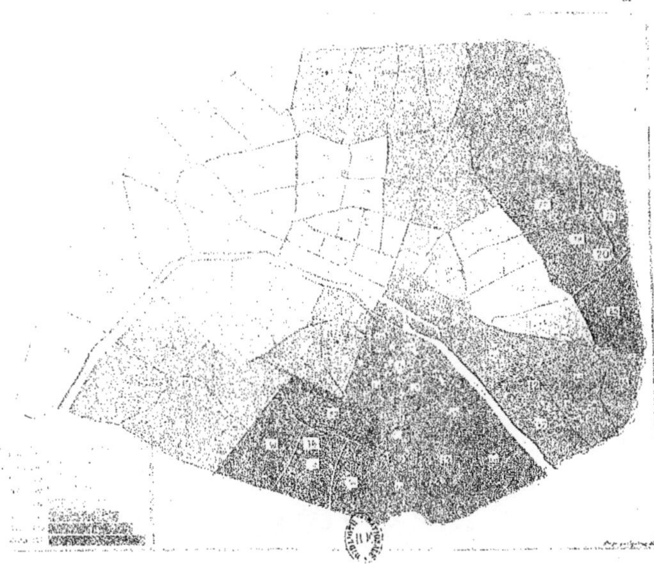

MORTALITÉ PAR AGE *(Suite.)*

Pour 1,000 habitants de 2 à 4 ans, combien de décès en un an? (1881-1885)

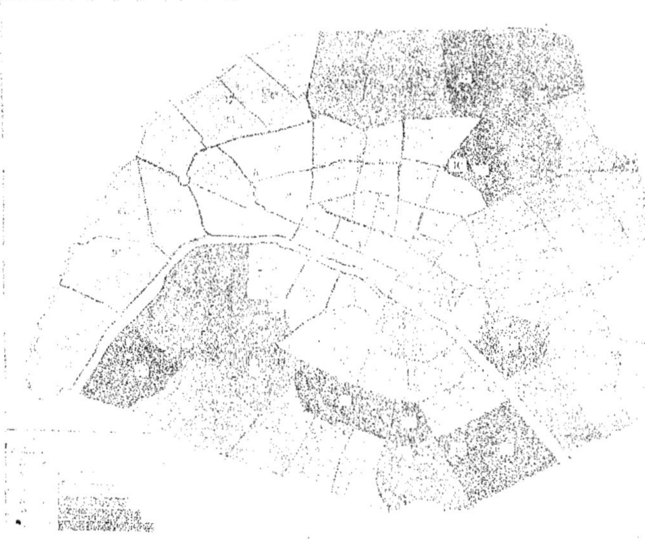

Pour 1,000 habitants de 5 à 14 ans, combien de décès en un an? (1881-1885)

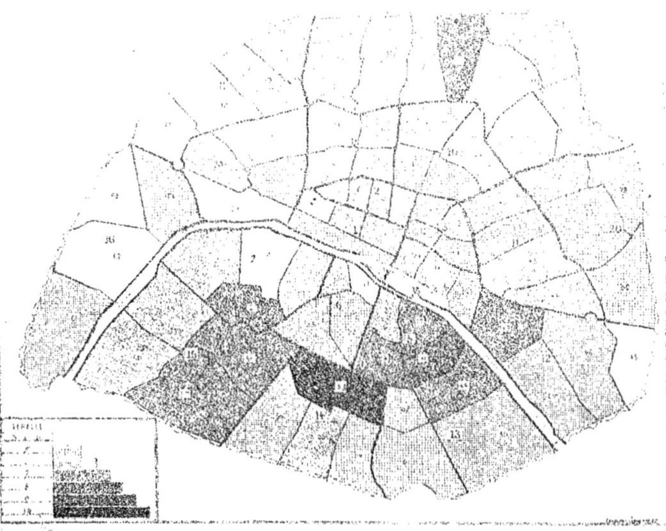

MORTALITÉ PAR AGE *(Suite.)*

Pour 1,000 habitants de 15 à 34 ans, combien de décès en un an? (1881-1885)

84

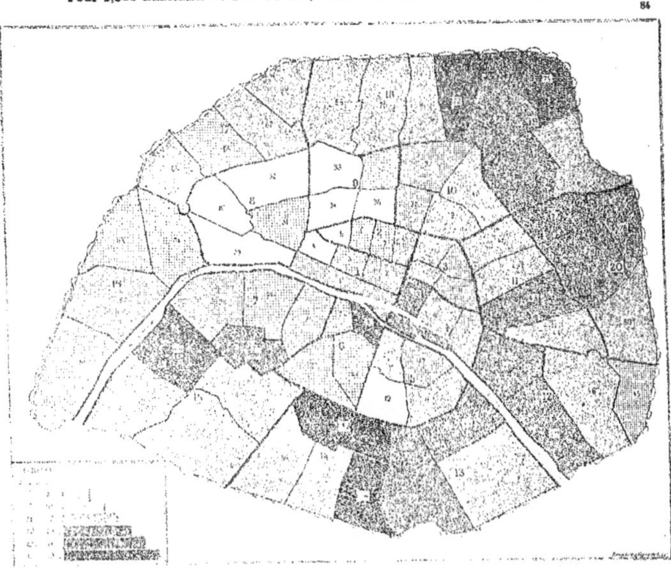

Pour 1,000 habitants de 35 à 59 ans, combien de décès en un an? (1881-1885)

85

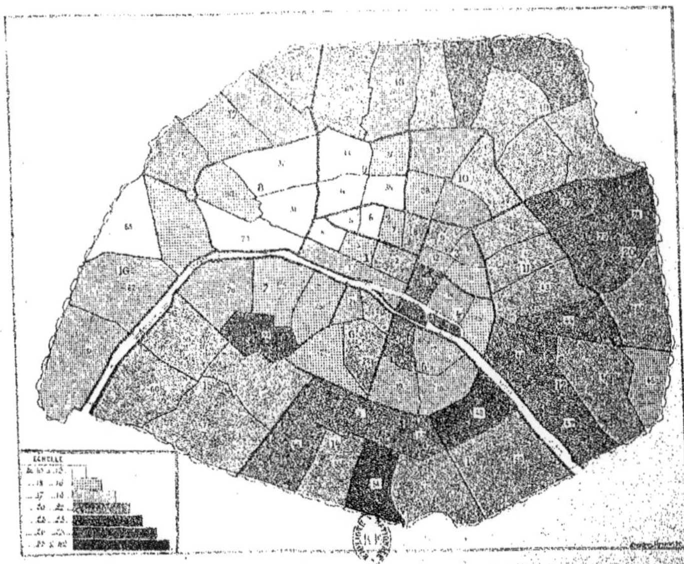

MORTALITÉ PAR AGE *(Suite et fin.)*

Pour 1 000 habitants de 60 ans et plus, combien de décès en un an ? (1881-1885)

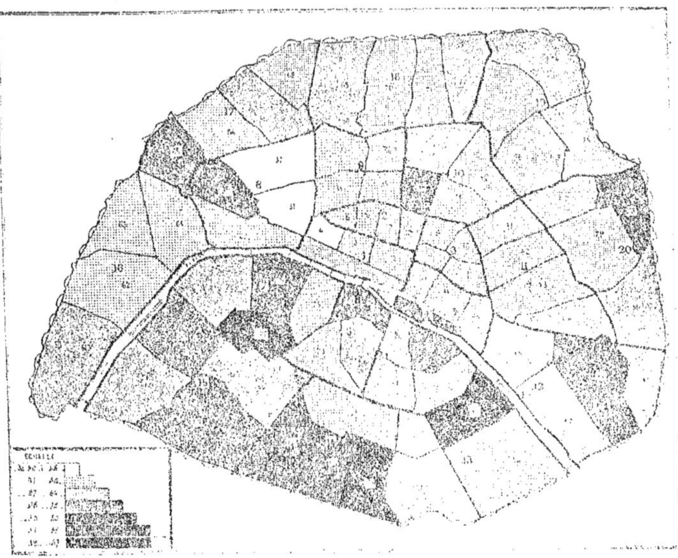

FRÉQUENCE DES PRINCIPALES MALADIES

Pour 100,000 habitants, combien de décès annuels causés par chaque maladie ?

(VOIR INTRODUCTION, PAGE 40.)

SOURCES : *Tableaux mensuels de statistique (1865-79);*
Annuaire statistique de la Ville de Paris (1880-86).

Pour 100,000 habitants combien de décès annuels par FIÈVRE TYPHOIDE ?
1865-1869.

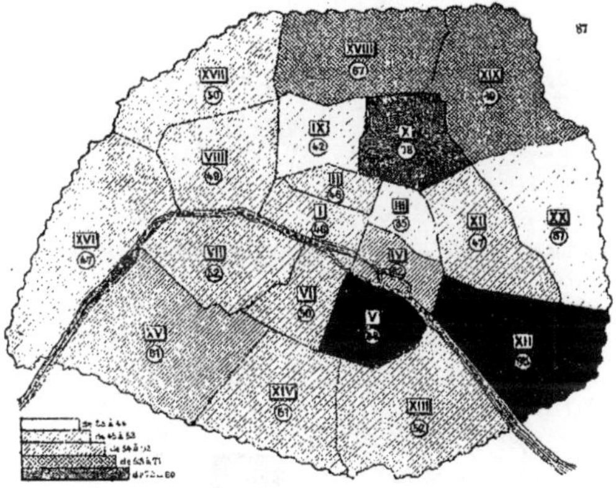

FIÈVRE TYPHOIDE *(Suite.)*

Pour 100,000 habitants, combien de décés annuels par FIÈVRE TYPHOIDE ?
1872-1875.

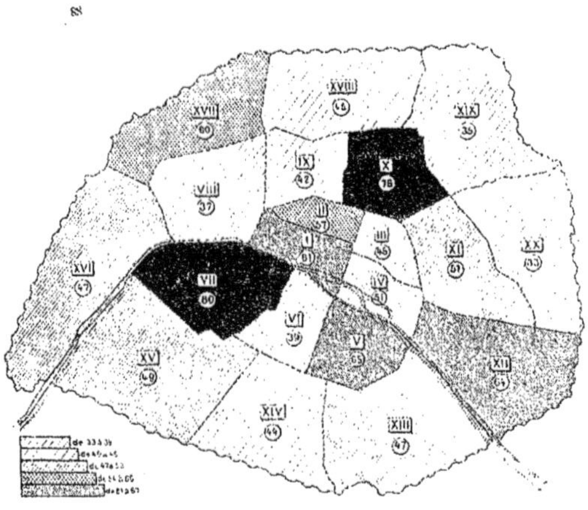

Pour 100,000 habitants, combien de décés par FIÈVRE TYPHOIDE ?
1876.

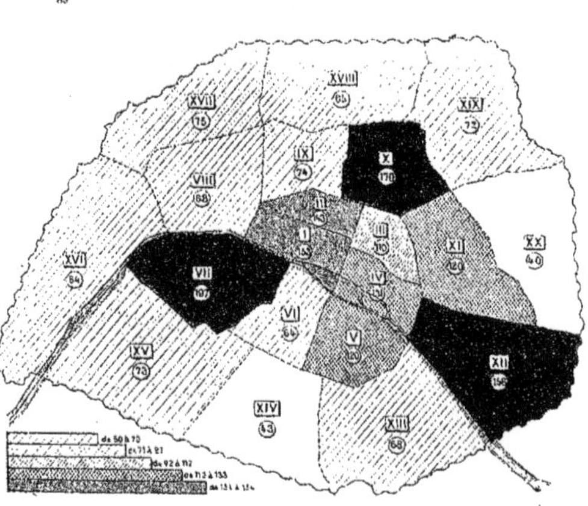

FIÈVRE TYPHOIDE *(Suite.)*

Pour 100,000 habitants, combien de décès annuels par FIÈVRE TYPHOIDE ?
1877-1879.

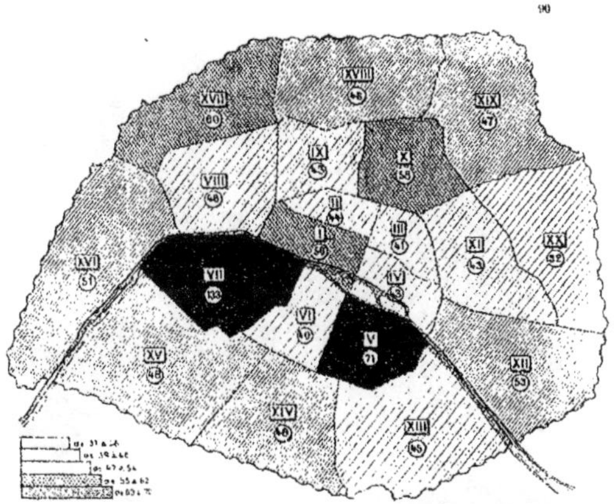

Pour 100,000 habitants, combien de décès par FIÈVRE TYPHOIDE ?
1880.

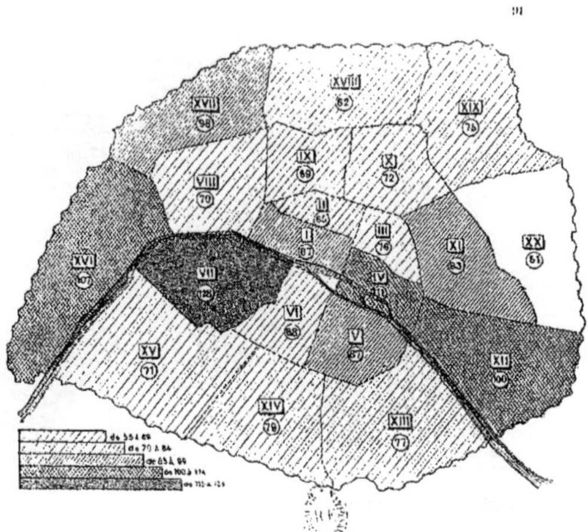

FIÈVRE TYPHOIDE *(Suite.)*

Pour 100,000 habitants, combien de décès par **FIÈVRE TYPHOIDE** ?
1881.

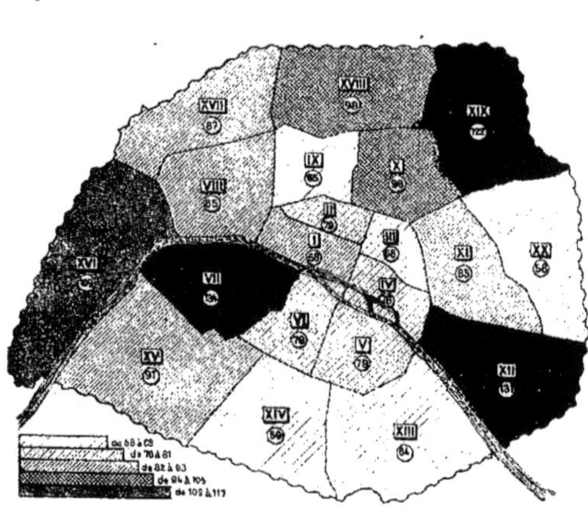

Pour 100,000 habitants, combien de décès par **FIÈVRE TYPHOIDE** ?
1882.

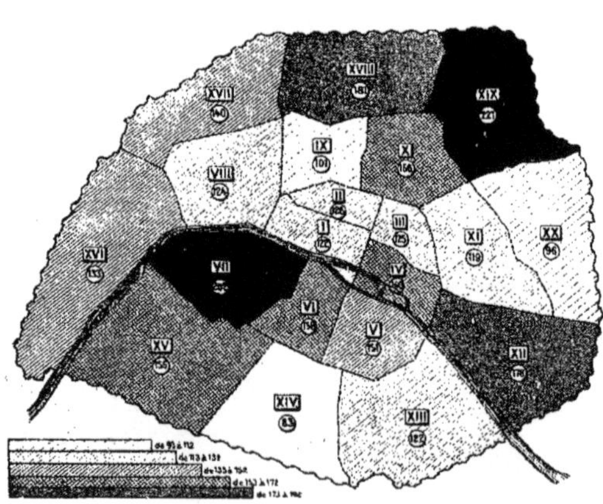

FIÈVRE TYPHOIDE *(Suite et fin.)*

Pour 100,000 habitants, combien de décès par FIÈVRE TYPHOIDE ?
1883.

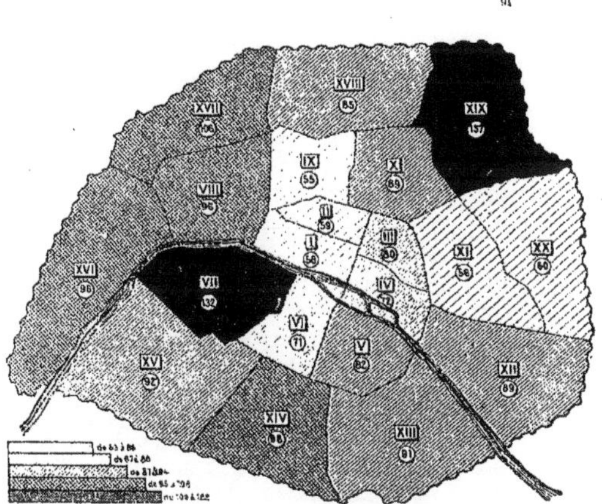

Pour 100,000 habitants, combien de décès annuels par FIÈVRE TYPHOIDE ?
1884-1885.

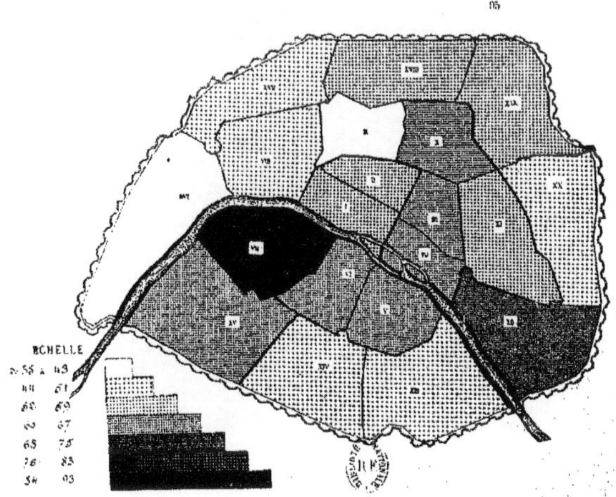

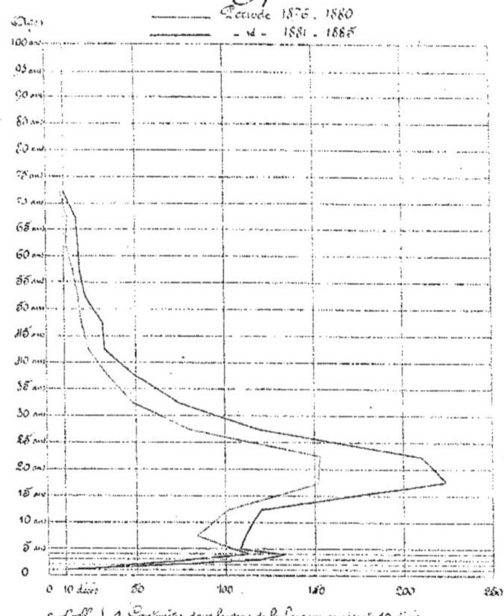
Sur 100.000 habitants de chaque âge
combien de décès annuels par
Fièvre typhoïde
Période 1876 . 1880
id . 1881 . 1885
100 ans
95 ans
90 ans
85 ans
80 ans
75 ans
70 ans
65 ans
60 ans
55 ans
50 ans
45 ans
40 ans
35 ans
30 ans
25 ans
20 ans
15 ans
10 ans
5 ans
0
0 10 dixi 50 100 150 200 250
Echelle { 1 Centimètre dans la largeur de la longueur représente 10 dixi
3 Millimètre dans le sens de la hauteur représentant 1 an

VARIOLE

Pour 100,000 habitants, combien de décès annuels causés par chaque maladie ?

(VOIR INTRODUCTION, PAGE 42.)

SOURCES : *Tableaux mensuels de statistique (1865-1879);*
Annuaire statistique de la Ville de Paris (1880-1886).

Pour 100,000 habitants, combien de décès annuels par VARIOLE ?
1865-1869.

97

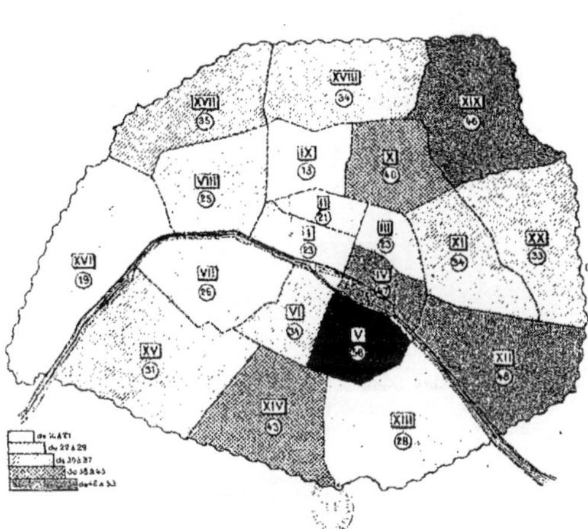

VARIOLE *(Suite.)*

Pour 100,000 habitants, combien de décès annuels par VARIOLE ?
1872-1874.

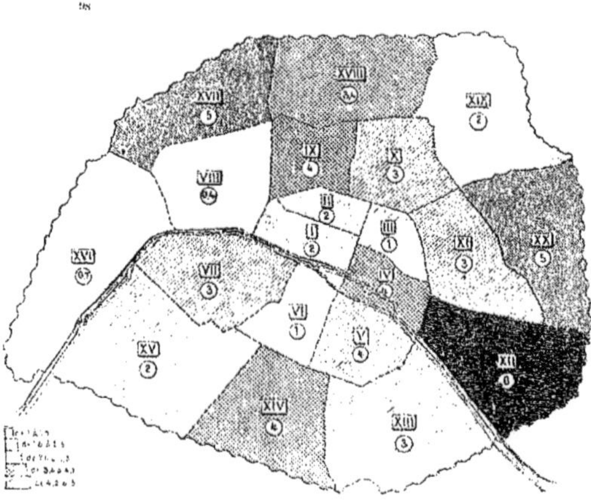

Pour 100,000 habitants combien de décès annuels par VARIOLE ?
1875-1878.

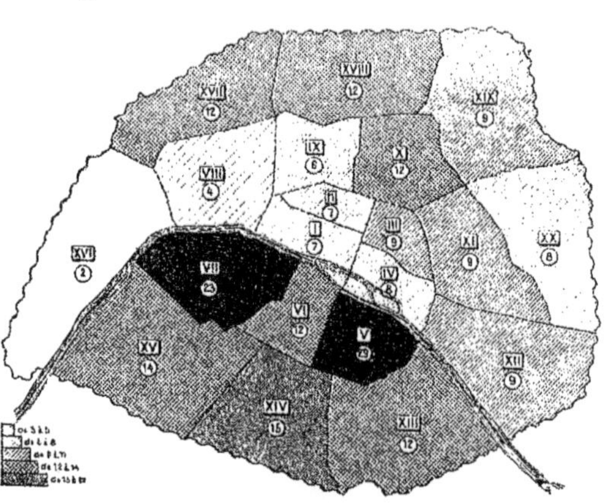

VARIOLE *(Suite.)*

Po..r 100,000 habitants, combien de décès par **VARIOLE**?
1880.

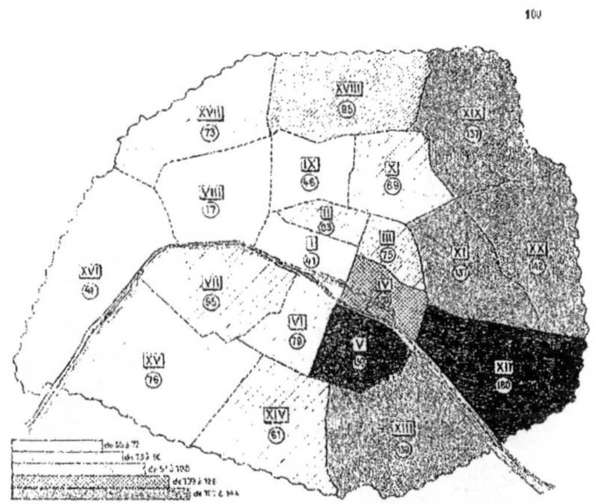

Pour 100,000 habitants, combien de décès par **VARIOLE**?
1881.

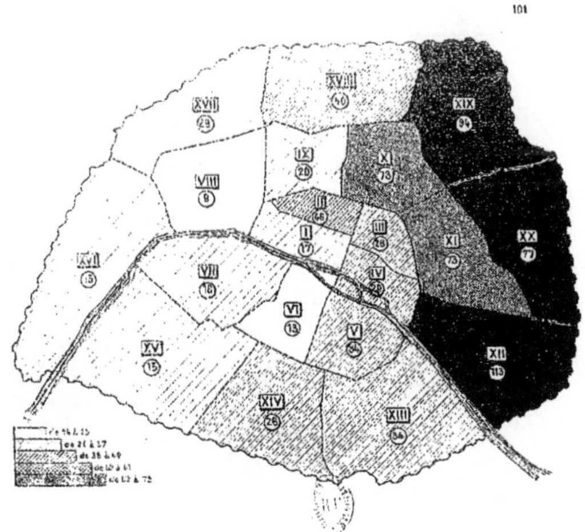

VARIOLE *(Suite.)*

Pour 100,000 habitants, combien de décès par VARIOLE?
1882.

102

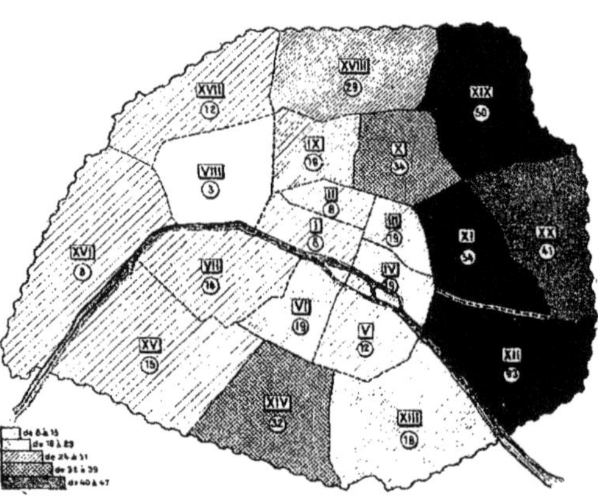

Pour 100,000 habitants, combien de décès par VARIOLE?
1883.

103

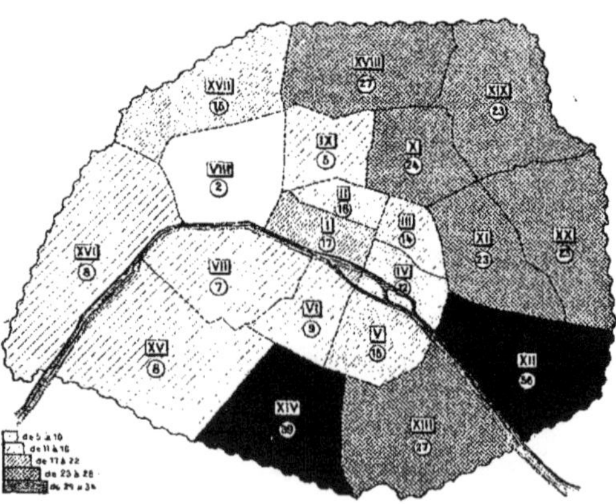

VARIOLE *(Suite et fin.)*

Pour 100,000 habitants, combien de décès annuels par VARIOLE?
1884-1886.

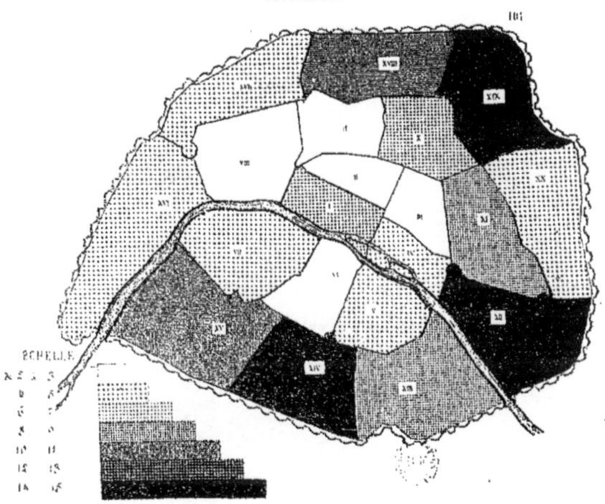

Sur 100,000 habitants de chaque âge
combien de décès annuels
par
Variole

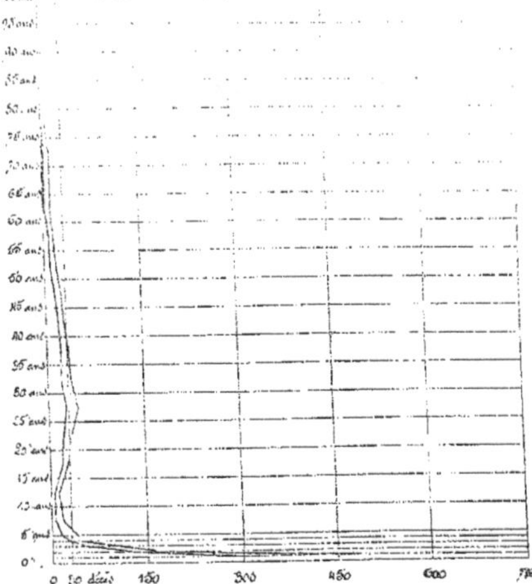

Échelle { 1 Centimètre dans le sens de la largeur représente 30 décès
3 Millimètres dans le sens de la hauteur représentant 1 an

Fréquence relative de la VARIOLE,
en chaque mois de l'année, à Paris.

(Moyenne de la période 1865-1883, les années 1870-1871
non comprises.)

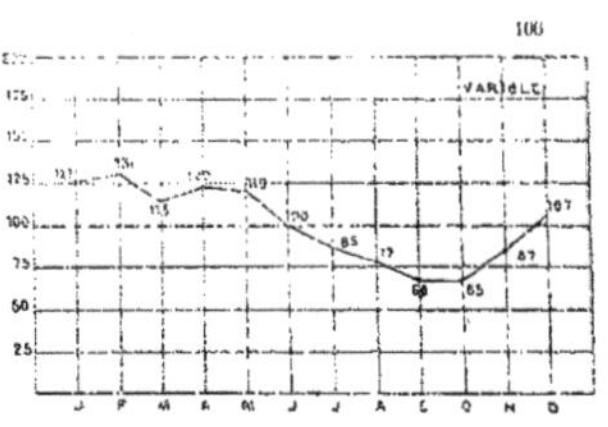

Sur 1,200 décès par VARIOLE,
combien en chaque mois de l'année?

(les mois étant rendus de longueur égale par le calcul).

ROUGEOLE

Pour 100,000 habitants, combien de décès annuels causés par chaque maladie ?

(VOIR INTRODUCTION, PAGE 41.)

SOURCES : *Tableaux mensuels de statistique (1865-1879) ;*
Annuaire statistique de la Ville de Paris (1880-1886).

Pour 100,000 habitants, combien de décès annuels par ROUGEOLE ?
1865-1869.

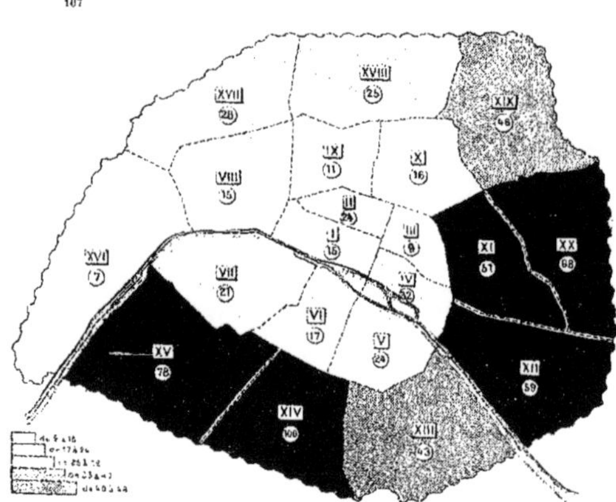

ROUGEOLE *(Suite.)*

Pour 100,000 habitants, combien de décès annuels par ROUGEOLE ?
1872-1878.

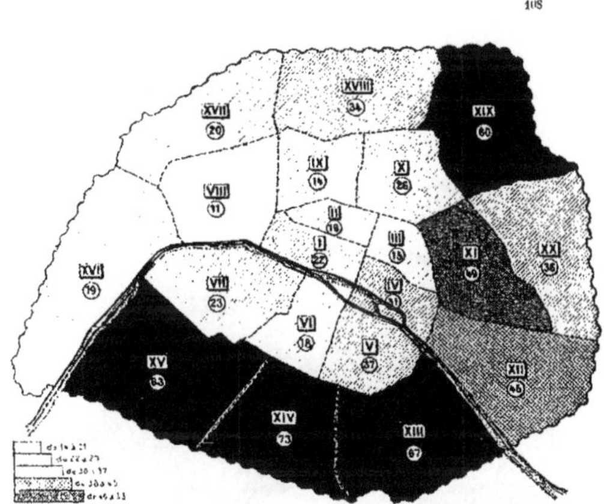

Pour 100,000 habitants, combien de décès annuels par ROUGEOLE ?
1879-1882.

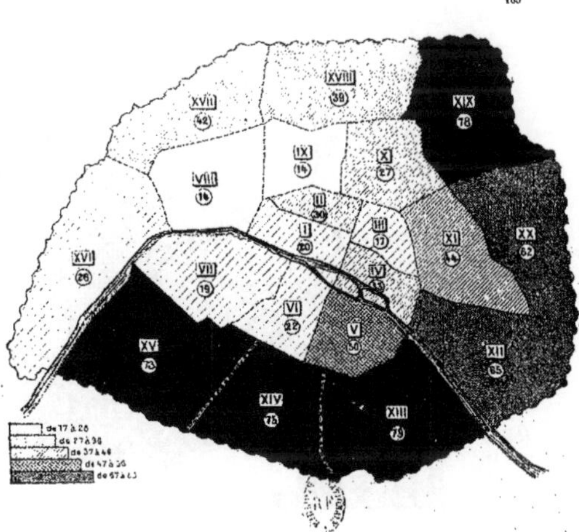

ROUGEOLE *(Suite.)*

Pour 100,000 habitants, combien de décès par **ROUGEOLE**?
1883.

110

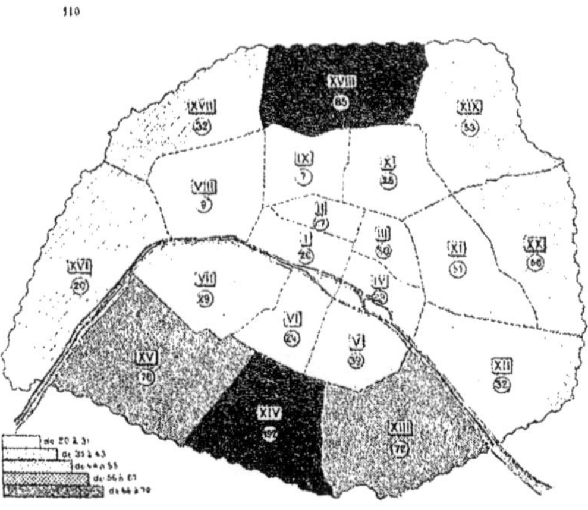

Pour 100,000 habitants, combien de décès annuels par **ROUGEOLE**?
1884-1885.

111

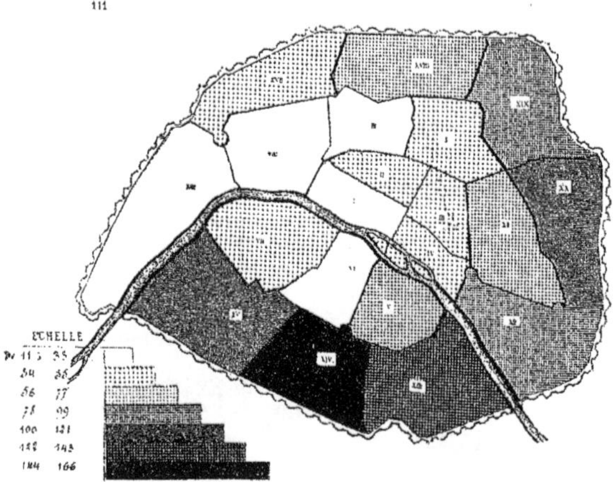

112

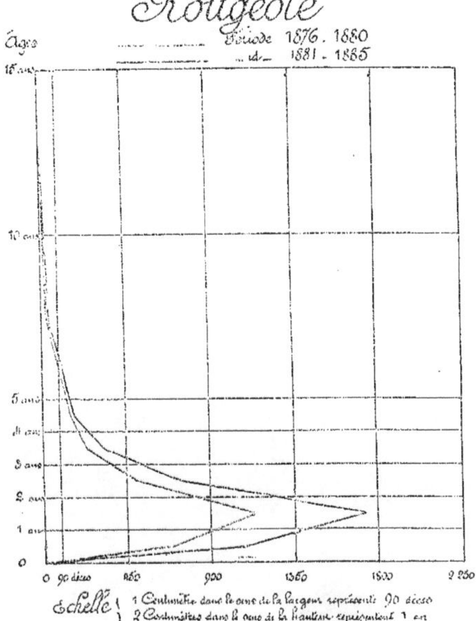

Fréquence relative de la ROUGEOLE, en chaque mois de l'année, à Paris.

(Moyenne de la période 1865-1883, les années 1870-1871 non comprises.)

113

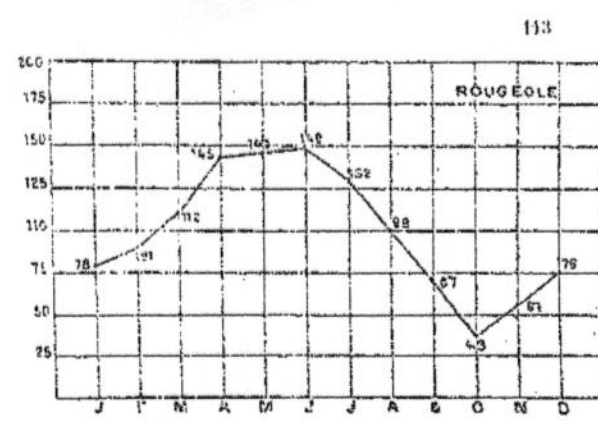

Sur 1,200 décès par ROUGEOLE, combien en chaque mois de l'année?

(les mois étant rendus de longueur égale par le calcul).

SCARLATINE

Pour 100,000 habitants, combien de décès annuels causés par chaque maladie?

(VOIR INTRODUCTION, PAGE 46.)

SOURCES : *Tableaux mensuels de statistique (1865-1879);*
Annuaire statistique de la Ville de Paris (1880-1886).

Pour 100,000 habitants, combien de décès annuels par SCARLATINE?
1865-1869.

SCARLATINE *(Suite.)*

Pour 100,000 habitants, combien de décès annuels par SCARLATINE ?
1872-1879.

115

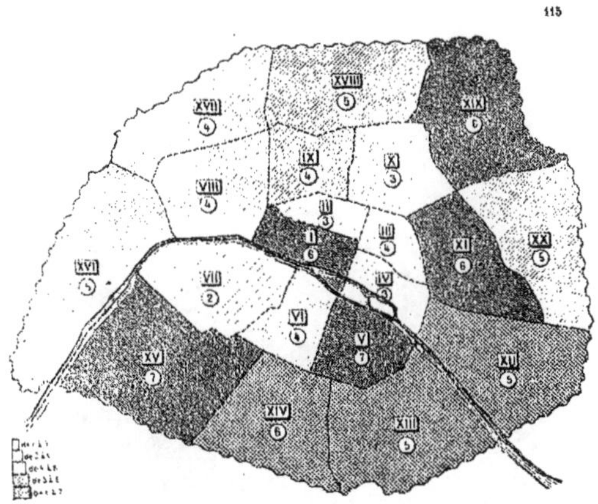

Pour 100,000 habitants, combien de décès annuels par SCARLATINE ?
1880-1881.

116

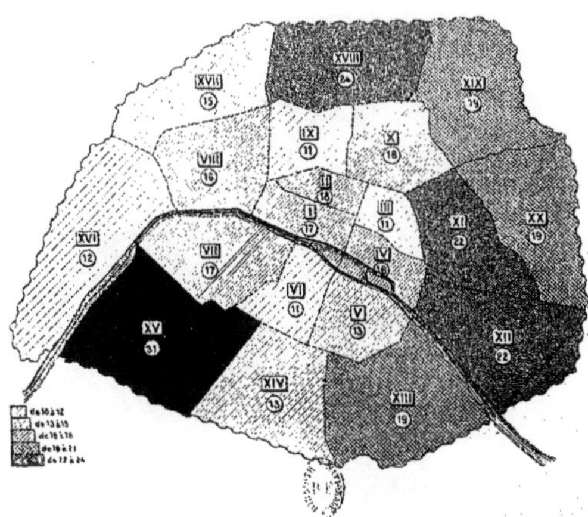

Pour 100,000 habitants, combien de décès par SCARLATINE ?
1883.

117

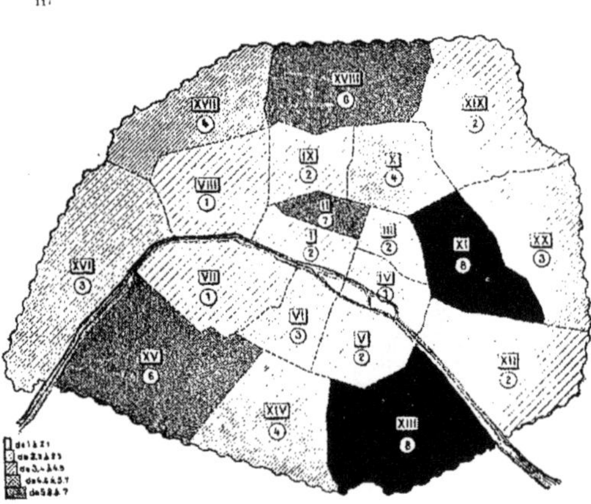

Pour 100,000 habitants, combien de décès annuels par SCARLATINE ?
1884-1886.

118

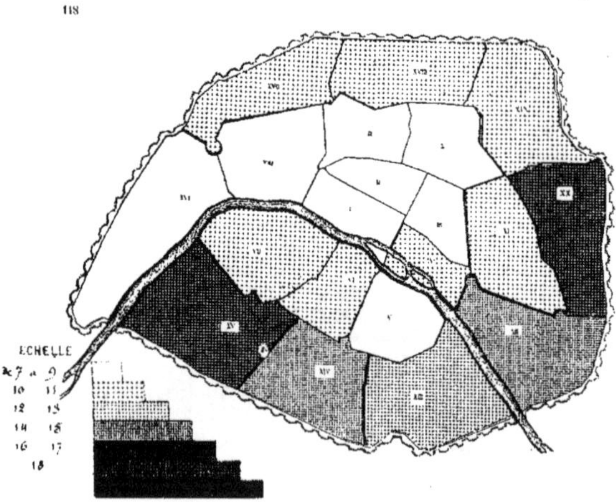

SCARLATINE *(Suite et fin.)*

119

Sur 100,000 habitants de chaque âge
combien de décès annuels par

Fièvre Scarlatine

——— Période 1876 - 1880
— d — 1881 - 1885

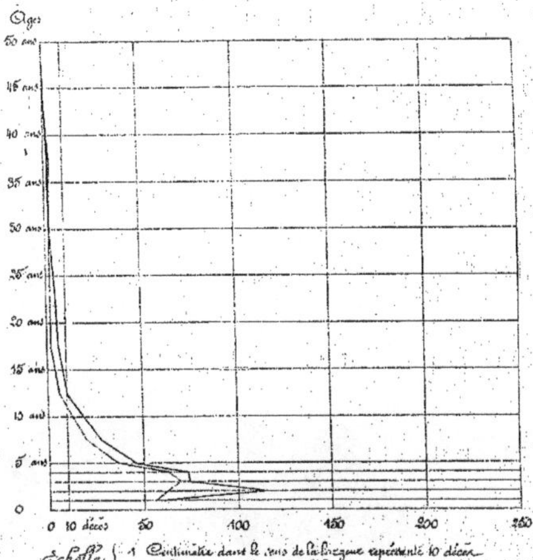

Fréquence relative de la **SCARLATINE**, en chaque mois de l'année, à **Paris**.

(Moyenne de la période 1865-1883, les années 1870-1871 non comprises).

120

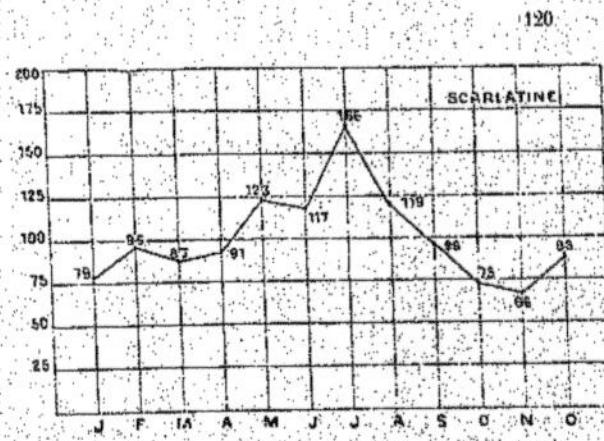

Sur 1,200 décès par SCARLATINE, combien en chaque mois de l'année ?

(les mois étant rendus de longueur égale par le calcul).

COQUELUCHE

Pour 100,000 habitants, combien de décès annuels causés par chaque maladie ?

(VOIR INTRODUCTION, PAGE 47.)

SOURCES : *Tableaux mensuels de statistique (1865-1879);*
Annuaire statistique de la Ville de Paris (1880-1886).

Pour 100,000 habitants, combien de décès annuels par COQUELUCHE ?
1865-1869.

121

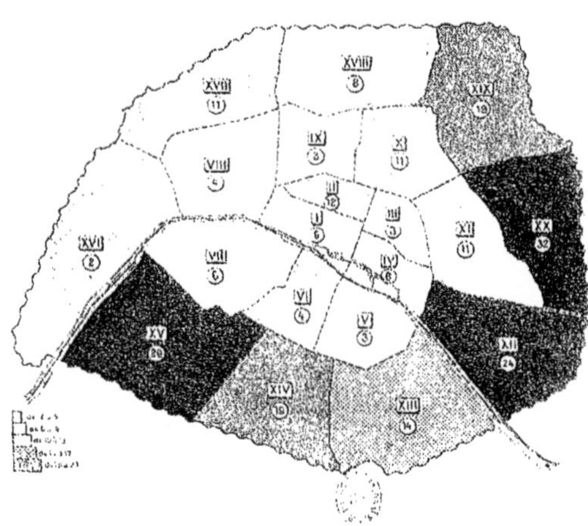

COQUELUCHE *(Suite.)*

Pour 100,000 habitants, combien de décès annuels par COQUELUCHE ?
1872-1876.

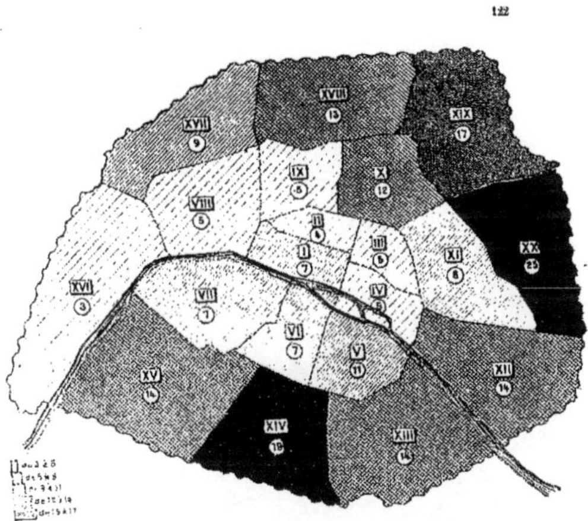

Pour 100,000 habitants, combien de décès par COQUELUCHE ?
1877.

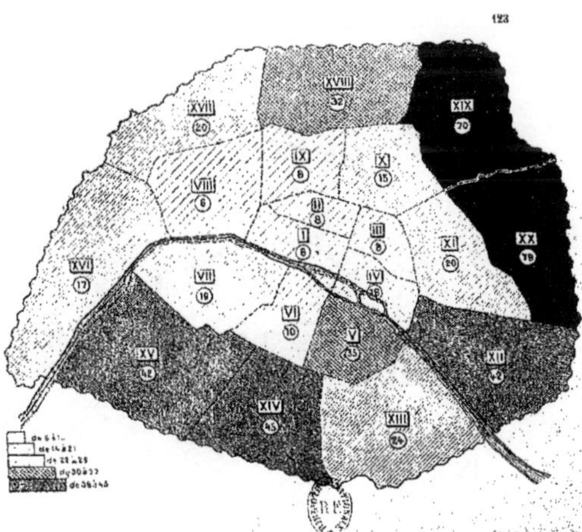

COQUELUCHE *(Suite.)*

Pour 100,000 habitants, combien de décès annuels par COQUELUCHE ?
1878-1879.

124

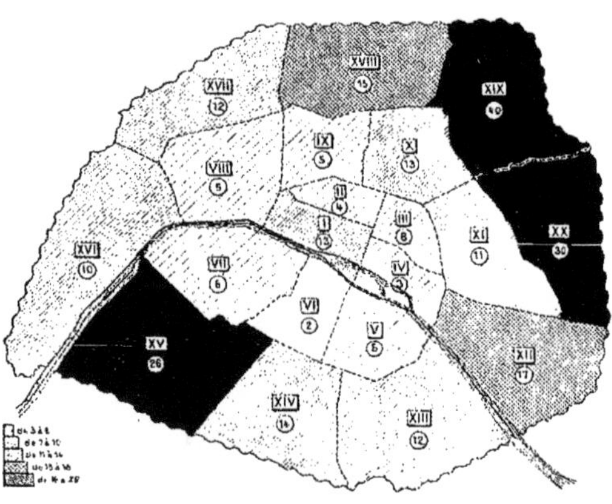

Pour 100,000 habitants, combien de décès annuels par COQUELUCHE ?
1880-1881.

125

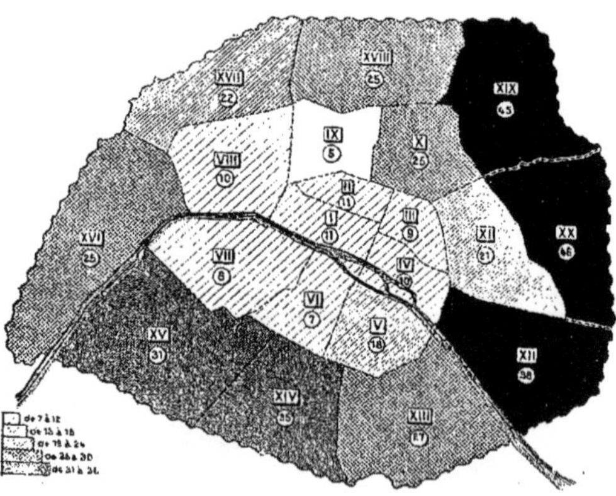

COQUELUCHE *(Suite.)*

Pour 100,000 habitants, combien de décès par COQUELUCHE ?
1883.

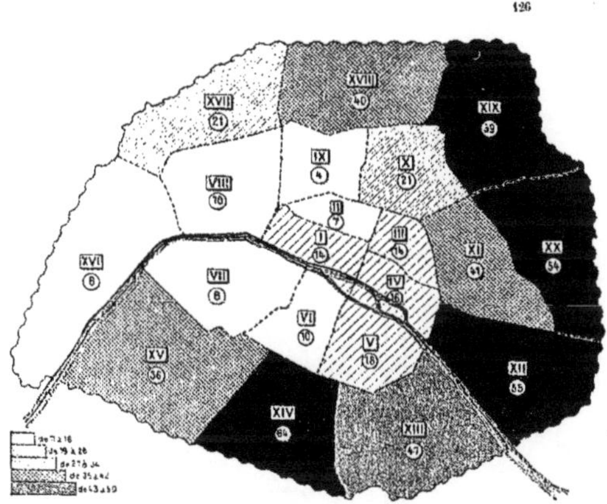

Pour 100,000 habitants, combien de décès annuels par COQUELUCHE ?
1884-1886.

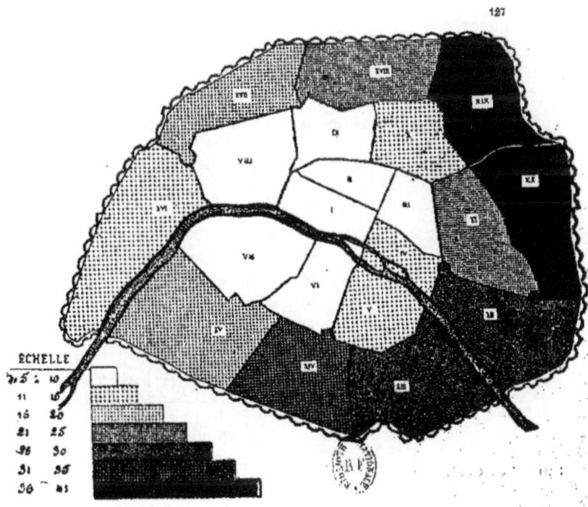

COQUELUCHE *(Suite et fin.)*

128

Sur 100,000 habitants de chaque âge
combien de décès annuels
par

Coqueluche

———— Période 1876 - 1880
———— 2 — 1881 - 1885

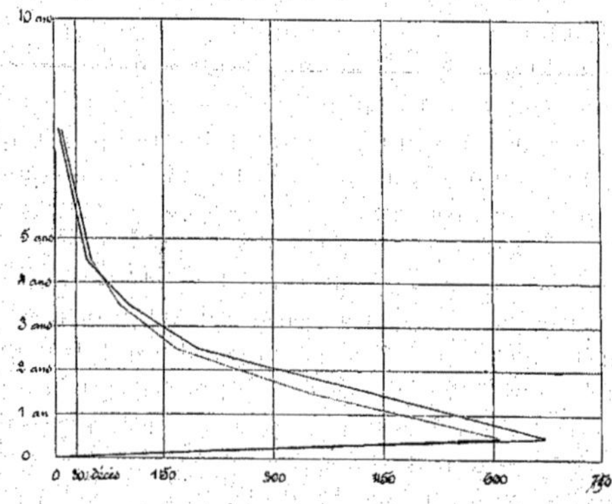

Échelle { 1 Centimètre dans le sens de la largeur représente 30 décès
2 Centimètres dans le sens de la hauteur représentent 1 an

Fréquence relative de la COQUELUCHE, en chaque mois de l'année, à Paris.

(Moyenne de la période 1865-1883, les années 1870-1871 non comprises.)

129

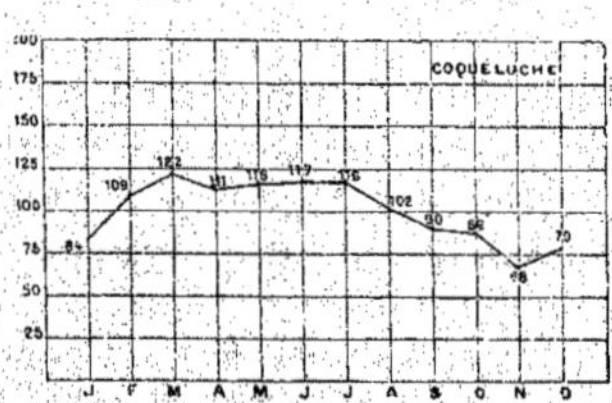

Sur 1,200 décès par COQUELUCHE, combien en chaque mois de l'année ?

(les mois étant rendus de longueur égale par le calcul)

DIPHTÉRIE

Pour 100,000 habitants, combien de décès annuels causés par chaque maladie ?

(VOIR INTRODUCTION, PAGE 49.)

SOURCES : *Tableaux mensuels de statistique (1865-1879) ;*
Annuaire statistique de la Ville de Paris (1880-1886).

Pour 100,000 habitants, combien de décès annuels par DIPHTÉRIE ?
1865-1867

130

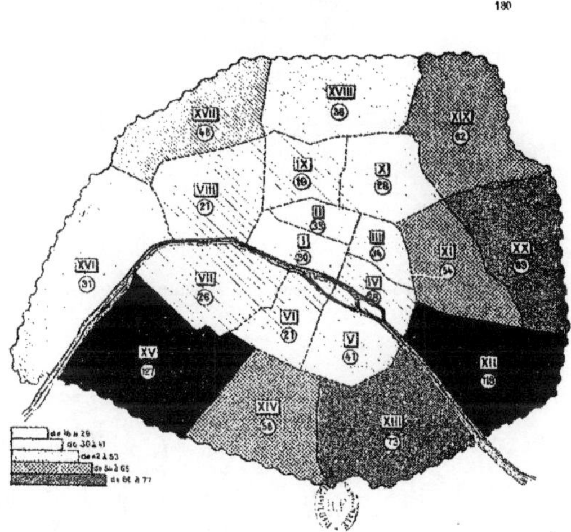

DIPHTÉRIE *(Suite.)*

Pour 100,000 habitants, combien de décès annuels par DIPHTÉRIE ?
1868-1878

131

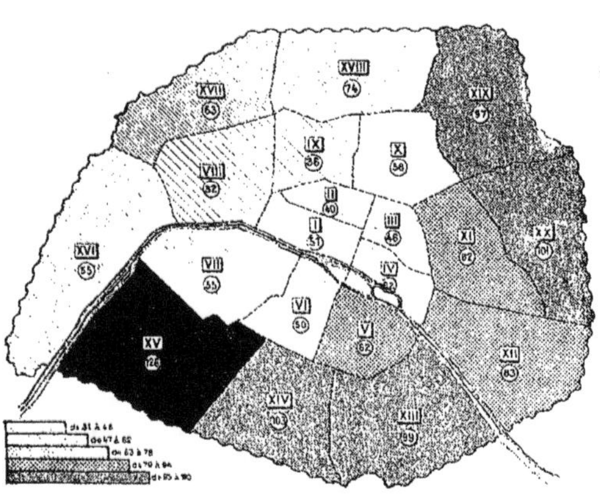

Pour 100,000 habitants, combien de décès annuels par DIPHTÉRIE ?
1879-1882

132

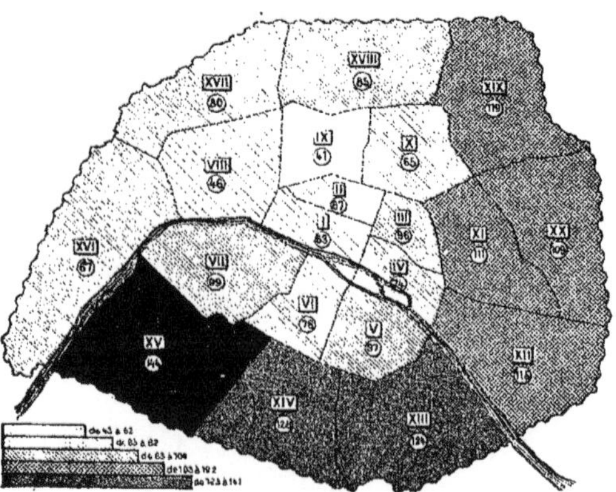

DIPHTÉRIE *(Suite.)*

Pour 100,000 habitants, combien de décès par DIPHTÉRIE ?

1883

133

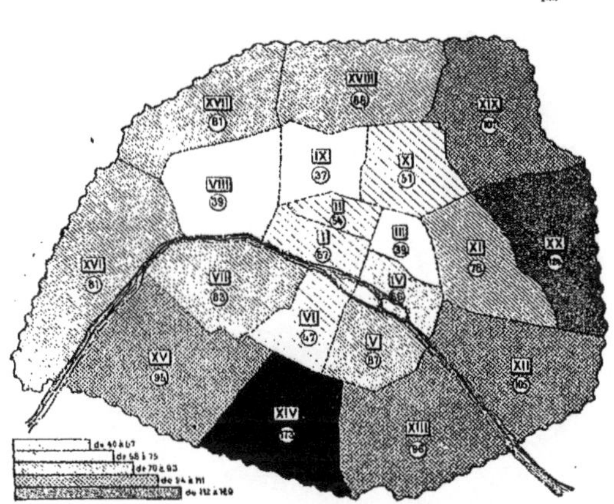

Pour 100,000 habitants, combien de décès annuels par DIPHTÉRIE ?

1884-1886

134

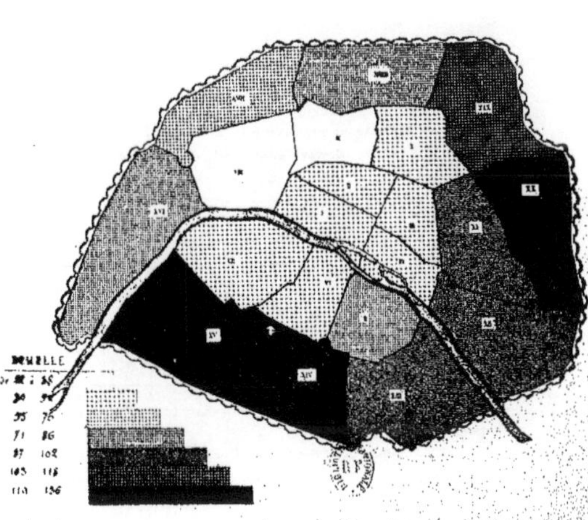

DIPHTÉRIE *(Suite et fin.)*

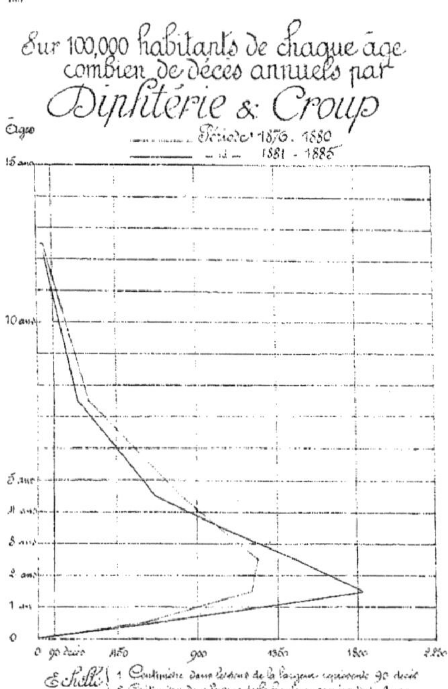

Fréquence relative à la DIPHTÉRIE, en chaque mois de l'année, à Paris.

(Moyenne de la période 1865-1888, les années 1870-1871 non comprises.)

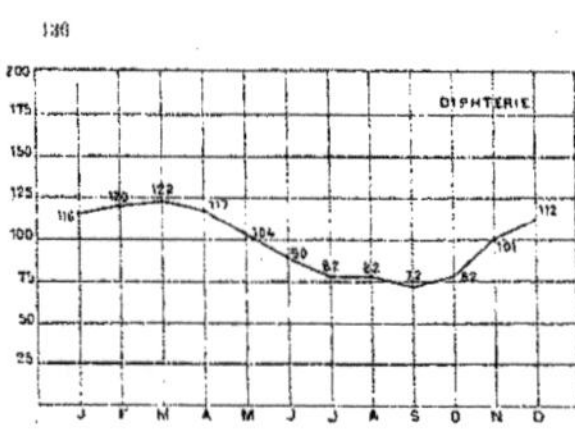

Sur 1,200 décès par DIPHTÉRIE, combien en chaque mois de l'année ?

(les mois étant rendus de longueur égale par le calcul.)

PHTISIE PULMONAIRE

(VOIR INTRODUCTION, PAGE 51.)

Pour 100,000 habitants, combien de décès annuels par **PHTISIE PULMONAIRE** ?

1865-1869

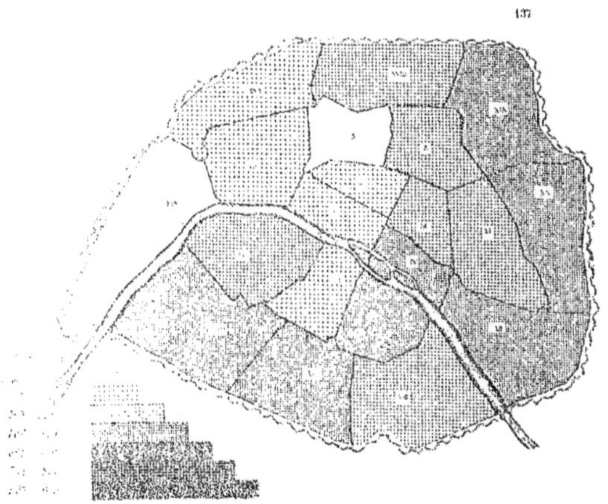

Pour 100,000 habitants, combien de décès annuels par **PHTISIE PULMONAIRE**

1870-1871

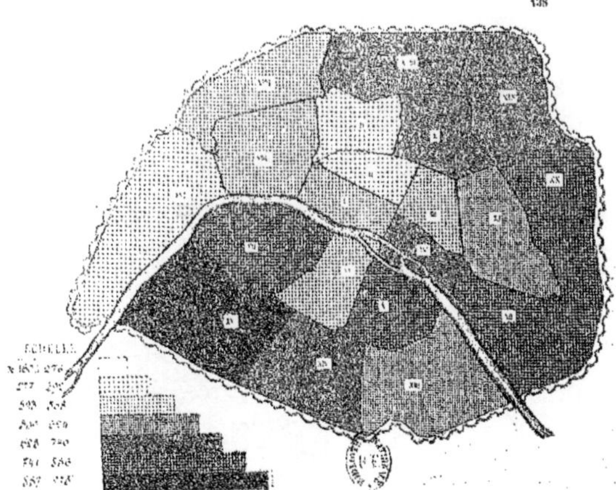

PHTISIE PULMONAIRE *(Suite.)*

Pour 100,000 habitants, combien de décès annuels par PHTISIE PULMONAIRE ?

1872-1875

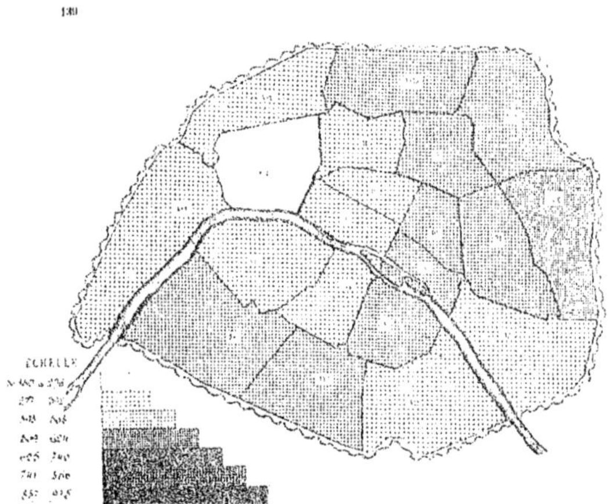

Pour 100,000 habitants, combien de décès annuels par PHTISIE PULMONAIRE ?

1876-1880

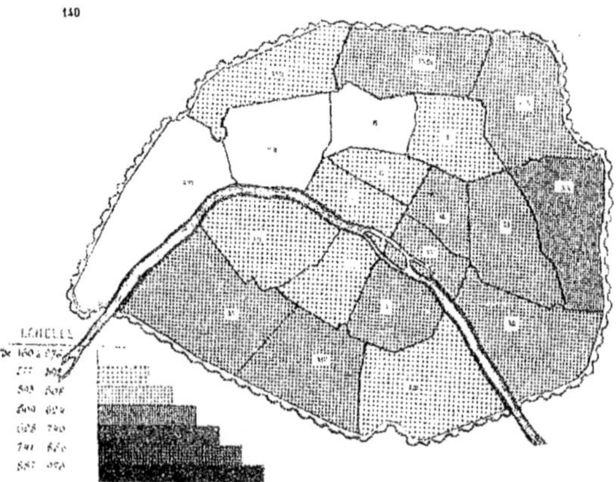

PHTISIE PULMONAIRE *(Suite et fin.)*

Pour 100,000 habitants, combien de décès annuels par **PHTISIE PULMONAIRE ?**
1881-1885

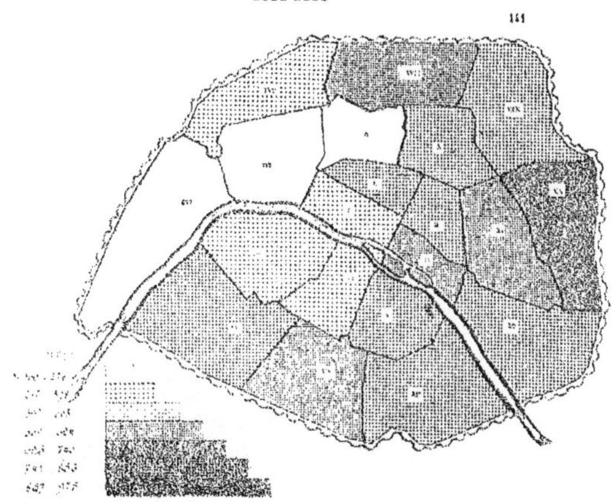

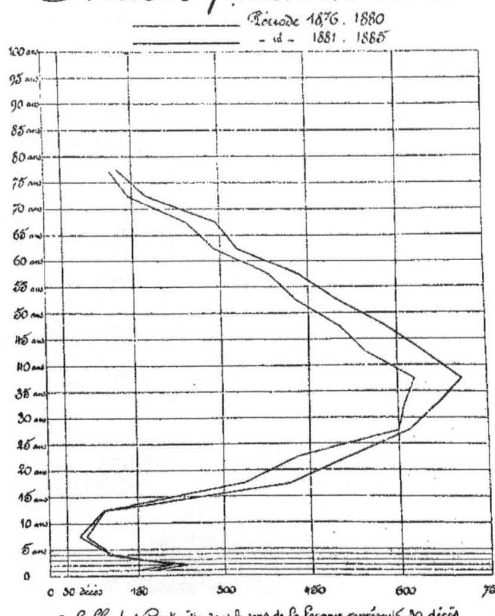

CANCER

(VOIR INTRODUCTION, PAGE 53.)

Pour 100,000 habitants, combien de décès annuels par CANCER ?

1865-1869

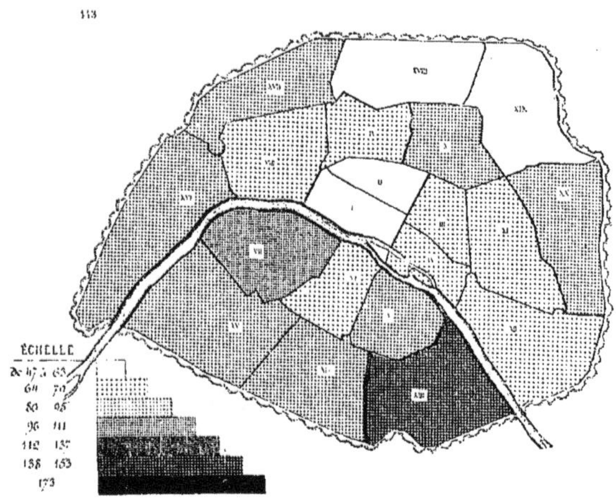

Pour 100,000 habitants, combien de décès annuels par CANCER ?

1870-1871

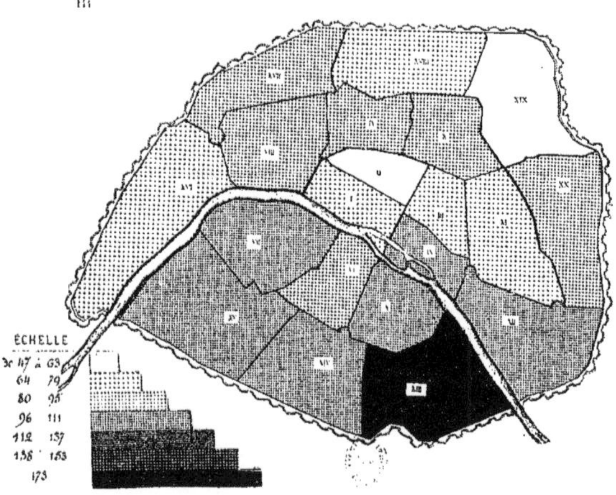

CANCER *(Suite).*

Pour 100,000 habitants, combien de décès annuels par CANCER ?

1872-1875

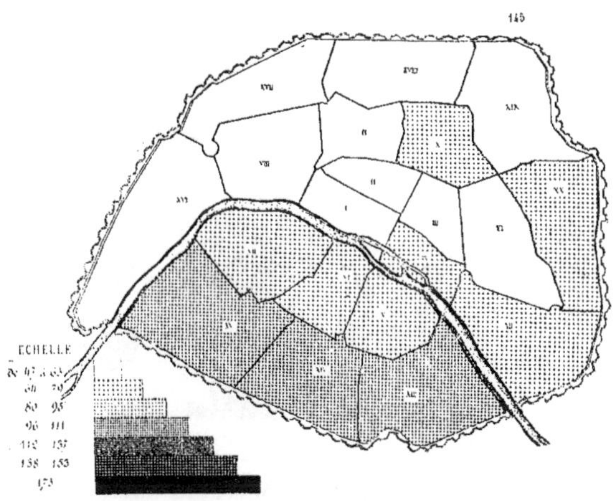

Pour 100,000 habitants, combien de décès annuels par CANCER ?

1876-1880

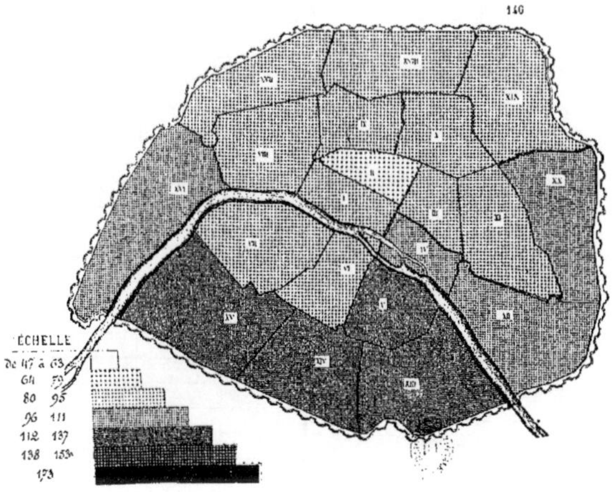

CANCER *(Suite et fin.)*

Pour 100,000 habitants, combien de décès annuels par CANCER ?
1881-1885

147

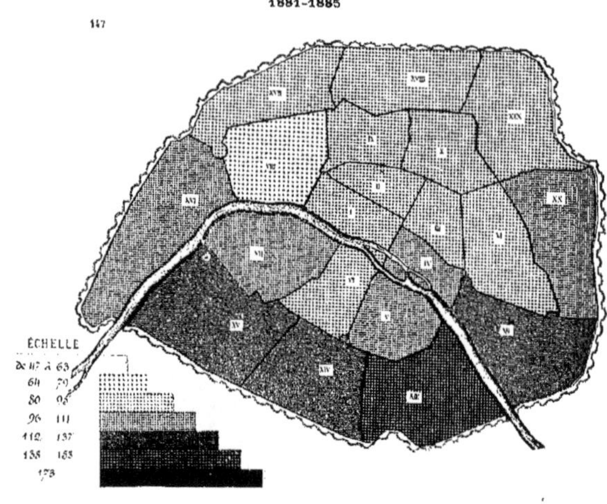

148

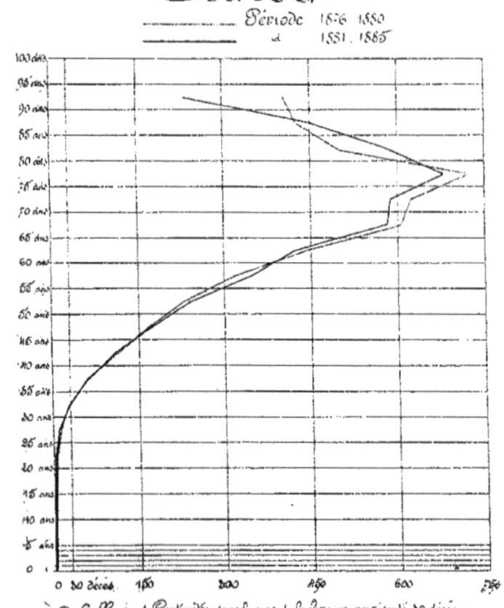

DIABÈTE

(VOIR INTRODUCTION, PAGE 54.)

Pour 100,000 habitants, combien de décès annuels par **DIABÈTE** ?

1865-1869

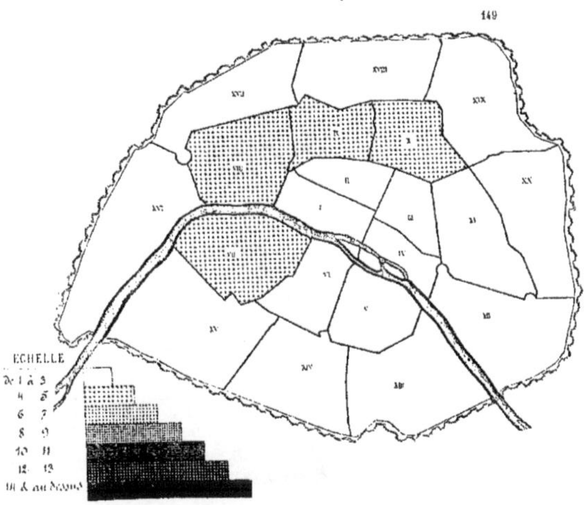

Pour 100,000 habitants, combien de décès annuels par **DIABÈTE** ?

1870-1871

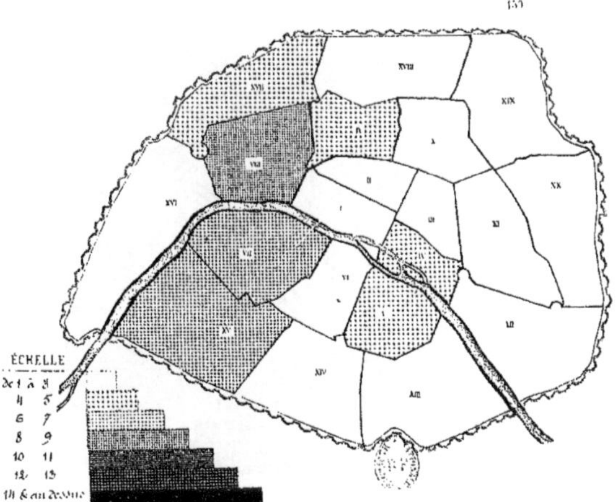

Pour 100,000 habitants, combien de décès annuels par DIABÈTE

1872-1875

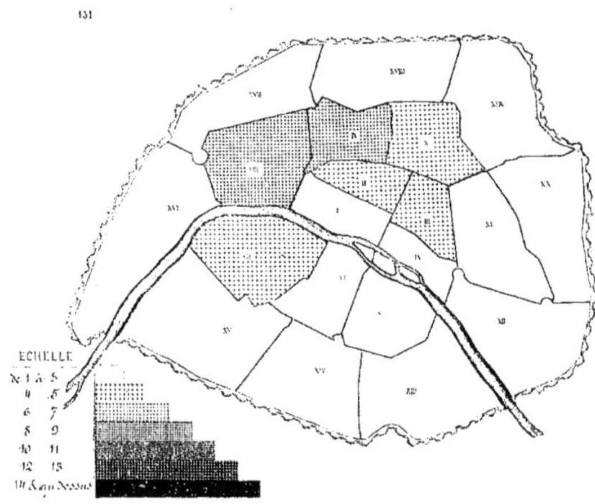

Pour 100,000 habitants, combien de décès annuels par DIABÈTE ?

1876-1880

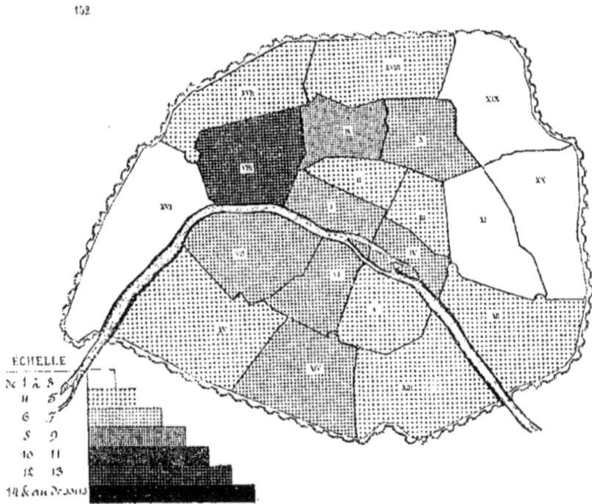

DIABÈTE *(Suite et fin.)*

Pour 100,000 habitants, combien de décés annuels par DIABÈTE ?

1881-1885

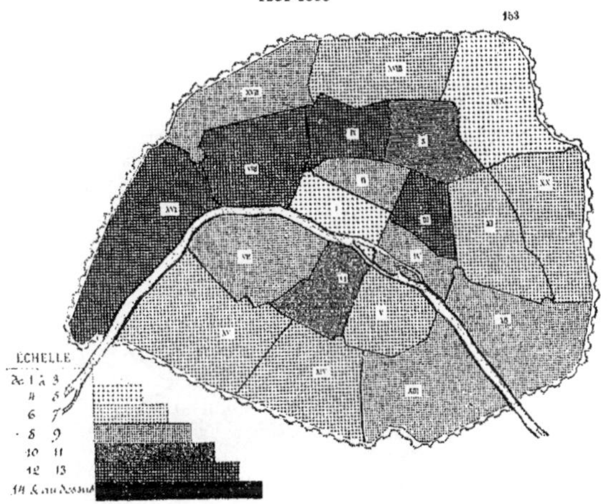

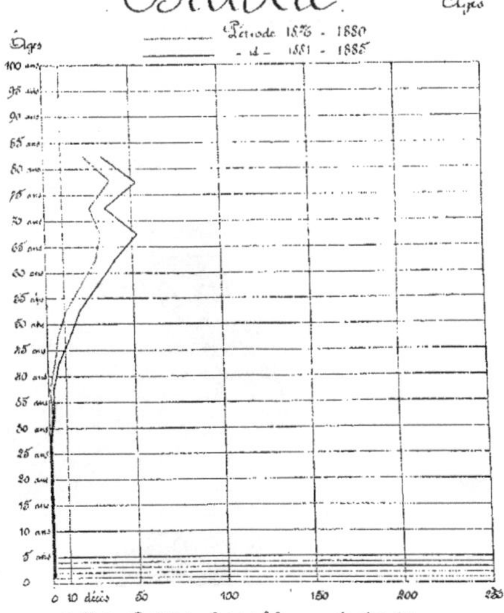

MÉNINGITE ET ENCÉPHALITE

(VOIR INTRODUCTION, PAGE 55.)

Pour 100,000 habitants, combien de décès annuels par MÉNINGITE et ENCÉPHALITE ?

1865-1869

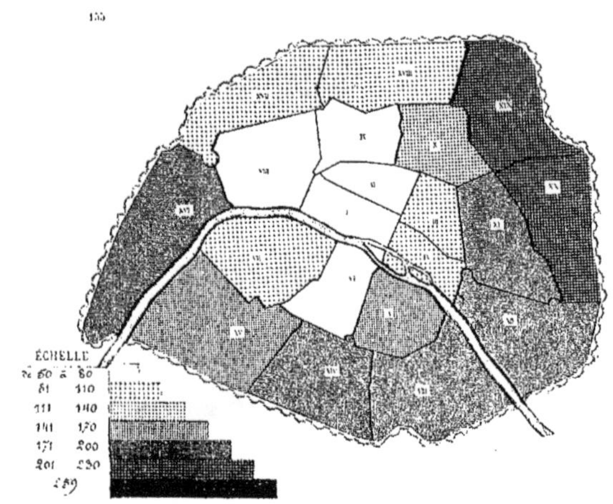

Pour 100,000 habitants, combien de décès annuels par MÉNINGITE et ENCÉPHALITE ?

1870-1871

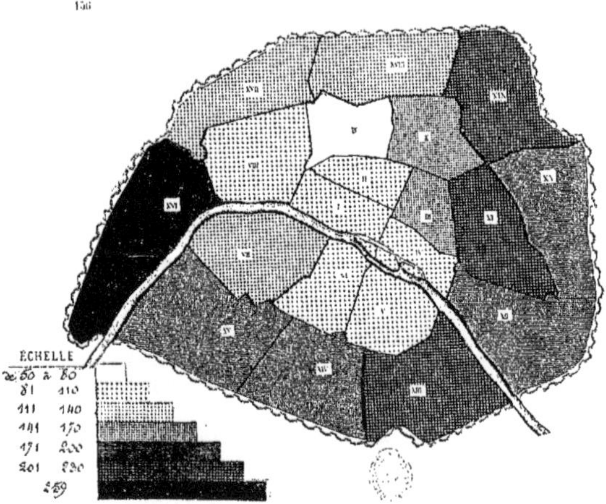

MÉNINGITE ET ENCÉPHALITE *(Suite.)*

Pour 100,000 habitants, combien de décès annuels par MÉNINGITE et ENCÉPHALITE ?

1872-1875

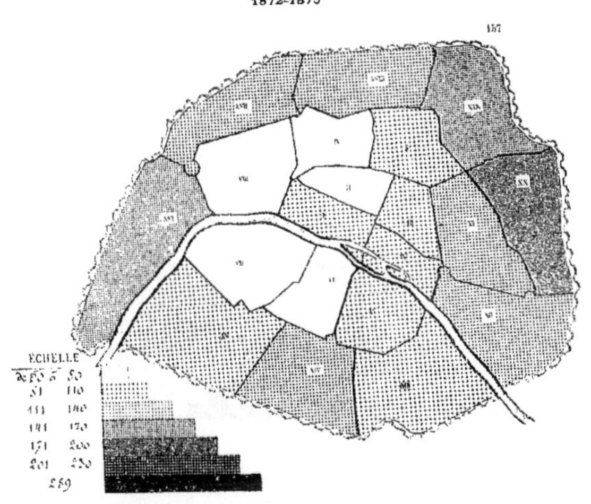

Pour 100,000 habitants, combien de décès annuels par MÉNINGITE et ENCÉPHALITE ?

1876-1880

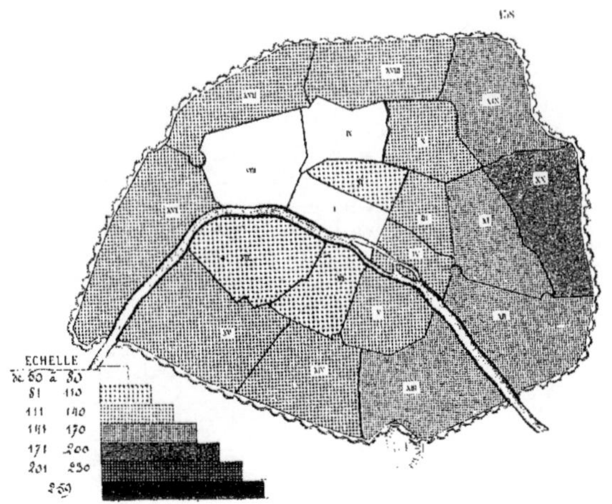

MÉNINGITE ET ENCÉPHALITE *(Suite et fin.)*

Pour 100,000 habitants, combien de décès annuels par MÉNINGITE et ENCÉPHALITE ?
1881-1885

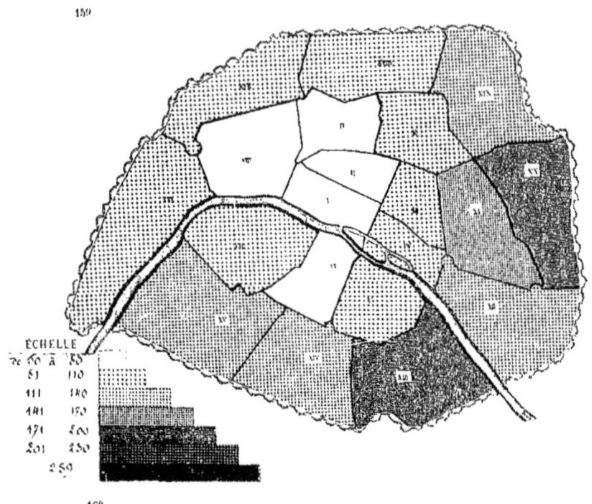

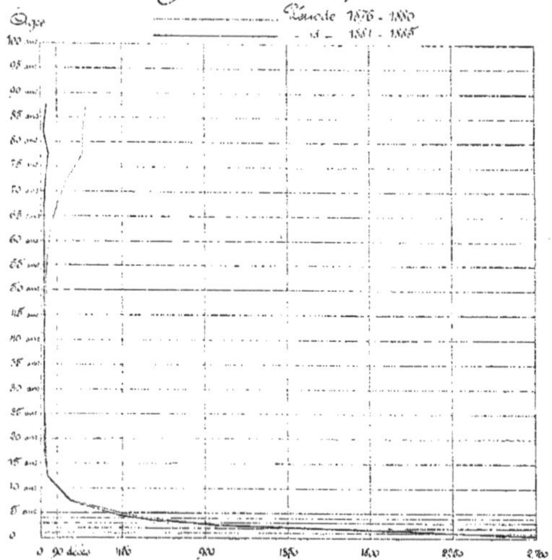

APOPLEXIE CÉRÉBRALE

(VOIR INTRODUCTION, PAGE 56.)

Pour 100,000 habitants, combien de décès annuels par APOPLEXIE CÉRÉBRALE ?

1865-1869

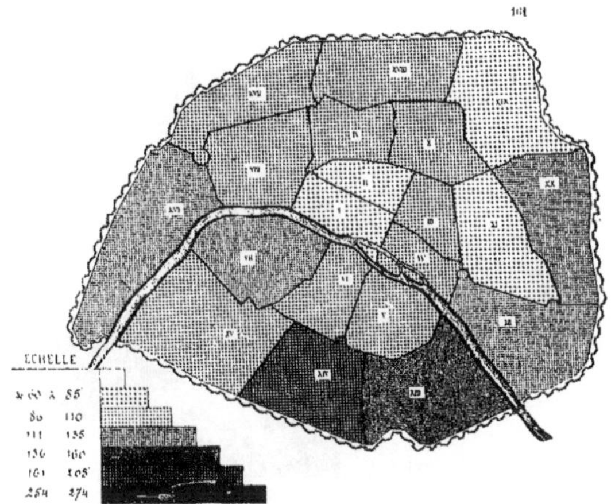

Pour 100,000 habitants, combien de décès annuels par APOPLEXIE CÉRÉBRALE ?

1870-1871

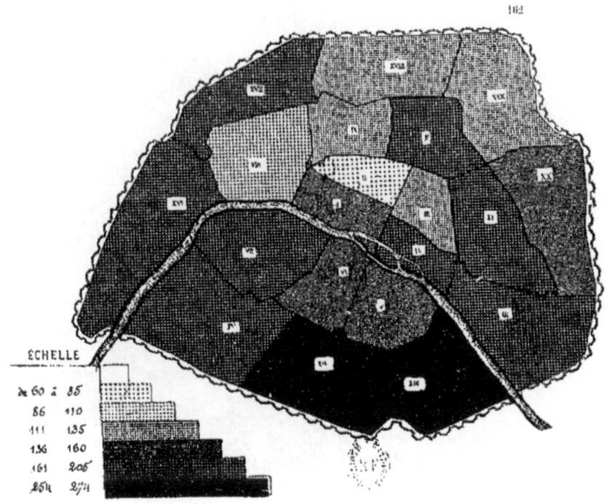

APOPLEXIE CÉRÉBRALE *(Suite.)*

Pour 100,000 habitants, combien de décès annuels par APOPLEXIE CÉRÉBRALE ?

1872-1875

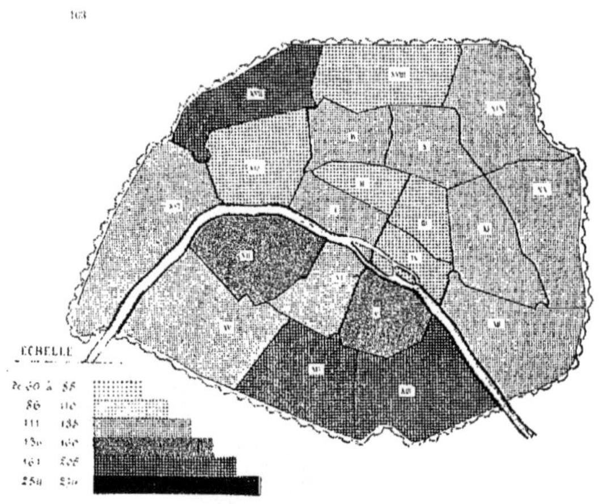

Pour 100,000 habitants, combien de décès annuels par APOPLEXIE CÉRÉBRALE ?

1876-1880

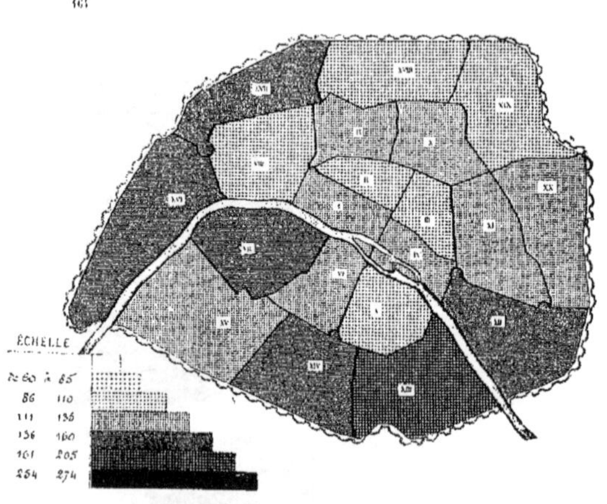

APOPLEXIE CÉRÉBRALE *(Suite et fin.)*

Pour 100,000 habitants, combien de décès annuels par **APOPLEXIE CÉRÉBRALE** ?

1881-1885

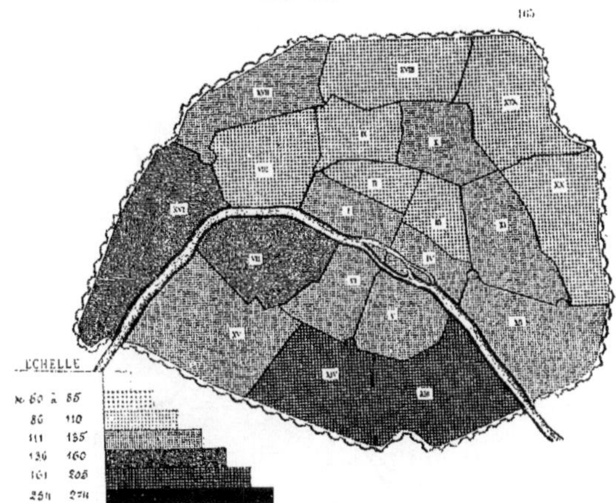

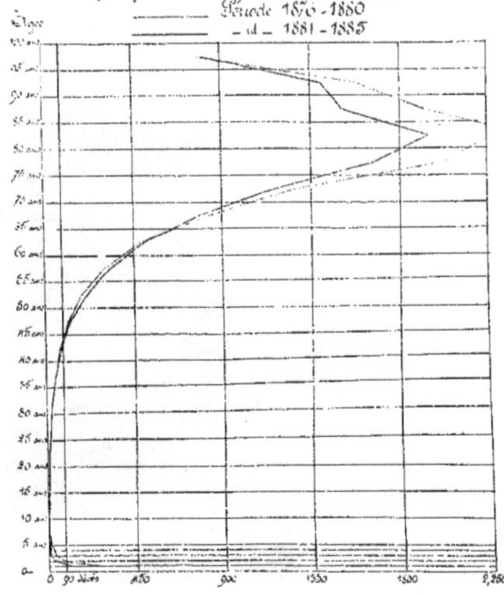

MALADIES ORGANIQUES DU CŒUR

(VOIR INTRODUCTION, PAGE 57.)

Pour 100,000 habitants, combien de décès annuels par MALADIES ORGANIQUES DU CŒUR ?

1865-1869

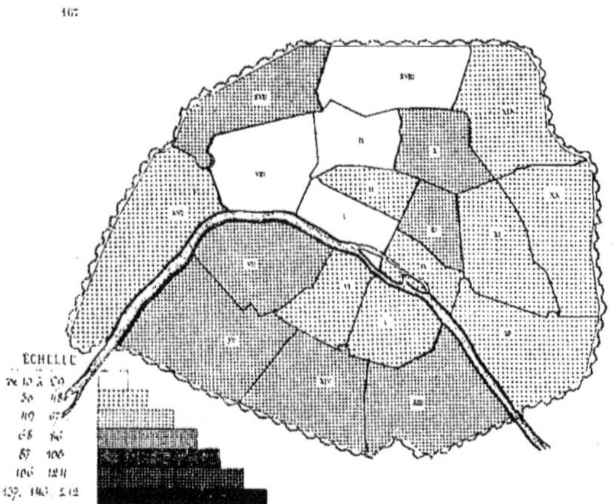

Pour 100,000 habitants, combien de décès annuels par MALADIES ORGANIQUES DU CŒUR ?

1870-1871

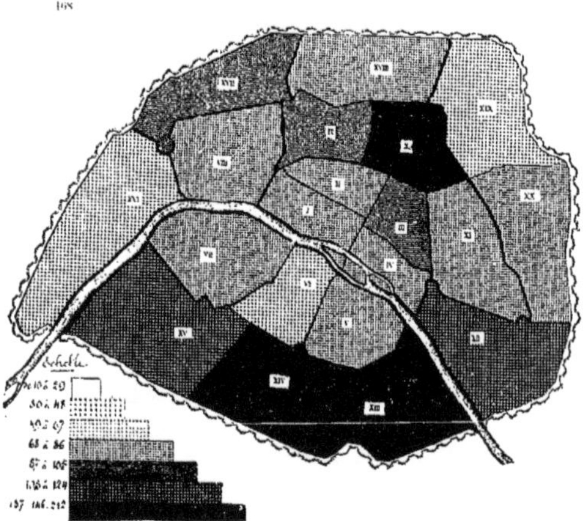

MALADIES ORGANIQUES DU CŒUR *(Suite.)*

Pour 100,000 habitants, combien de décès annuels par MALADIES ORGANIQUES DU CŒUR ?

1872-1875

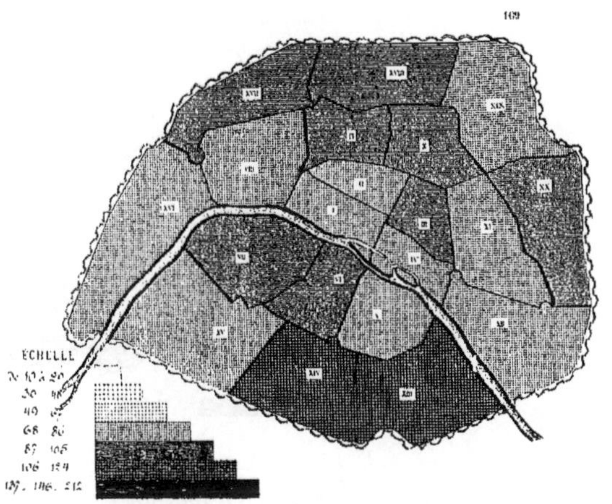

Pour 100,000 habitants, combien de décès annuels par MALADIES ORGANIQUES DU CŒUR ?

1876-1880

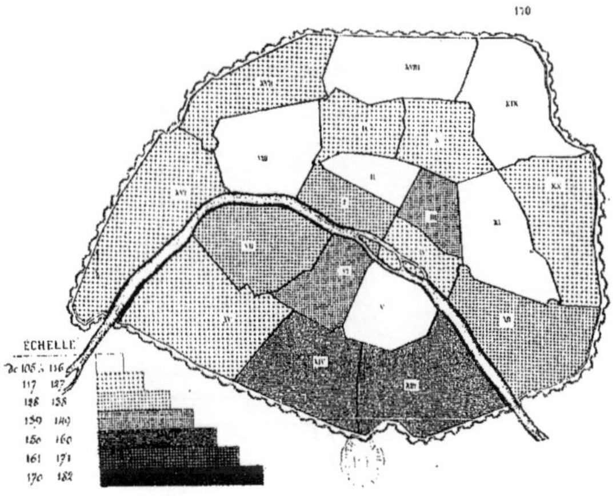

MALADIES ORGANIQUES DU CŒUR *(Suite et fin.)*

Pour 100,000 habitants, combien de décès annuels par MALADIES ORGANIQUES DU CŒUR ?
1881-1885

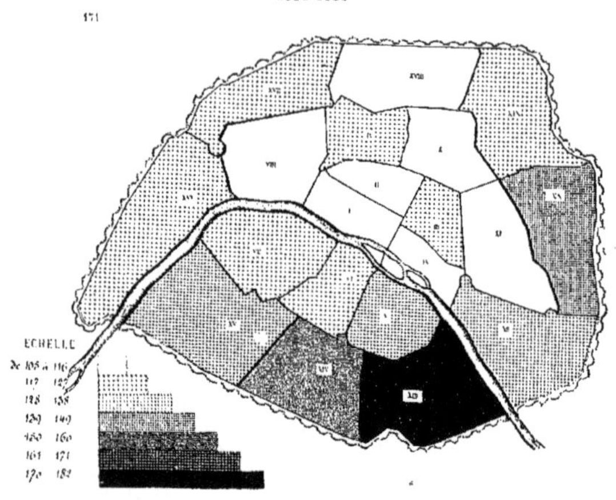

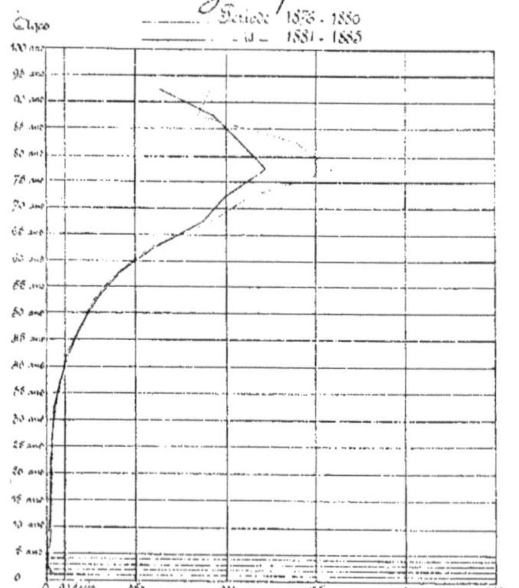

BRONCHITE AIGUE, BRONCHITE CHRONIQUE, CATARRHE

(VOIR INTRODUCTION, PAGE 58.)

Pour 100,000 habitants,
combien de décès annuels par BRONCHITE AIGUE, BRONCHITE CHRONIQUE, CATARRHE ?
1865-1869

173

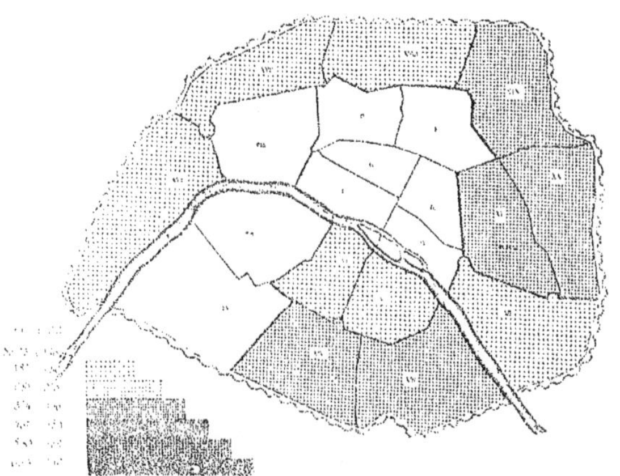

Pour 100,000 habitants,
combien de décès annuels par BRONCHITE AIGUE, BRONCHITE CHRONIQUE, CATARRHE ?
1870-1871

174

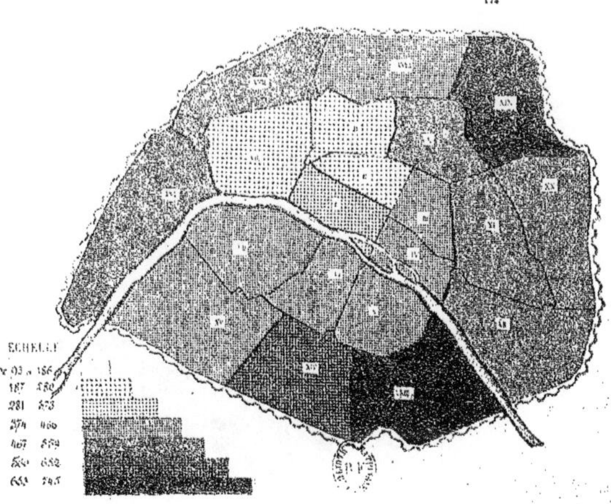

BRONCHITE AIGUE, BRONCHITE CHRONIQUE, CATARRHE *(Suite.)*

Pour 100,000 habitants,
combien de décès annuels par BRONCHITE AIGUE, BRONCHITE CHRONIQUE, CATARRHE ?
1872-1875

175

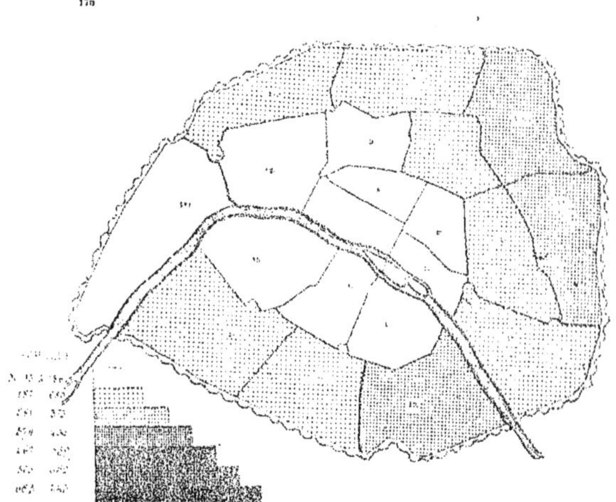

Pour 100,000 habitants,
combien de décès annuels par BRONCHITE AIGUE, BRONCHITE CHRONIQUE, CATARRHE ?
1876-1880

176

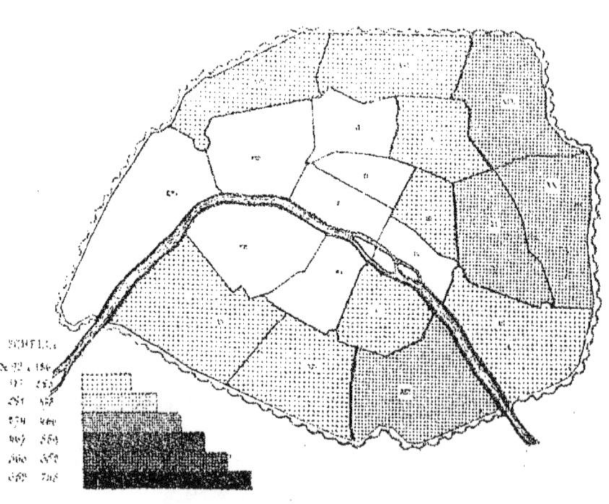

BRONCHITE AIGUË, BRONCHITE CHRONIQUE, CATARRHE *(Suite et fin.)*

Pour 100,000 habitants,

combien de décès annuels par BRONCHITE AIGUË BRONCHITE CHRONIQUE, CATARRHE?

1881-1885.

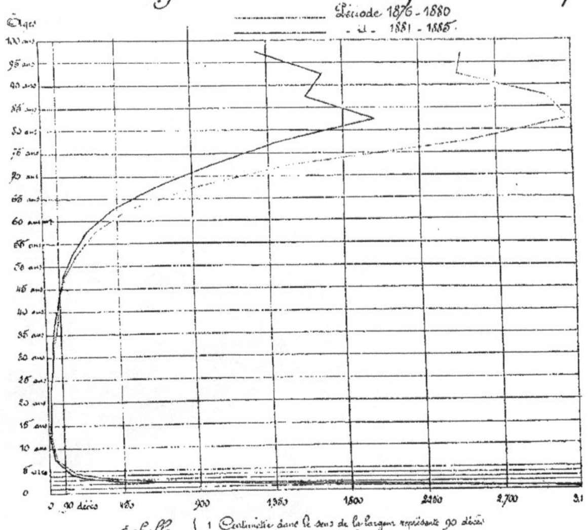

PNEUMONIE ET BRONCHO-PNEUMONIE

(VOIR INTRODUCTION, PAGE 59.)

Pour 100,000 habitants, combien de décès annuels par PNEUMONIE et BRONCHO-PNEUMONIE?
1865-1869.

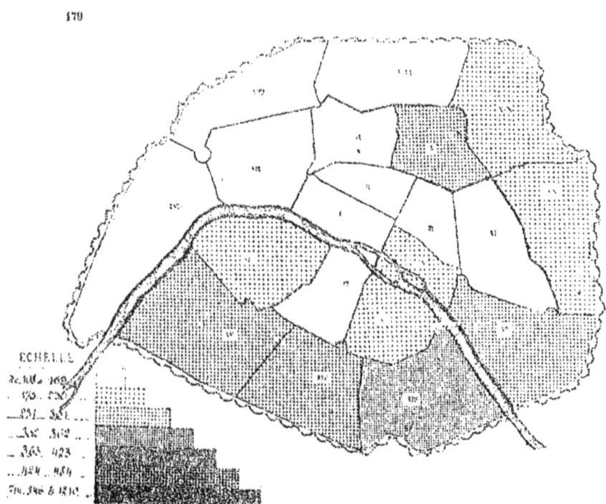

Pour 100,000 habitants, combien de décès annuels par PNEUMONIE et BRONCHO-PNEUMONIE
1870-1871.

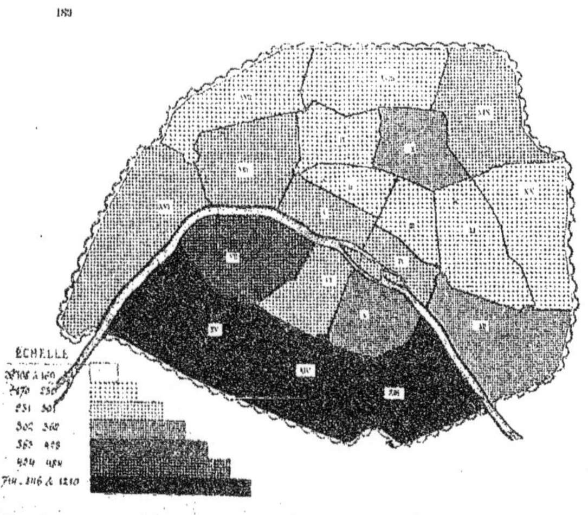

PNEUMONIE ET BRONCHO-PNEUMONIE *(Suite.)*

Pour 100,000 habitants, combien de décès annuels par **PNEUMONIE** et **BRONCHO-PNEUMONIE** ?
1872-1875.

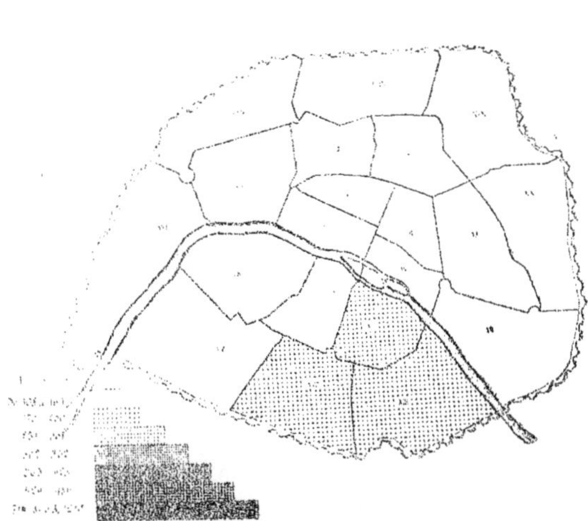

Pour 100,000 habitants, combien de décès annuels par **PNEUMONIE** et **BRONCHO-PNEUMONIE** ?
1876-1880.

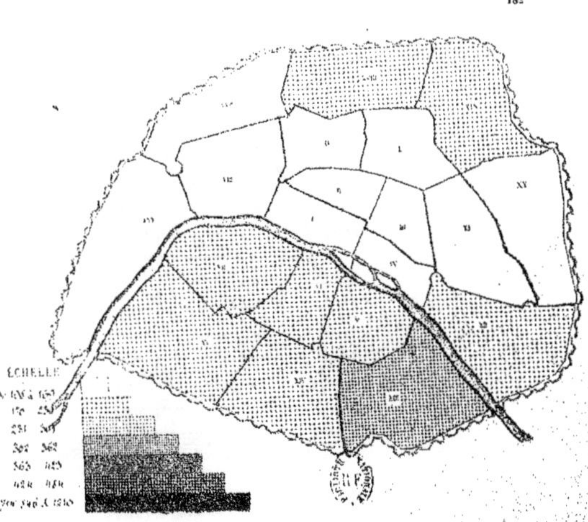

PNEUMONIE ET BRONCHO-PNEUMONIE *(Suite et fin.)*

Pour 100,000 habitants, combien de décès annuels par PNEUMONIE et BRONCHO-PNEUMONIE
1881-1885.

183

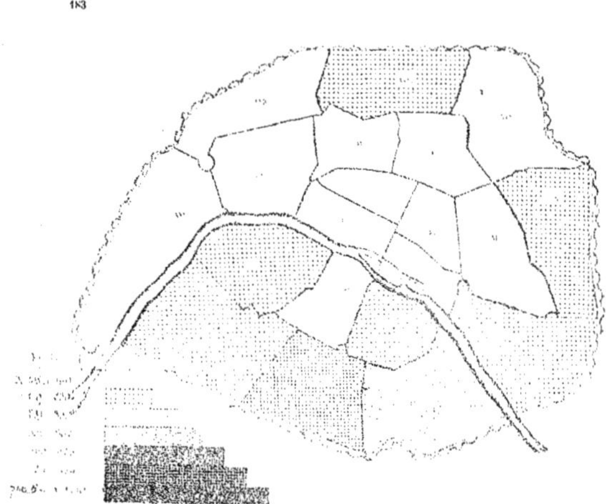

184

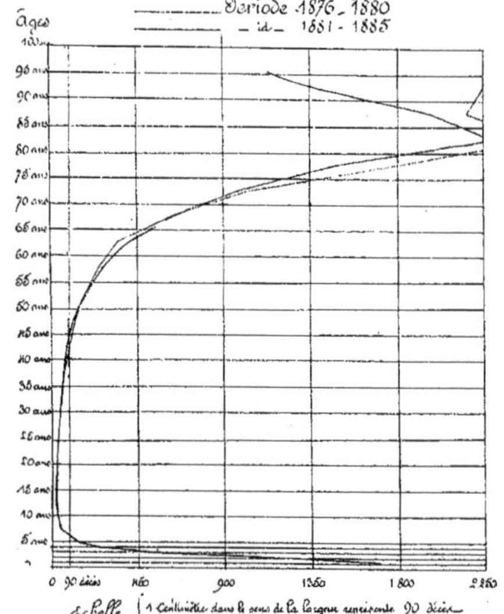

PLEURÉSIE, HYDROTHORAX EMPYÈME

(VOIR INTRODUCTION, PAGE 61.)

Pour 100,000 habitants, combien de décès annuels par **PLEURÉSIE, HYDROTHORAX, EMPYÈM E?**
1865-1869.

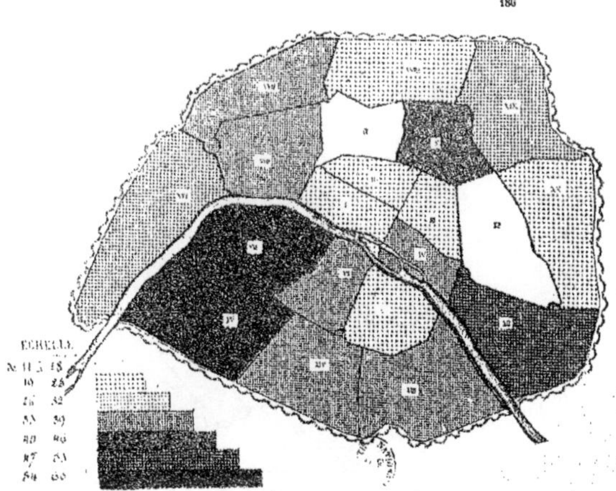

Pour 100.000 habitants, combien de décès annuels par **PLEURÉSIE, HYDROTHORAX, EMPYÈME?**
1870-1871.

PLEURÉSIE, HYDROTHORAX, EMPYÈME *(Suite.)*

Pour 100,000 habitants,combien de décès annuels par PLEURÉSIE, HYDROTHORAX, EMPYÈME
1872-1875.

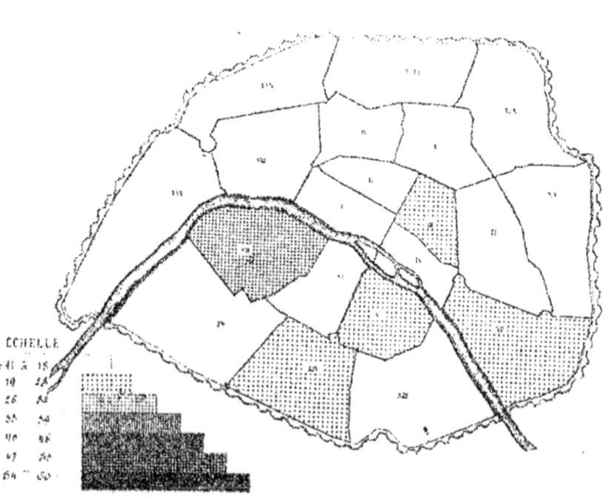

Pour 100,000 habitants, combien de décès annuels par PLEURÉSIE, HYDROTHORAX, EMPYÈME
1876-1880.

PLEURÉSIE, HYDROTHORAX, EMPYÈME *(Suite et fin.)*

Pour 100,000 habitants, combien de décès annuels par PLEURÉSIE, HYDROTHORAX, EMPYÈME?
1881-1885.

189

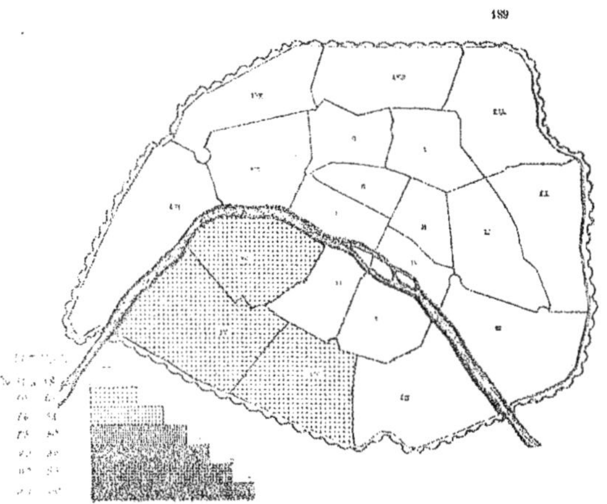

190

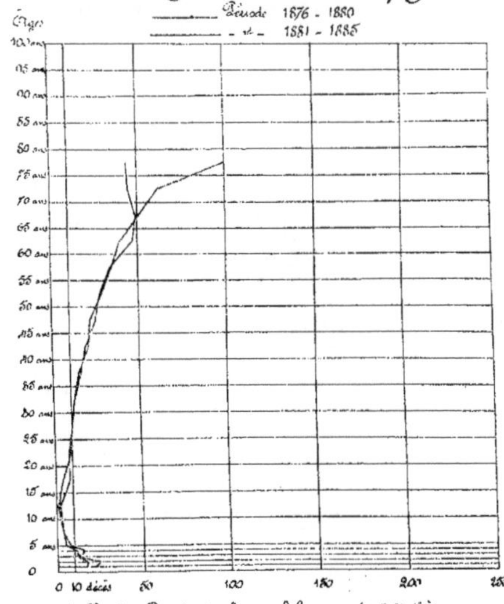

APOPLEXIE ET ŒDÈME PULMONAIRES

(VOIR INTRODUCTION, PAGE 61.)

Pour 100,000 habitants, combien de décès annuels par APOPLEXIE et ŒDÈME PULMONAIRES?
1865-1869.

191

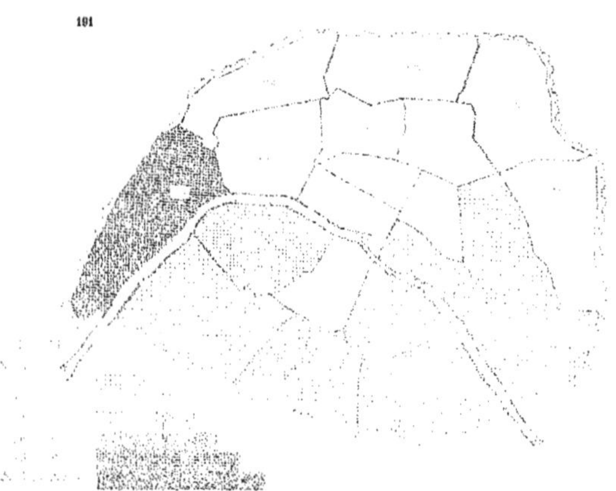

Pour 100,000 habitants, combien de décès annuels par APOPLEXIE et ŒDÈME PULMONAIRES?
1870-1871

192

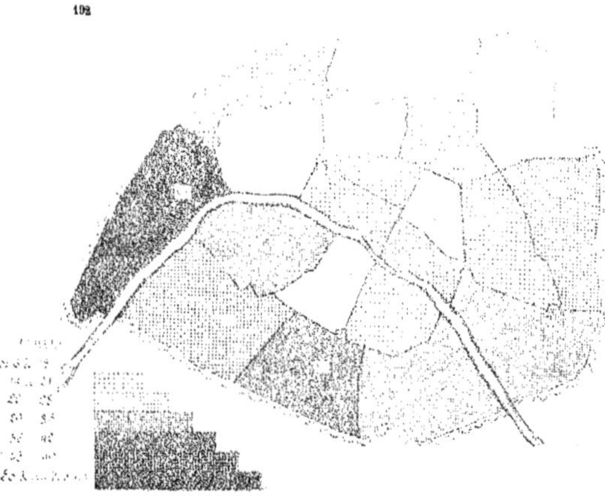

APOPLEXIE ET ŒDÈME PULMONAIRES *(Suite.)*

Pour 100,000 habitants, combien de décès annuels par **APOPLEXIE** et **ŒDÈME PULMONAIRES ?**
1872-1875.

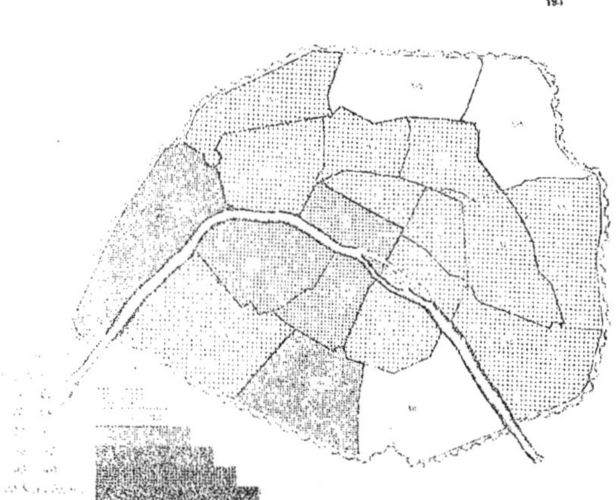

Pour 100,000 habitants, combien de décès annuels par **APOPLEXIE** et **ŒDÈME PULMONAIRES ?**
1876-1880.

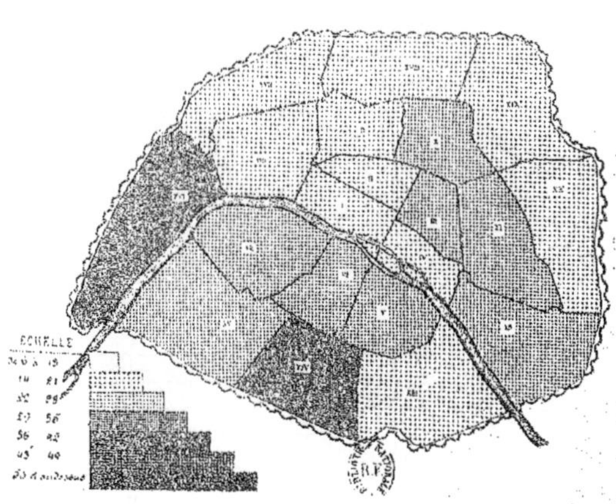

APOPLEXIE ET ŒDÈME PULMONAIRES *(Suite et fin.)*

Pour 100,000 habitants, combien de décès annuels par APOPLEXIE et ŒDÈME PULMONAIRES ?
1881-1885.

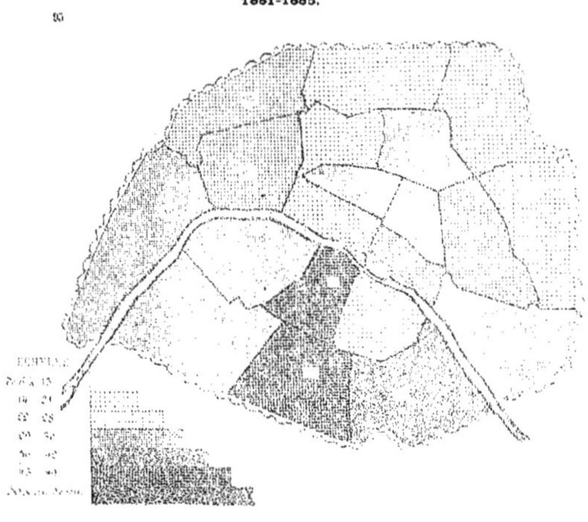

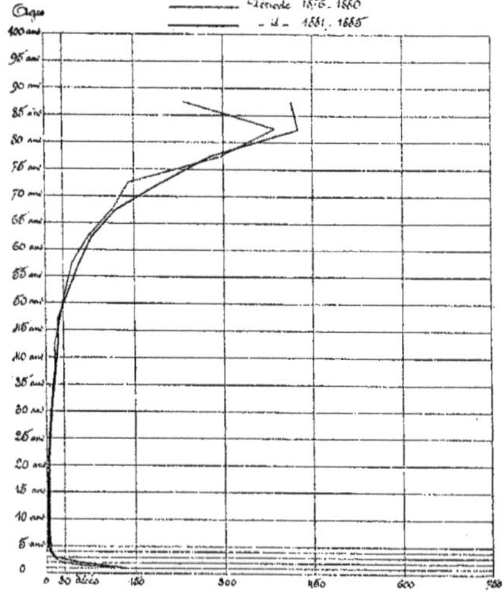

Echelle {
1 Centimètre dans le sens de la largeur représente 20 décès
3 Millimètres dans le sens de la hauteur représentent 1 an

DIARRHÉE ET ENTÉRITE

(VOIR INTRODUCTION, PAGE 62.)

Pour 100,000 habitants, combien de décès annuels par DIARRHÉE et ENTÉRITE ?
1865-1869.

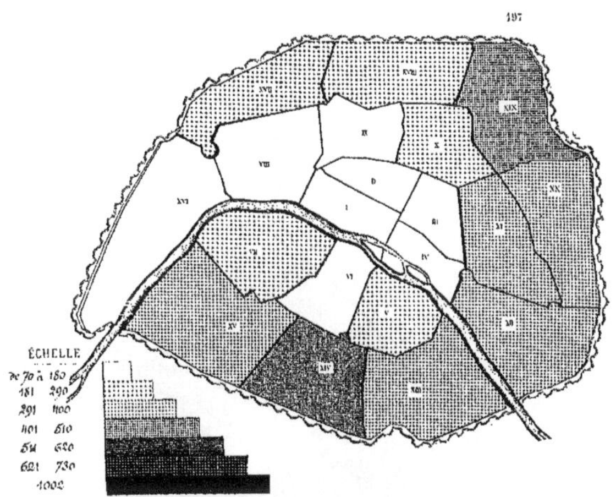

Pour 100,000 habitants, combien de décès annuels par DIARRHÉE et ENTÉRITE ?
1870-1871.

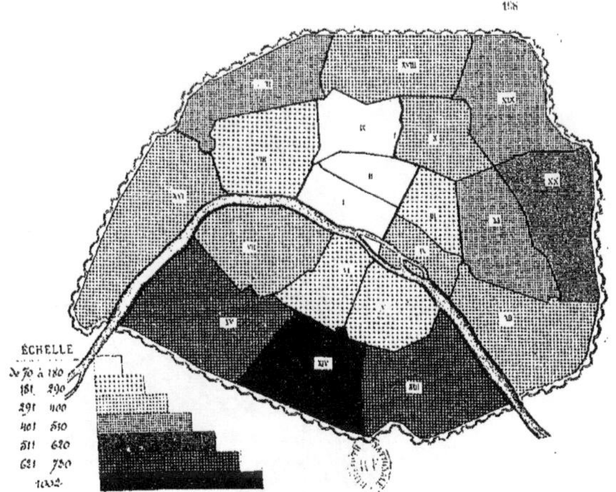

DIARRHÉE ET ENTÉRITE *(Suite.)*

Pour 100,000 habitants, combien de décés annuels par DIARRHÉE et ENTÉRITE?

1872-1875.

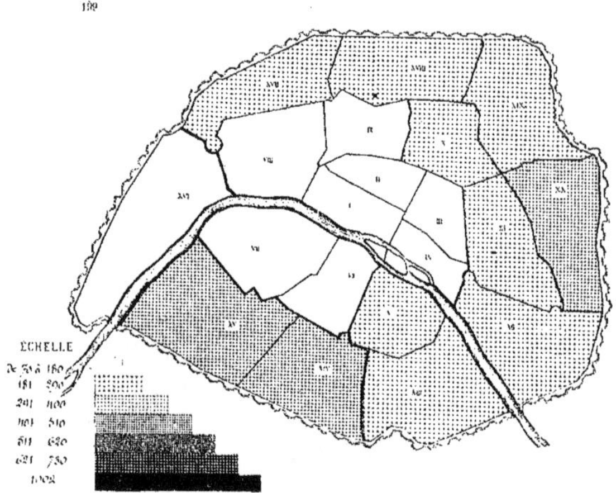

Pour 100,000 habitants, combien de deces annuels par DIARRHÉE et ENTÉRITE?

1876-1880.

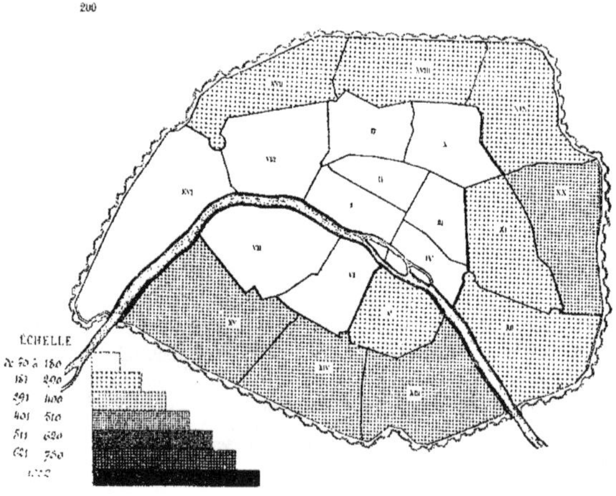

DIARRHÉE ET ENTÉRITE *(Suite et fin.)*

Pour 100,000 habitants, combien de décès annuels par DIARRHÉE et ENTÉRITE ?

1881-1885.

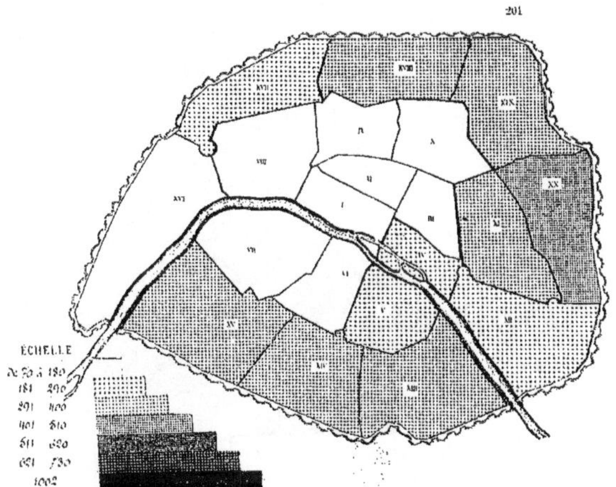

HÉPATITE ET CIRRHOSE

(VOIR INTRODUCTION, PAGE 63.)

Pour 100,000 habitants, combien de décès annuels par HÉPATITE et CIRRHOSE ?
1872-1875.

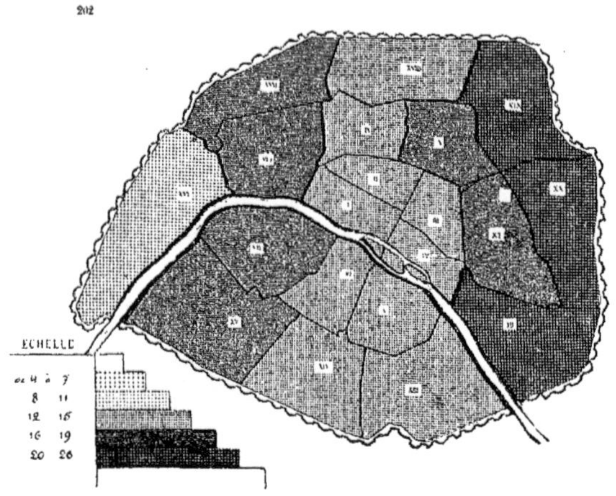

Pour 100,000 habitants, combien de décès annuels par HÉPATITE et CIRRHOSE ?
1876-1880.

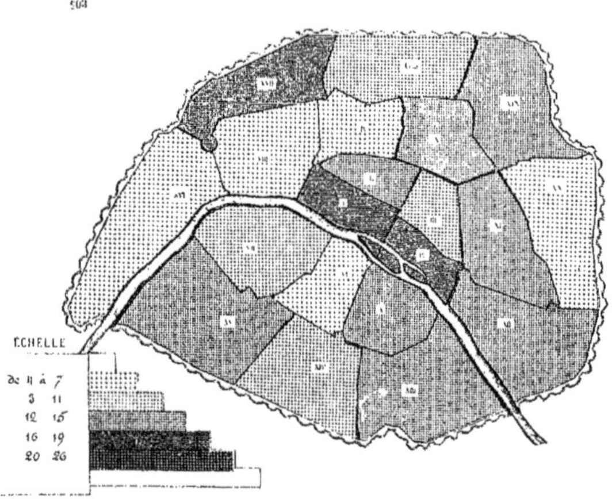

HÉPATITE ET CIRRHOSE *(Suite et fin.)*

Pour 100,000 habitants, combien de décès annuels par HÉPATITE et CIRRHOSE?

1881-1885.

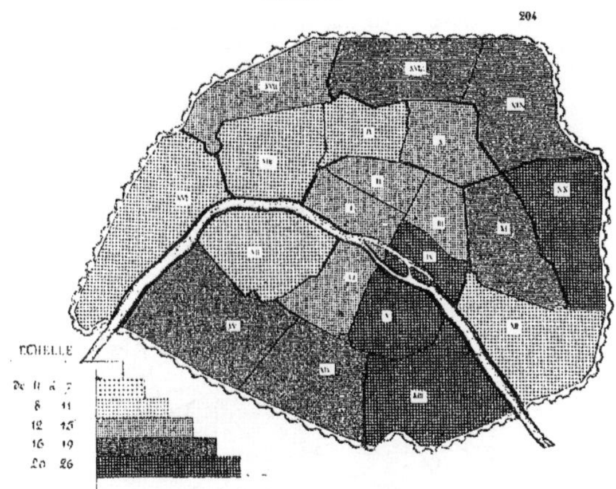

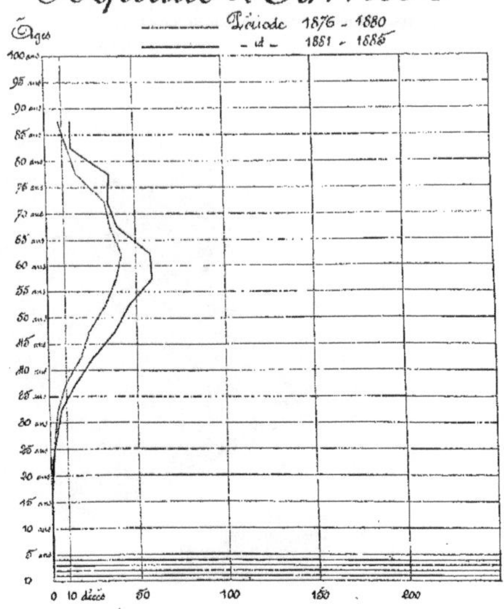

NÉPHRITE ET MAL DE BRIGHT

(VOIR INTRODUCTION, PAGE 64.)

Pour 100,000 habitants, combien de décès annuels par NÉPHRITE et MAL DE BRIGHT ?
1865-1869.

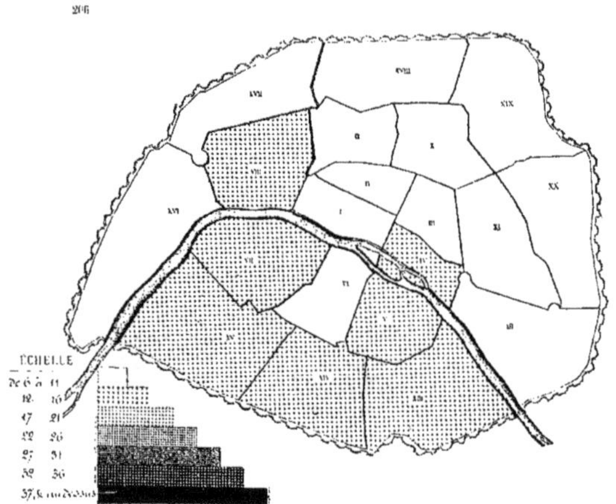

Pour 100,000 habitants, combien de décès annuels par NÉPHRITE et MAL DE BRIGHT ?
1870-1871.

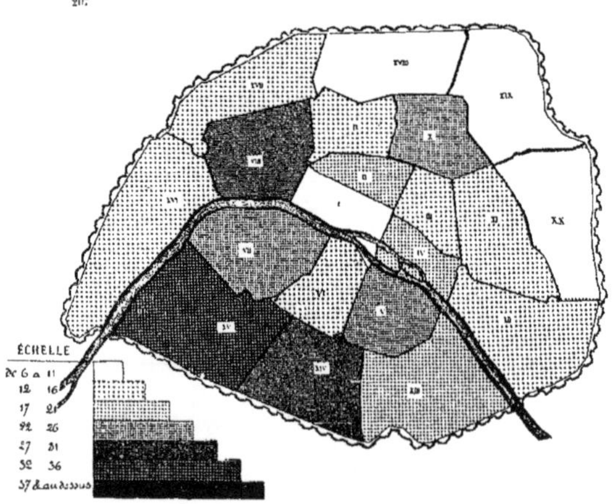

NÉPHRITE ET MAL DE BRIGHT *(Suite.)*

Pour 100,000 habitants, combien de décès annuels par NÉPHRITE et MAL DE BRIGHT ?

1872-1875.

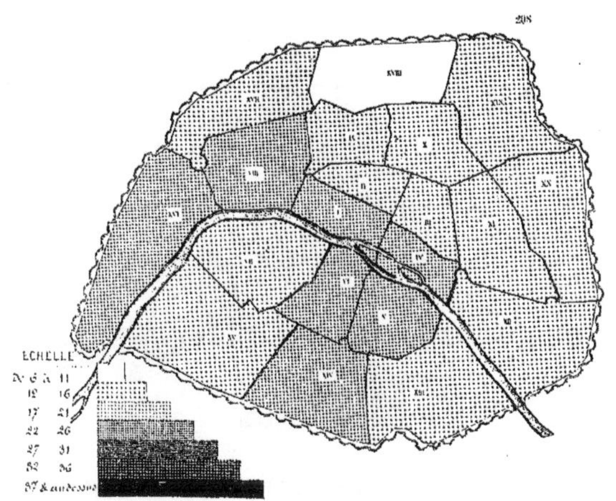

Pour 100,000 habitants, combien de décès annuels par NÉPHRITE et MAL DE BRIGHT ?

1876-1880.

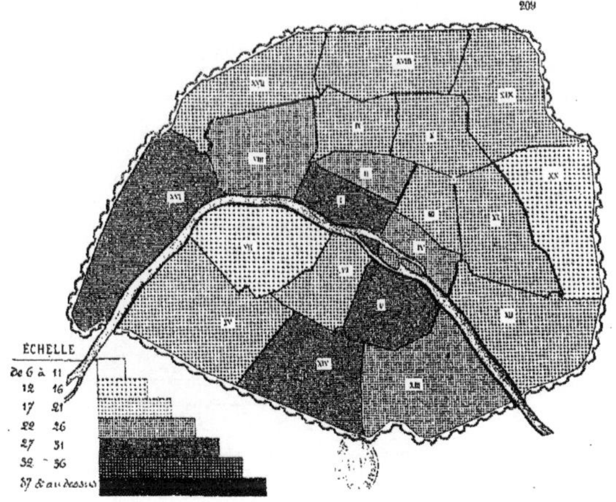

NÉPHRITE ET MAL DE BRIGHT *(Suite et fin.)*

Pour 100,000 habitants, combien de décès annuels par NÉPHRITE et MAL DE BRIGHT ?
1881-1885.

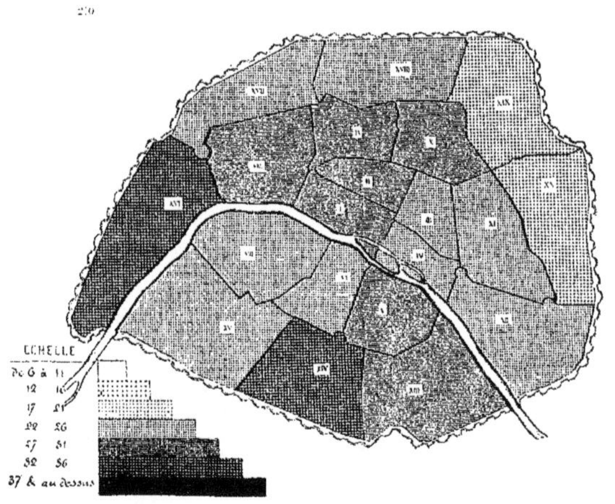

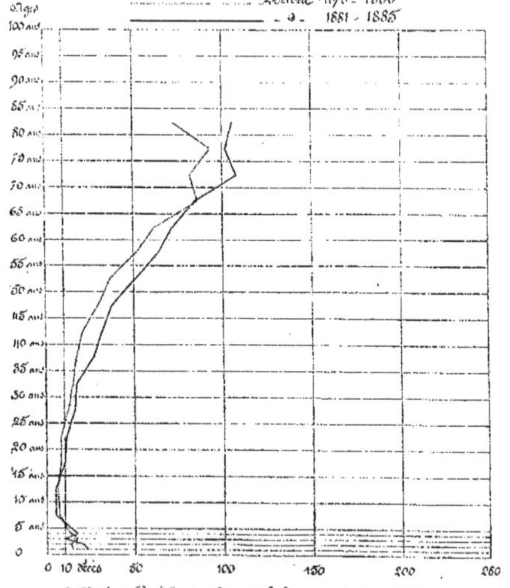

FIÈVRE PUERPÉRALE

(VOIR INTRODUCTION, PAGE 65.)

Pour 100,000 naissances, combien de décès annuels par **FIÈVRE PUERPÉRALE** ?

1865-1869.

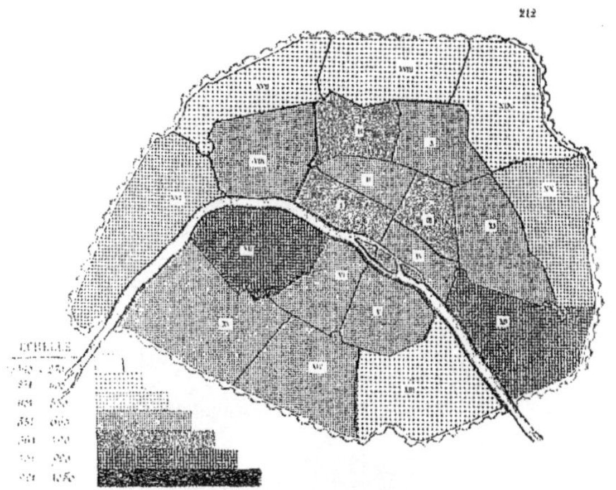

Pour 100,000 naissances, combien de décès annuels par **FIÈVRE PUERPÉRALE** ?

1870-1871.

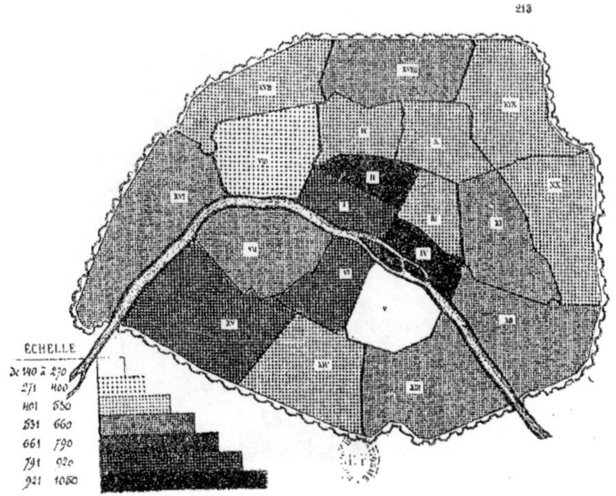

FIÈVRE PUERPÉRALE *(Suite.)*

Pour 100,000 naissances, combien de décès annuels par FIÈVRE PUERPÉRALE ?
1872-1875.

214

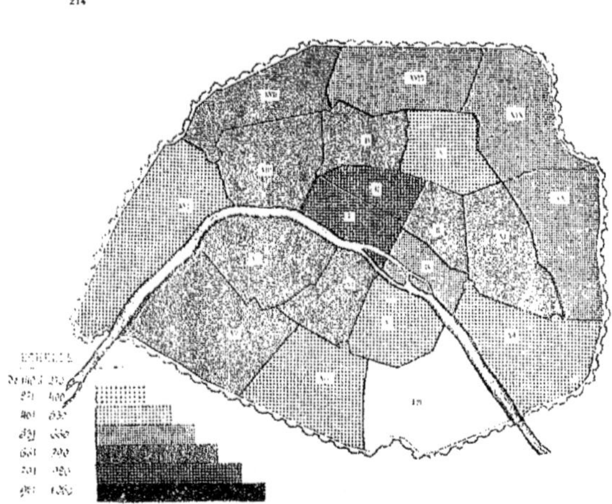

Pour 100,000 naissances, combien de décès annuels par FIÈVRE PUERPÉRALE ?
1876-1880.

215

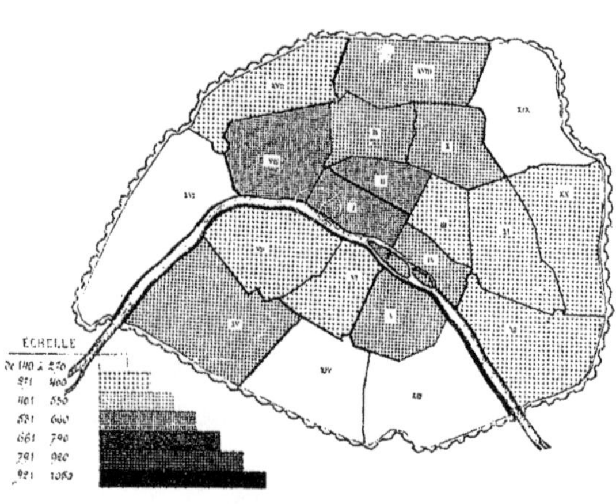

FIÈVRE PUERPÉRALE *(Suite et fin.)*

Pour 100,000 naissances, combien de décès annuels par FIÈVRE PUERPÉRALE ?

1881-1885.

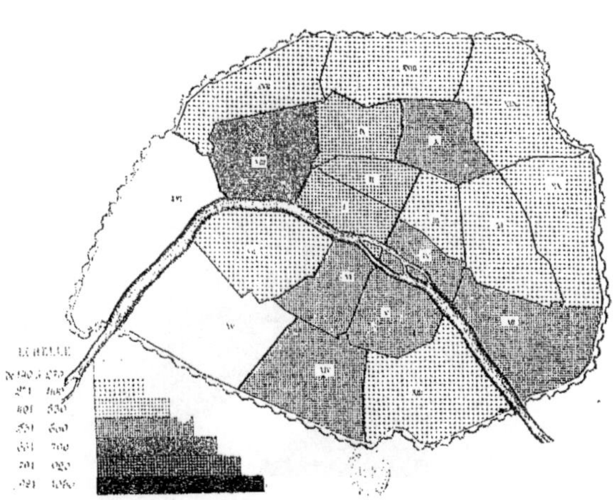

ÉRYSIPÈLE

(VOIR INTRODUCTION, PAGE 66.)

Pour 100,000 habitants, combien de décès annuels par ÉRYSIPÈLE ?
1865-1869.

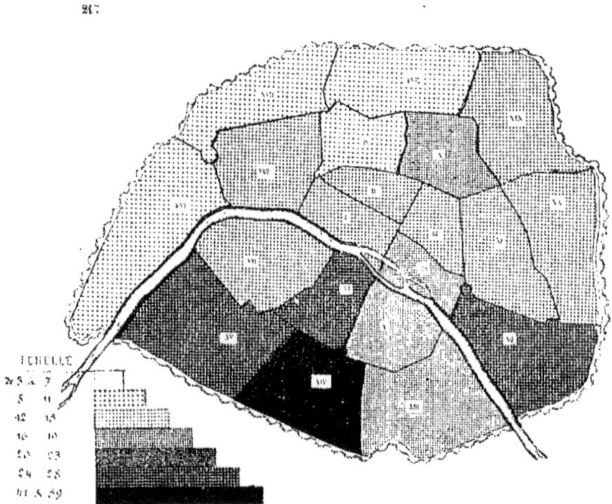

Pour 100,000 habitants, combien de décès annuels par ÉRYSIPÈLE ?
1870-1871.

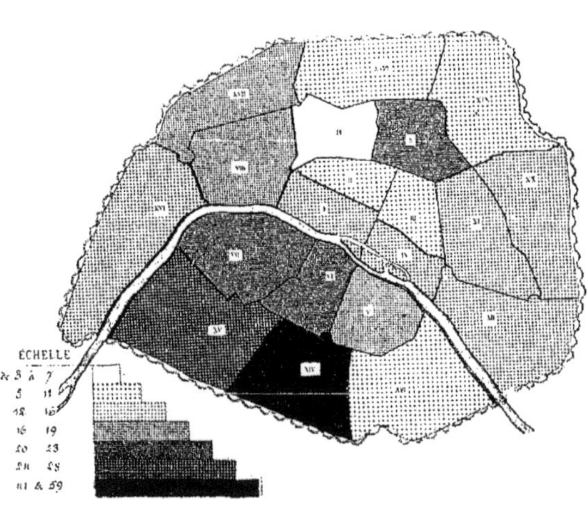

ÉRYSIPÈLE *(Suite.)*

Pour 100,000 habitants, combien de décès annuels par ÉRYSIPÈLE ?

1872-1875.

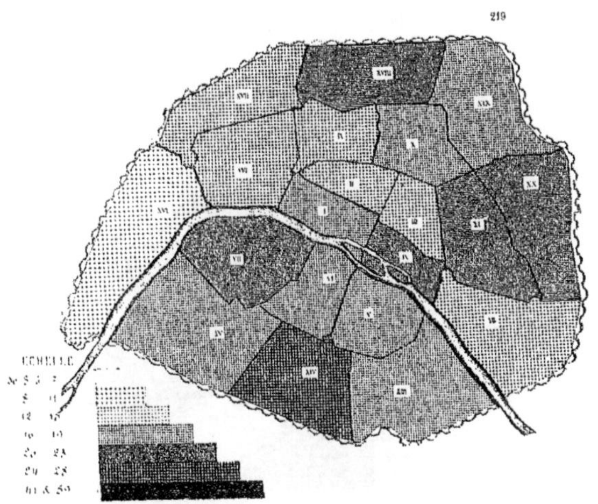

Pour 100,000 habitants, combien de décès annuels par ÉRYSIPÈLE ?

1876-1880.

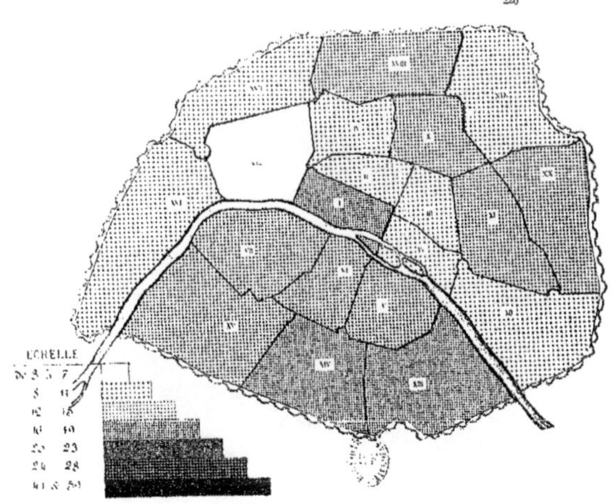

Pour 100,000 habitants, combien de décès annuels par ÉRYSIPÈLE ?

1881-1885.

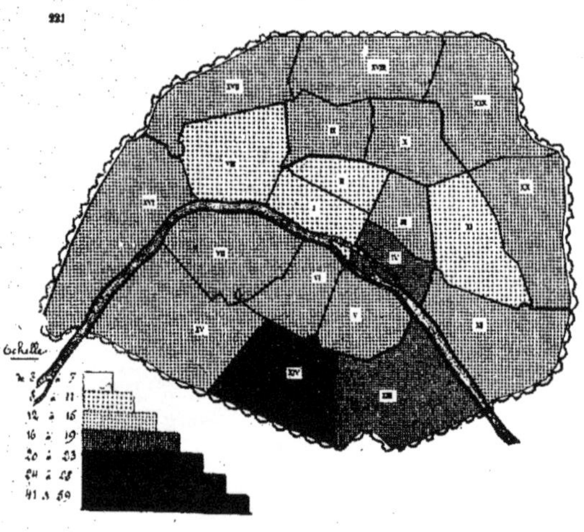

DÉBILITÉ CONGÉNITALE

(VOIR INTRODUCTION, PAGE 67.)

Pour 100,000 habitants, combien de décès annuels par DÉBILITÉ CONGÉNITALE ?

1865-1869.

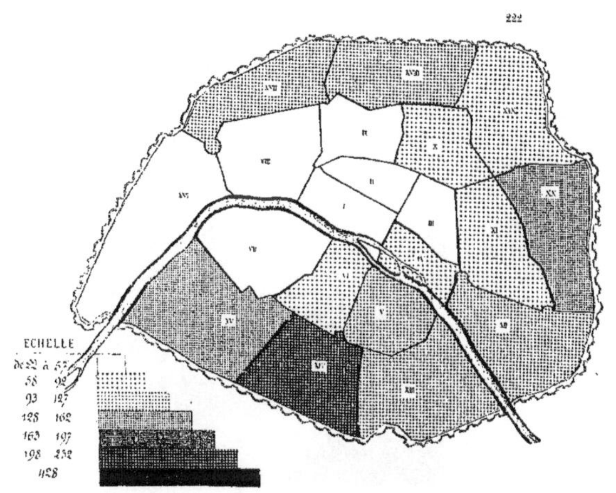

Pour 100,000 habitants, combien de décès annuels par DÉBILITÉ CONGÉNITALE ?

1870-1871.

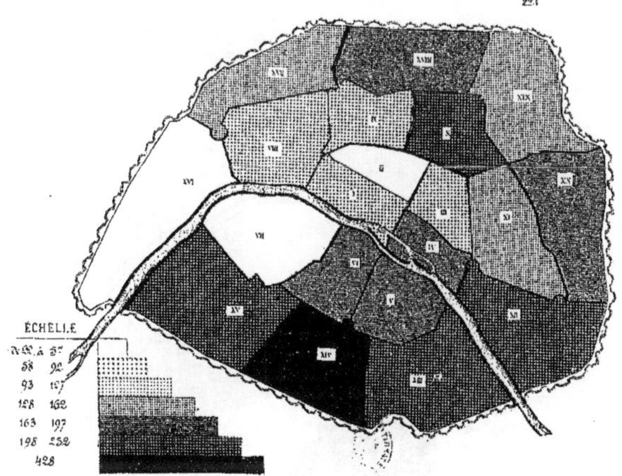

DÉBILITÉ CONGÉNITALE *(Suite.)*

Pour 100,000 habitants, combien de décès annuels par DÉBILITÉ CONGÉNITALE ?
1872-1875.

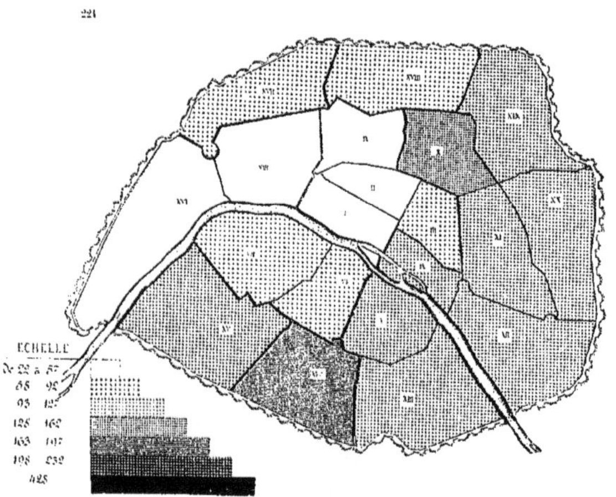

Pour 100,000 habitants, combien de décès annuels par DÉBILITÉ CONGÉNITALE ?
1876-1880.

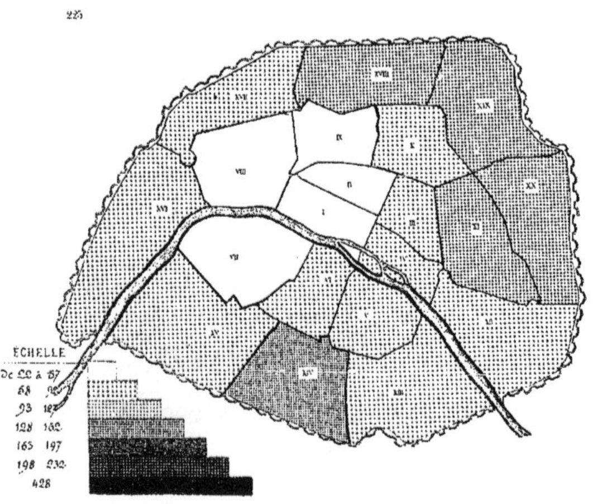

DÉBILITÉ CONGÉNITALE *(Suite et fin.)*

Pour 100,000 habitants, combien de décès annuels par DÉBILITÉ CONGÉNITALE ?

1831-1885.

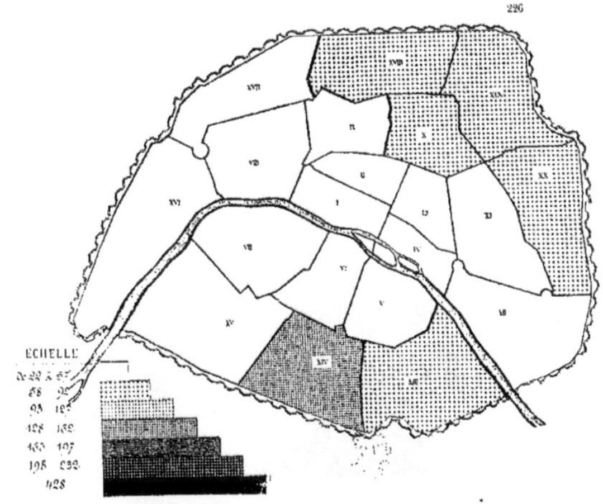

DÉBILITÉ SÉNILE

(VOIR INTRODUCTION, PAGE 68.)

Pour 100,000 habitants, combien de décès annuels par DÉBILITÉ SÉNILE ?

1865-1869.

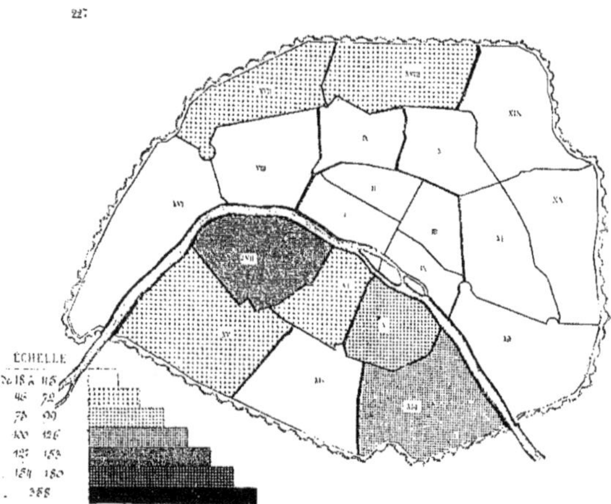

Pour 100,000 habitants, combien de décès annuels par DÉBILITÉ SÉNILE ?

1870-1871.

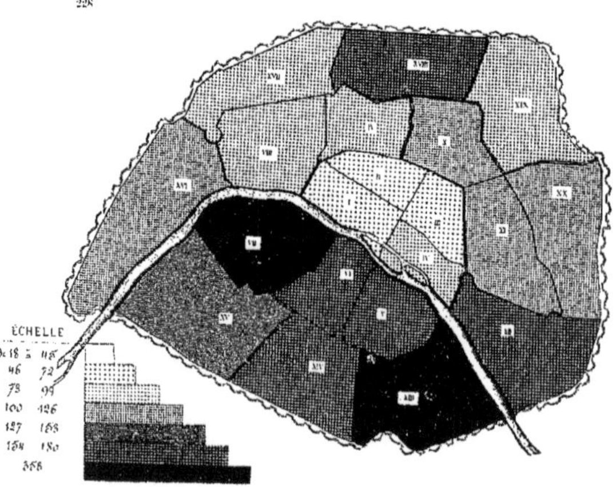

DÉBILITÉ SÉNILE *(Suite.)*

Pour 100,000 habitants, combien de décès annuels par DÉBILITÉ SÉNILE ?

1872-1875.

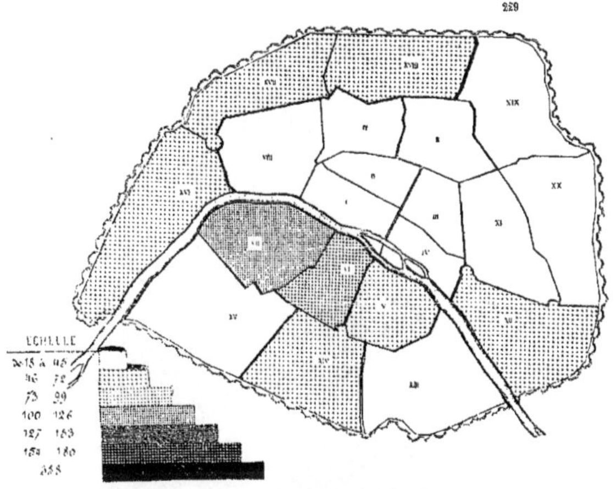

Pour 100,000 habitants, combien de décès annuels par DÉBILITÉ SÉNILE ?

1876-1880.

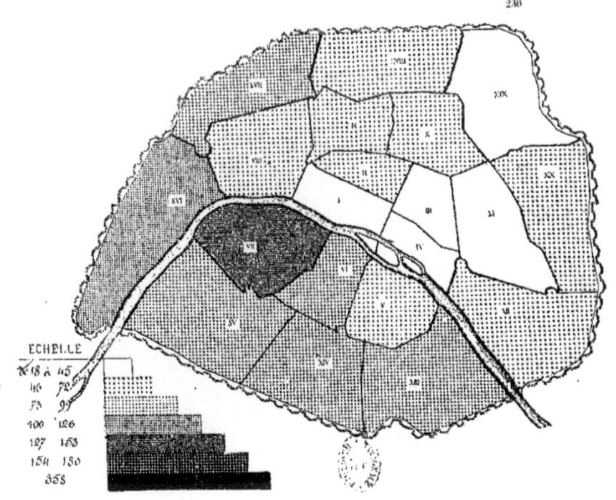

DÉBILITÉ SÉNILE *(Suite et fin.)*

Pour 100,000 habitants, combien de décès annuels par DÉBILITE SÉNILE ?

1881-1885.

231

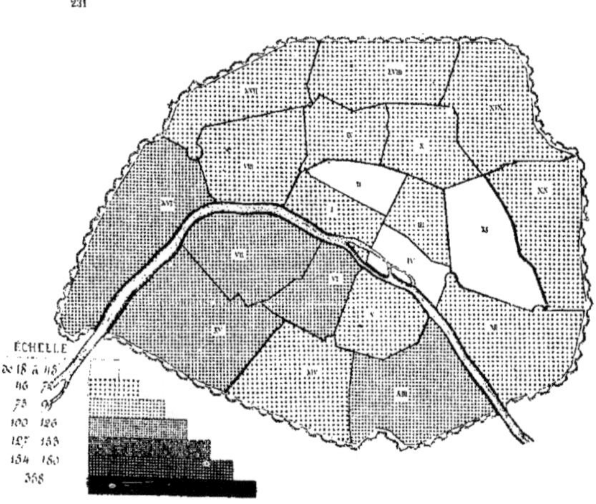

SUICIDE

(VOIR INTRODUCTION, PAGE 69.)

Pour 100,000 habitants, combien de décès annuels par SUICIDE ?

1865-1869.

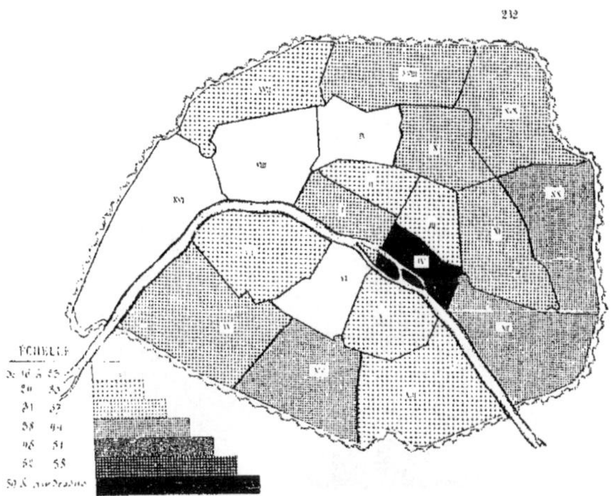

Pour 100,000 habitants, combien de décès annuels par SUICIDE ?

1870-1871.

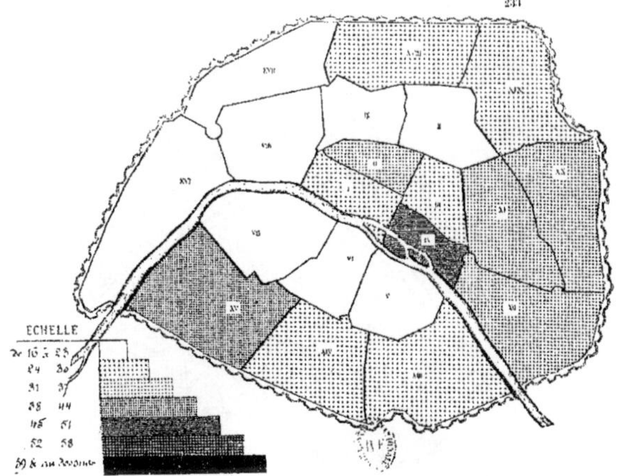

SUICIDE *(Suite.)*

Pour 100,000 habitants, combien de décès annuels par SUICIDE?
1872-1875.

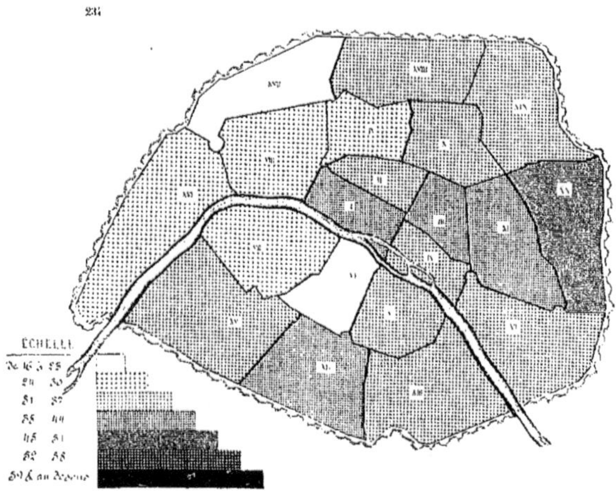

Pour 100,000 habitants, combien de décès annuels par SUICIDE ?
1876-1880.

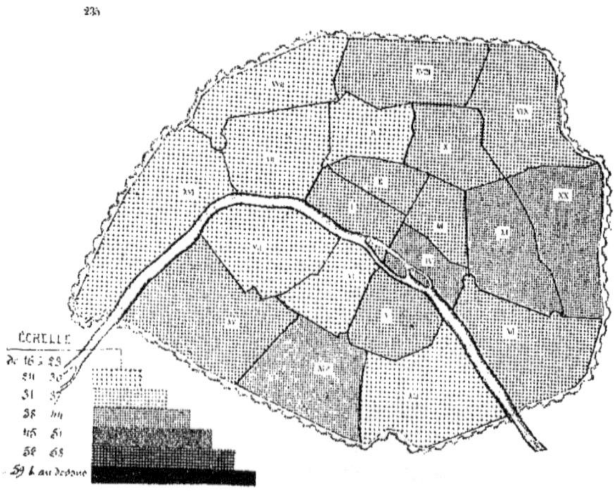

SUICIDE *[Suite et fin.]*

Pour 100,000 habitants, combien de décès annuels par SUICIDE ?
1881-1885.

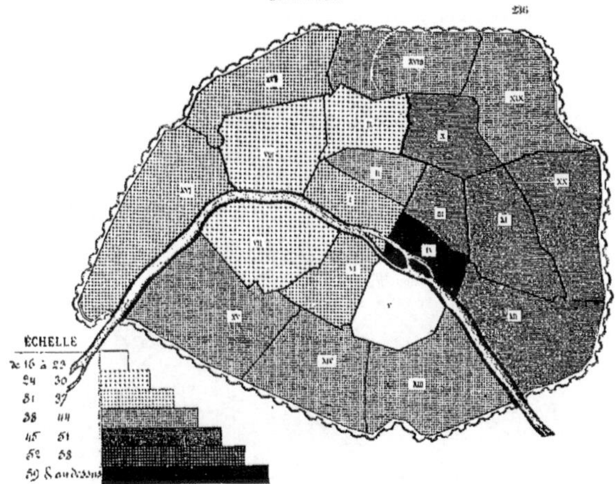

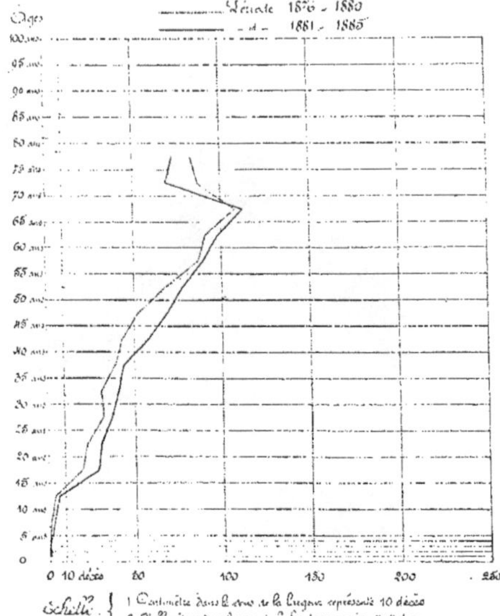

MORTS VIOLENTES (Suicide excepté.)

(VOIR INTRODUCTION, PAGE 70.)

Pour 100,000 habitants, combien de décès annuels par MORTS VIOLENTES *(Suicide excepté)* ?
1865-1869.

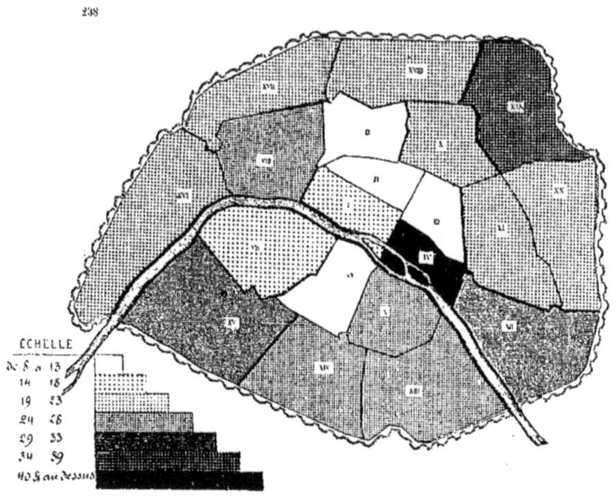

Pour 100,000 habitants, combien de décès annuels par MORTS VIOLENTES *(Suicide excepté)* ?
1870-1871.

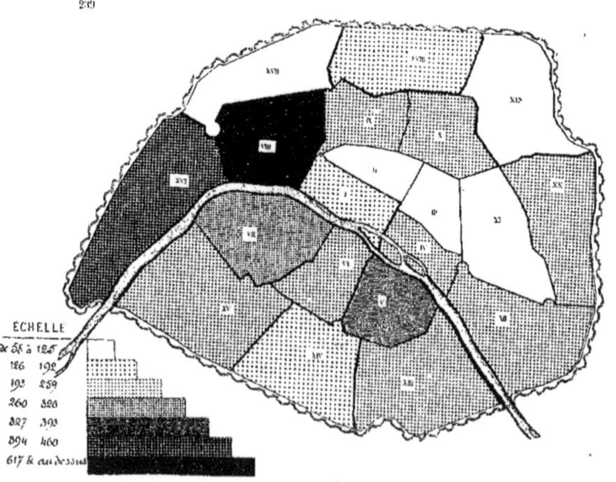

MORTS VIOLENTES (Suicide excepté.) *(Suite.)*

Pour 100,000 habitants, combien de décès annuels par MORTS VIOLENTES *(Suicide excepté)?*

1872-1875.

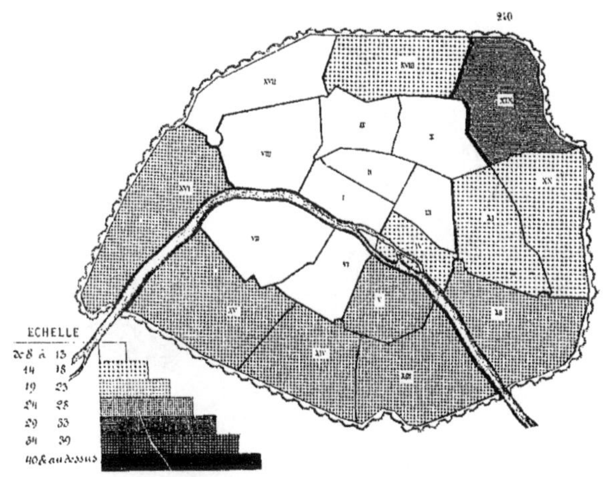

Pour 100,000 habitants, combien de décès annuels par MORTS VIOLENTES *(Suicide excepté)?*

1876-1880.

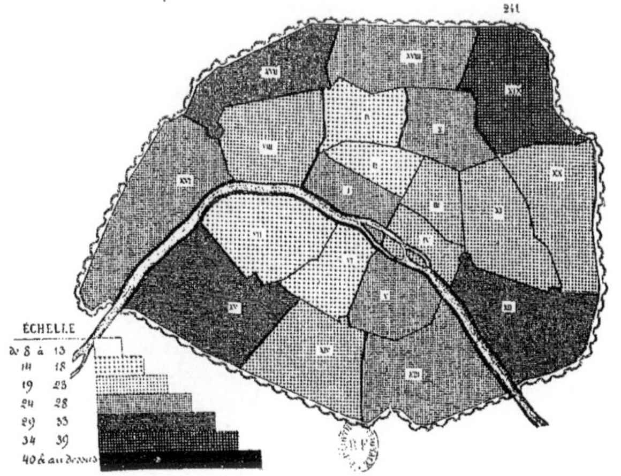

MORTS VIOLENTES (Suicide excepté.) *(Suite et fin.)*

Pour 100,000 habitants, combien de décès annuels par MORTS VIOLENTES *(Suicide excepté)* ?
1881-1885.

212

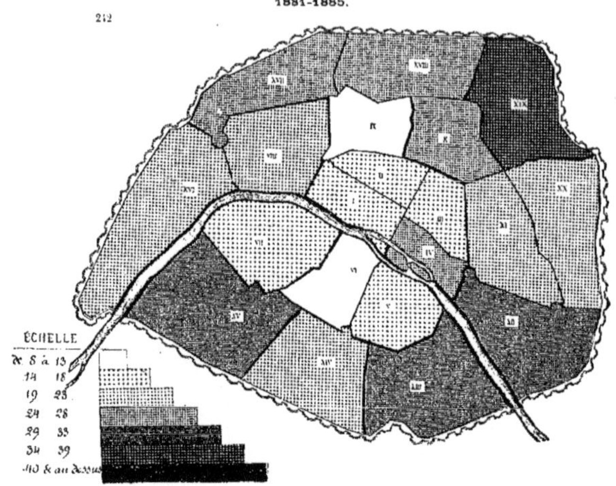

213

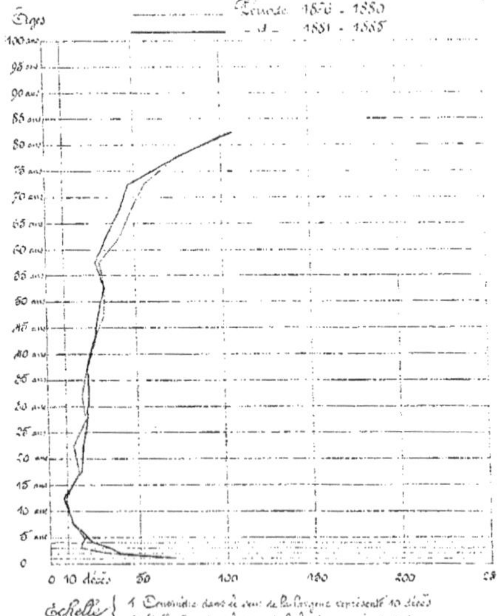

TABLE DES MATIÈRES

I. — INTRODUCTION

II. — CARTOGRAMMES ET DIAGRAMMES

NOTICE

SUR LES RÈGLES SUIVIES POUR LA CONSTRUCTION DES CARTOGRAMMES ET DIAGRAMMES.

Cartogrammes. — Les numéros marqués sur les cartogrammes, dans chaque quartier, désignent simplement le nom de ce quartier. On retrouvera ce nom au moyen du numéro en se reportant au tableau des pages 9 et 10 de l'*Introduction*.

Les teintes employées sont au nombre de sept dans chaque cartogramme. Pour déterminer à quels chiffres devait correspondre chaque teinte, on a procédé ainsi qu'il suit : on a choisi le chiffre le plus faible et le chiffre le plus élevé se rapportant au phénomène étudié dans le cartogramme (sans tenir compte des chiffres visiblement exceptionnels) ; on a déduit le premier du second, et on a divisé la différence par sept. Le quotient de la division indiquait le module du groupement à employer.

On a conservé aux mêmes teintes la même valeur numérique pour les différents cartogrammes se rapportant à une même maladie.

On a dû se départir de la rigueur des règles précédentes pour quelques cartogrammes, et notamment pour ceux qui se rapportent aux maladies épidémiques, la plupart de ces cartogrammes ayant été gravés il y a déjà plusieurs années.

Diagrammes relatifs à la fréquence des maladies par âge. — Ces diagrammes sont la photographie très exacte de ceux qui figuraient à l'Exposition. La photographie les a réduits au tiers de leur grandeur primitive, en sorte qu'une longueur de 1 centimètre n'occupe plus sur la photogravure qu'une longueur de $3^{mm},3$. Il en résulte que les mentions inscrites au bas des diagrammes (qui convenaient aux diagrammes originaux) doivent être corrigées en ce qui concerne leur reproduction photogravée.

Trois échelles différentes ont dû être adoptées : sur les diagrammes relatifs aux maladies relativement rares, une longueur de $3^{mm},3$ (dans le sens horizontal) représente dix décès ; sur les diagrammes relatifs à des maladies plus fréquentes, une longueur de $3^{mm},3$ représente vingt décès ; enfin, sur les diagrammes relatifs aux maladies les plus fréquentes, on a dû réduire davantage l'échelle, et $3^{mm},3$ représentent trente décès.

www.ingramcontent.com/pod-product-compliance
Ingram Content Group UK Ltd.
Pitfield, Milton Keynes, MK11 3LW, UK
UKHW022211120726
13694UKWH00002B/513